全国职业教育医药类规划教材

# 药事管理与法规
YAOSHI GUANLI YU FAGUI

### 第四版

（供药学类、药品制造类、食品药品管理类等相关专业使用）

韩宝来　梁 艳　主编

化学工业出版社

·北京·

## 内容简介

本书由中国职业技术教育学会医药专业委员会组织编写，是全国职业教育医药类规划教材。本书按照教育部"三教改革"有关文件要求，结合我国高等职业教育的发展特点，根据《药事管理与法规》教学大纲的基本要求和课程特点编写而成。教材采用项目引领任务驱动的模式编写，突出案例导入，分析讨论，结果实施。全书分12个项目，主要介绍药事法律法规，法学和药事管理学的基本知识和分析解决问题的基本技能。本次再版收录了新案例，更具实用性和先进性。书中收载了2021年2月底以前发布的最新法规，反映了"依法管药"的新进展。

全书编写重点突出，内容新颖，实用性较强。适用于医药职业教育相关专业学生使用，也可供对药事法规有兴趣的读者阅读。

### 图书在版编目（CIP）数据

药事管理与法规/韩宝来，梁艳主编.—4版.—北京：化学工业出版社，2021.7（2024.9重印）
全国职业教育医药类规划教材
ISBN 978-7-122-39209-1

Ⅰ.①药… Ⅱ.①韩… ②梁… Ⅲ.①药政管理-中国-职业教育-教材②药事法规-中国-职业教育-教材 Ⅳ.①R95

中国版本图书馆CIP数据核字（2021）第096671号

---

责任编辑：陈燕杰　　　　　　　　　文字编辑：何　芳
责任校对：宋　夏　　　　　　　　　装帧设计：王晓宇

---

出版发行：化学工业出版社（北京市东城区青年湖南街13号　邮政编码100011）
印　　装：河北鑫兆源印刷有限公司
787mm×1092mm　1/16　印张19　字数472千字　2024年9月北京第4版第7次印刷

购书咨询：010-64518888　　　　　　　售后服务：010-64518899
网　　址：http://www.cip.com.cn
凡购买本书，如有缺损质量问题，本社销售中心负责调换。

定　价：48.00元　　　　　　　　　　　　　　　　　　　　版权所有　违者必究

# 编写人员名单

**主　　编**　韩宝来　梁　艳
**副 主 编**　曾凡林　王　盈
**参　　编**　王　盈　天津生物工程职业技术学院
　　　　　　　王江伟　海王控股河南德济堂药业有限公司
　　　　　　　李　青　杭州第一技师学院
　　　　　　　汤　静　河南应用技术职业学院
　　　　　　　何方方　河南应用技术职业学院
　　　　　　　贾和平　开封康诺药业有限公司
　　　　　　　袁松伟　国药控股开封有限公司
　　　　　　　郭择邻　河南医药健康技师学院
　　　　　　　梁　艳　河南应用技术职业学院
　　　　　　　韩宝来　河南应用技术职业学院
　　　　　　　曾凡林　广东省食品药品职业技术学校

# 前　言

《药事管理与法规》课程是高职高专药学类、药品制造类、食品药品管理类专业必修的一门专业核心课程，也是药学专业人员职称考试和国家执业药师资格考试的科目之一。本教材内容符合党的二十大精神，通过该课程的学习，使高职高专院校学生掌握我国药品管理的法律法规和政策的基本内容，树立依法治药观念，具备在药品研制、生产、经营和使用等环节运用药事法规解决问题的能力。

本书着力突出医药高等职业教育的特点，从指导思想与编写思路上，立足于培养医药行业技能型和操作型人才。教材体例以任务引领型模式为标准，教材以各种实用案例为依托，以学生参与为主体，以丰富多彩的编写形式为框架，给教师授课以充分灵活的空间。

本书贯彻"项目引领任务驱动"型教学设计理念，开展项目化教学，内容上设置了药事管理组织及其职能、药品质量及其有关法规、药品注册管理、药品生产管理、药品经营管理、医疗机构药事管理、中药管理、特殊管理药品的管理、医疗器械和特殊食品的管理、药学技术人员管理等十二个项目内容。本教材以实践为导向，以任务驱动为主体，侧重法规的知识运用，增加实践内容，突出职业能力的培养。全书以"项目说明"指导本项目学习重点，以"案例分析"帮助学生深入理解相关知识，以"资料卡"和"知识链接"帮助学生拓展相关知识，以"项目实训"提高学生解决实际问题的能力，以"项目检测"巩固和强化学习内容。本书与药学专业人员职称考试、执业药师考试相衔接，与职业岗位群要求紧密挂钩，为学生进入工作岗位后顺利地考证做准备。

本教材主要供高职高专院校药学、中药学、药品经营与管理、药品生产技术、药物制剂技术、中药制药技术、生物制药技术、化学制药技术、药品服务与管理、食品药品监督管理、药品质量与安全等专业教学使用，可供医药行业从业人员继续教育和培训使用，也可作为医药行业各领域的药学专业技术人员、管理人员和药品监督管理人员的参考书。

本教材以2021年2月底以前的最新药事法律法规为准，保证教材的时效性。需说明的是，本书中的"药品生产管理""药品经营管理"及"中药管理"等项目，在内容编写时，以学时要求最多的专业为准，各不同专业在教学中可以自行取舍。为满足学生在校学习以及之后就业的需要，教材中所列"资料卡"及"知识链接"等内容，不作必学要求，仅供师生选用。

在本教材编写过程中，开封康诺药业有限公司贾和平、国药控股开封有限公司袁松伟、海王控股河南德济堂药业有限公司王江伟等医药生产经营企业专家对本教材编写大纲提出了建设性意见，在此表示衷心感谢！教材编写得到各参编单位领导的大力支持，参编人员共同努力完成。

教材编写分工如下：项目一基础知识和项目三药品质量及其有关法规由梁艳编写，项目二药事管理组织及其职能和项目五药品生产管理由曾凡林编写，项目四药品注册管理和项目十药品信息、广告的管理由何方方编写，项目六药品经营管理和项目十一医疗器械和特殊食品的管理由王盈编写，项目七医疗机构药事管理和项目八中药管理由汤静编写，项目九特殊管理药品的管理法规和项目十二药学技术人员管理由韩宝来编写。在数字资源整理中，李青、郭择邻老师做了大量的工作。

由于编者水平有限，时间仓促，我国药事法律法规修订频繁，教材内容难免有疏漏之处，恳请各位专家、学校师生及广大读者批评指正。

编　者
2021年6月

# 目 录

## 项目一 基础知识 001

### 任务一 药事管理基础知识 …………… 001
活动1 药事与药事管理学概念 ……… 001
活动2 药事管理的原则与特点 ……… 002
活动3 药事管理学的研究内容 ……… 003

### 任务二 法学基础知识 …………………… 003
活动1 案例分析 …………………………… 004
活动2 法学及法的基本知识 …………… 006
活动3 我国药品管理的法律体系 …… 010

### 任务三 药品监督管理行政法律制度 …… 011
活动1 行政许可 …………………………… 011
活动2 行政强制 …………………………… 012
活动3 行政处罚 …………………………… 012
活动4 行政复议 …………………………… 014
活动5 行政诉讼 …………………………… 015

### 实训1 查询我国药事法律法规 …… 017
项目检测 …………………………………… 017

## 项目二 药事管理组织及其职能 020

### 任务一 药品监督管理机构 …………… 020
活动1 药品监督管理组织 ……………… 020
活动2 药品监督管理部门 ……………… 021
活动3 药品监督管理相关部门 ……… 024
活动4 药品监督管理专业技术机构 … 025

### 任务二 我国药学社团组织 …………… 028

### 任务三 国外药事管理机构 …………… 031
活动1 美国药品监督管理机构和日本
药品监督管理机构 ……………… 031
活动2 世界卫生组织 …………………… 032

### 实训2 参观药品监督管理部门或药品
检验机构 ………………………… 033
项目检测 …………………………………… 034

## 项目三 药品质量及其有关法规 036

### 任务一 药品质量及监督知识 ………… 036
活动1 药品的质量特性 ………………… 036
活动2 药品的特殊性 …………………… 037
活动3 常见的药品质量管理规范 …… 037
活动4 假药、劣药界定 ………………… 038

### 任务二 药品标准与药品质量监督检验 … 041
活动1 药品标准的概述 ………………… 042
活动2 药品标准的分类 ………………… 042
活动3 药品标准的管理 ………………… 043
活动4 药品质量监督检验的性质、
类型 ……………………………… 043

### 任务三 基本医疗保障制度和国家
基本药物制度 …………………… 045
活动1 多层次医疗保障体系 …………… 045
活动2 基本医疗保险药品目录管理 … 046
活动3 基本药物制度 …………………… 047

### 任务四 处方药与非处方药分类管理 … 049
活动1 案例分析 …………………………… 049
活动2 处方药和非处方药的基本
概念和非处方药的特点 ……… 049
活动3 非处方药的遴选原则 …………… 050
活动4 处方药与非处方分类管理
和模式 …………………………… 050

### 任务五 药品不良反应报告制度 …… 052
活动1 案例分析 …………………………… 052
活动2 药品不良反应的定义和分类 … 054
活动3 开展药品不良反应监测的意义 … 055
活动4 我国药品不良反应报告制度 … 055

### 任务六 药品召回管理 ………………… 057
活动1 案例分析 …………………………… 057
活动2 药品召回与分类 ………………… 058
活动3 药品召回管理 …………………… 058

| 实训3 | 药店处方药与非处方药管理调查 …… 059 |
| 项目检测 …… 060 |

## 项目四　药品注册管理　063

### 任务一　药品注册的有关概念及我国药品注册管理概况 …… 063
- 活动1　案例回放 …… 063
- 活动2　药品注册的有关概念 …… 064
- 活动3　我国药品注册管理概况 …… 064

### 任务二　药品研制与注册管理 …… 065
- 活动1　药品研制过程 …… 066
- 活动2　药品注册申请 …… 069
- 活动3　药品审评审批 …… 074

### 任务三　药品上市许可持有人 …… 081
- 活动1　药品上市许可持有人制度 …… 081
- 活动2　药品上市许可持有人的资质和能力要求 …… 081
- 活动3　药品上市许可持有人的权利和义务 …… 082

### 任务四　药品进口管理 …… 084
- 活动1　药品进口管理的基本要求 …… 084
- 活动2　特殊情形药品进口管理 …… 086

### 任务五　我国药品知识产权保护 …… 086
- 活动1　我国知识产权保护的现状及医药知识产权保护 …… 086
- 活动2　WTO与医药知识产权保护 …… 092

- 实训4-1　我国新药研发现状调查 …… 092
- 实训4-2　模拟药品注册申请 …… 093
- 实训4-3　药品专利检索 …… 093
- 项目检测 …… 094

## 项目五　药品生产管理　097

### 任务一　药品生产的特点及药品生产企业 …… 097
- 活动1　药品生产及药品生产管理的特点 …… 097
- 活动2　药品生产企业 …… 098

### 任务二　学习GMP …… 099
- 活动1　GMP由来与发展趋势及我国GMP的简况 …… 099
- 活动2　GMP基本概念 …… 100
- 活动3　GMP的有关规定 …… 101

### 任务三　药品生产管理 …… 111
- 活动1　案例分析 …… 111
- 活动2　药品生产许可 …… 112
- 活动3　药品生产管理与风险管理 …… 114

### 任务四　案例分析 …… 116

- 实训5　参观符合GMP要求的药品生产车间 …… 117
- 项目检测 …… 117

## 项目六　药品经营管理　119

### 任务一　药品经营的特征与要求 …… 119
- 活动1　药品经营和药品流通的概念 …… 119
- 活动2　药品经营方式与药品流通渠道 …… 120
- 活动3　药品经营企业的管理 …… 121

### 任务二　药品经营许可与行为管理 …… 122
- 活动1　药品经营和许可管理 …… 123
- 活动2　药品经营行为管理 …… 127

### 任务三　药品经营质量管理规范 …… 129
- 活动1　GSP的产生 …… 130
- 活动2　药品批发企业的质量管理体系 …… 132
- 活动3　药品经营企业基本条件 …… 132
- 活动4　药品采购 …… 139
- 活动5　收货与验收 …… 140
- 活动6　储存与养护 …… 143
- 活动7　药品批发企业的销售、出库与运输 …… 145
- 活动8　药品零售企业的陈列、销售与售后服务 …… 148

### 任务四　互联网药品管理 …… 150
- 活动1　互联网药品信息服务管理 …… 150
- 活动2　互联网药品交易服务管理 …… 153

- 实训6-1　辨别合法药品经营企业 …… 155
- 实训6-2　首营企业和首营品种审核 …… 155
- 实训6-3　药品收货与验收 …… 156
- 实训6-4　药品储存与养护 …… 156
- 实训6-5　药品销售与出库 …… 156
- 项目检测 …… 157

## 项目七　医疗机构药事管理　162

### 任务一　医疗机构药事管理的内容及组织机构 …… 162
- 活动1　资料分析 …… 162
- 活动2　医疗机构药事管理的定义、

特点和主要内容 …………… 163
　活动3　医疗机构药事管理的主要
　　　组织机构 ………………… 164
任务二　医疗机构调剂管理 ………… 166
　活动1　处方管理 ………………… 167
　活动2　处方调剂 ………………… 169
　活动3　处方点评 ………………… 172
任务三　医疗机构制剂管理 ………… 175
　活动1　医疗机构配制制剂许可管理 … 175
　活动2　医疗机构制剂注册管理和
　　　调剂使用 ………………… 177
　活动3　医疗机构制剂配制质量管理 … 180
任务四　医疗机构临床药学管理 …… 183
　活动1　临床药学的概念 ………… 183
　活动2　临床药学的主要任务 …… 184
实训7-1　处方点评 ………………… 185
实训7-2　针对医疗机构制剂现状
　　　的调查 …………………… 187
项目检测 ……………………………… 189

## 项目八　中药管理　191

任务一　有关中药的知识 …………… 191
　活动1　案例分析 ………………… 191
　活动2　有关中药的概念及中药的
　　　三大组成 ………………… 193
　活动3　中医药立法 ……………… 194
　活动4　国家关于中药创新和发展
　　　的相关政策 ……………… 195
任务二　中药材管理 ………………… 196
　活动1　中药材及其质量管理 …… 197
　活动2　野生药材资源保护和利用 … 197
　活动3　中药材生产质量管理规范 … 198
　活动4　中药材专业市场管理 …… 200
任务三　中药饮片管理 ……………… 201
　活动1　中药饮片生产、经营管理 … 201
　活动2　医疗机构中药饮片的管理 … 202
任务四　中成药剂管理 ……………… 204
　活动1　中成药通用名称管理 …… 204
　活动2　中药品种保护 …………… 204
　活动3　古代经典名方中药复方制剂
　　　的管理 …………………… 206
实训8-1　调研中药饮片管理规定
　　　的实施情况 ……………… 206

实训8-2　调研中药配方颗粒的使用
　　　情况 ……………………… 208
项目检测 ……………………………… 209

## 项目九　特殊管理药品的管理法规　212

任务一　麻醉药品和精神药品的管理 … 212
　活动1　滥用麻醉药品和精神药品的
　　　危害 ……………………… 212
　活动2　麻醉药品和精神药品的定义
　　　及品种目录 ……………… 213
　活动3　麻醉药品和精神药品的管理 … 214
　活动4　其他相关药品的管理规定 … 220
任务二　医疗用毒性药品的管理 …… 222
　活动1　医疗用毒性药品的定义和品种 … 222
　活动2　毒性药品生产管理 ……… 223
　活动3　毒性药品供应及使用管理 … 224
　活动4　对违法行为的处罚 ……… 224
任务三　放射性药品的管理 ………… 224
　活动1　放射性药品的定义及品种 … 225
　活动2　放射性药品的生产和经营管理 … 226
　活动3　放射性药品的包装和运输管理 … 227
　活动4　放射性药品的使用管理 … 227
任务四　药品类易制毒化学品的管理 … 227
　活动1　药品类易制毒化学品的界定
　　　和管理部门 ……………… 228
　活动2　药品类易制毒化学品的管理 … 228
任务五　含特殊药品复方制剂的管理 … 231
　活动1　部分含特殊药品复方制剂的
　　　品种范围 ………………… 231
　活动2　部分含特殊药品复方制剂的
　　　管理 ……………………… 232
　活动3　含麻黄碱类复方制剂的管理 … 233
任务六　含兴奋剂药品的管理 ……… 234
　活动1　兴奋剂目录与分类 ……… 234
　活动2　含兴奋剂药品的管理 …… 235
实训9　药品经营企业购销特殊管理
　　　药品模拟 ………………… 236
项目检测 ……………………………… 236

## 项目十　药品信息、广告的管理　240

任务一　药品包装、标签和说明书
　　　管理 ……………………… 240

活动1 药品包装管理……………… 240
   活动2 药品说明书管理…………… 242
   活动3 药品标签管理………………… 251
   活动4 药品名称、商标和专有标识
        管理 ……………………… 252
 任务二 药品广告管理 ………………… 254
   活动1 药品广告的界定和管理规定… 254
   活动2 药品广告的审查和发布……… 255
   活动3 违反药品广告管理的处罚…… 258
 实训10-1 药品标签、说明书实例
          分析 ……………………… 259
 实训10-2 识别药品通用名称、商品
          名称和注册商标 ………… 259
 实训10-3 违法药品广告案例分析 … 260
   项目检测 ………………………… 260

## 项目十一 医疗器械和特殊食品的管理 264

 任务一 医疗器械管理 ……………… 264
   活动1 案例分析……………………… 264
   活动2 医疗器械管理的基本要求…… 265
   活动3 医疗器械生产管理…………… 267
   活动4 医疗器械经营管理…………… 269
   活动5 医疗器械使用管理…………… 271
   活动6 医疗器械广告管理…………… 272
 任务二 保健食品管理 ………………… 272
   活动1 保健食品的界定……………… 273
   活动2 保健食品注册与备案管理…… 273
   活动3 保健食品的生产经营管理…… 273
 任务三 特殊医学用途配方食品和
        婴幼儿配方食品的管理 …… 275
   活动1 特殊医学用途配方食品的管理… 276
   活动2 婴幼儿配方食品的管理……… 276
 实训11 查询保健食品的合法性 …… 277
   项目检测 ………………………… 277

## 项目十二 药学技术人员管理 280

 任务一 药学技术人员配备 ………… 280
   活动1 药学技术人员的定义………… 280
   活动2 药学技术人员配备依据……… 280
 任务二 药学职称考试 ………………… 282
   活动1 药师的定义和类别…………… 282
   活动2 药学职称类别………………… 283
   活动3 药学职称取得………………… 283
 任务三 执业药师管理 ………………… 285
   活动1 执业药师职业资格制度……… 285
   活动2 执业药师职业资格考试与注册
        管理 ……………………… 287
   活动3 执业药师业务规范与职业道德
        准则 ……………………… 289
 实训12 执业药师网上报名和注册
        模拟 ……………………… 290
   项目检测 ………………………… 291
 项目检测参考答案 …………………… 293

## 参考文献 295

# 项目一 基础知识

## 项目说明

本项目共完成三个任务：任务一学习药事管理基础知识，为后面进一步学习药事法规与管理的知识奠定基础。任务二复习法学基础知识，了解我国药事法律法规体系。任务三学习药品监督管理行政法律制度，了解我国药品监督管理行政法律制度。

## 任务一　药事管理基础知识

### 任务目标

**知识目标**
1. 掌握药品、药事与药事管理学概念。
2. 掌握药事管理的原则与特点。
3. 了解药事管理学的研究内容。

**能力目标**
能识别药品和保健品。

### 活动1　药事与药事管理学概念

**案例1-1　忽悠老人买保健品企业被罚120万元**

根据群众举报，某市场监管局执法人员对该市某公司经营现场进行了突击检查，现场发现70余名中老年消费者参加健康讲座和产品宣传活动。经查明，当事人自2018年7月以来，在销售"元宝枫""水解Ⅱ型胶原蛋白压片糖果""辅酶Q10软胶囊""康力基牌氨基葡萄糖片""伊甸乐牌天一胶囊"等过程中，销售人员在明知产品性能的前提下，刻意隐瞒、混淆，通过赠送麻油等小件生活用品吸引老年消费者，以健康讲座的形式进行宣传推介，再通过营销人员分类筛选、对点服务、重点攻关，向老年消费者兜售普通食品和保健食品，并将其包装成具有治疗脑部疾病、抑制肿瘤、清理血管、治疗高血压脂肪肝等特殊疗效的药品，以达到牟取非法利润的目的。

执法人员认为，当事人的行为违反了《反不正当竞争法》第八条第一款"经营者不得对其商品的性能、功能、质量、销售状况、用户评价、曾获荣誉等作虚假或者引人误解的商业宣传，欺骗、误导消费者"的规定，依据《反不正当竞争法》第二十条的规定，处以罚款120万元、同时吊销当事人营业执照的行政处罚。（资料来源：中国消费者报，2019-03-28）

**讨论：** 什么是药品？药品与保健食品有什么区别？

### 一、药品

按我国《药品管理法》规定，药品是指用于预防、治疗、诊断人的疾病，有目的地调节人的生理机能并规定有适应证或者功能主治、用法和用量的物质，包括中药、化学药和生物制品等。

> **资料卡**
>
> **如何识别保健食品和药品**
>
> 保健食品是指具有特定功能的食品，即适合特定的人群食用，具有调节机体功能，不以治疗疾病为目的的食品。药品的目的是防治疾病、治病救人。两者有着本质的区别。
>
> 识别保健食品和药品最简单的方法是看外包装的批准文号、标志和商标。保健品的批准文号是：国食健字 G（J）+4 位年号 +4 位顺序号，国家药品监督管理局批准的，字母 G 指国产，J 指进口。药品的批准文号是：国药准字 +1 位字母 +8 位数字。从标识上区别，保健食品的包装应标注有"小蓝帽"（一个类似蓝帽子的图案，下面有"保健食品"四个字）标志，而药品没有专用标志。从商标上区分，药品的商标必须注册，所有药品均有注册商标，而保健食品的商标国家未要求全部注册。

## 二、药事

泛指一切与药有关的事务，其范围包括：药物的研究、药品的生产、经营、检验、广告、使用、药品管理和药学教育等八大方面。药事的主要任务是：为人们防病治病提供安全、有效的药品；为消费者提供用药咨询，指导消费者合理用药；培养药学方面的专门人才。

## 三、药事管理学

药事管理学是运用社会科学的基本原理和研究方法对现代药学事业各部分的活动进行研究，总结其管理活动规律并用以指导药学事业更健康合理发展的科学。其社会科学包括法学、管理学、社会学、经营学等学科，它们的基本原理和研究方法已渗透于药学领域中，形成以药学和社会科学为主要基础的药学类交叉学科。因此，药事管理学兼有自然科学和社会科学的双重属性。

### 活动2　药事管理的原则与特点

**1. 药事管理的原则**

药事管理的目的，是实现人民群众用药安全、有效、方便、及时、经济，为"人人享有卫生保健，全民族健康素质的不断提高"服务。因此依据我国的法律法规及方针政策，确立了药事管理的原则如下。

（1）社会效益第一的原则　药品是关系人们生命健康的特殊商品，药学事业是我国卫生事业的重要组成部分，药事管理必须遵循坚持为人民服务的宗旨，正确处理社会效益和经济效益的关系，把社会效益放在首位。例如，在药品的购销活动中，必须将药品的质量放在第一位。

**讨论：** 当社会效益与经济效益发生冲突时，该怎么办？

（2）符合中国国情的原则　药事管理学科的研究虽起源于国外，但我国的研究工作应立足于国情，这样药事管理的理论才能更好地指导我国的药事管理工作。药事管理工作一定要从实际出发，合理配置资源，注重提高质量和效益。在此原则的指导下，才能研究并制定出适合我国药品生产、流通、使用、价格、广告、药品质量标准、药事管理等方面的法律法规。

（3）药事管理法制化的原则　在我国的各类行业中，医药行业的法律法规比较繁多。特别是近些年来，随着经济的发展，国家制定了一系列的法律法规来规范药品生产、流通等各领域，依法管药、依法治理医药市场成为药事管理应遵循的基本原则。到目前为止，国家各部门制定和颁布的药事管理方面的法律法规已达上百个，形成了较为完整的药事管理法规体系，药事管理法制化已成定势。

讨论：我国目前已出台的药事管理方面的法律法规有哪些？试着列出来。

### 2. 药事管理的特点

（1）专业性　药事管理侧重的是"管理"，其管理对象是"药学事业"，基本依据是相关的法律法规，管理的过程涉及经济学、社会学、心理学等学科的知识与能力。因此，药事管理既需要药学方面的专业知识与能力，又需要管理学、法学、社会学与经济学、心理学等方面的综合性知识和能力，具有较强的专业性。

（2）政策性　药品是特殊的商品，国家的监督管理非常严格，除了相关的法律法规之外，还会根据社会的实际情况及时做出政策性的指导，针对药事管理中的突发事件制定合理性政策，科学有效地管理药学事务。

（3）实践性　药事管理离不开实践，药事管理的法律法规及方针政策都是在药品生产、经营与使用的实践活动中总结升华而成的，而他们又在实际工作中应用和检验，并指导和管理医药事业健康发展。

> **资料卡**
>
> **《药品管理法》修订情况**
>
> 《药品管理法》是我国药品监管的基本法律。现行《药品管理法》于1984年制定，2001年首次全面修订，2013年和2015年两次修正部分条款。2019年8月26日，第十三届全国人大常委会第十二次会议在北京闭幕，会上表决通过《中华人民共和国药品管理法》修订案。新修订的《药品管理法》于2019年12月1日施行。这是《药品管理法》自1984年颁布以来的第二次系统性、结构性的重大修改，将药品领域改革成果和行之有效的做法上升为法律，为公众健康提供更有力的法治保障。

### 活动3　药事管理学的研究内容

药事管理是一项复杂的系统工程，药事管理学是以保障人们的用药安全、有效、方便、及时、经济为目的。为达到该目的，就要对这个系统的多个方面进行研究，主要包括有：①药事管理体制与药事组织；②药事法律法规；③药品质量监督管理；④药品生产、经营管理；⑤药品使用管理；⑥新药研究管理与医药知识产权保护；⑦特殊管理药品的管理规定；⑧中药管理；⑨药学技术人员的管理。

## 任务二　法学基础知识

### 任务目标

**知识目标**

1. 熟悉法学及法的基本知识。

2. 了解我国药事管理的法律法规体系。
**能力目标**
1. 能判断法的效力。
2. 能识别药品安全法律责任的种类。

## 活动1　案例分析

在日常生活中，同学们可能都听说过或经历过伪劣商品给人们带来的烦恼，如新买的皮鞋穿了三天鞋底断裂等。这样的伪劣商品带给人们的仅限于烦恼，对人体健康没有大碍。药品与人类健康息息相关，假劣药品给人们带来的不仅是一时的痛苦，可能还会影响到下一代的健康，甚至给人们造成死亡的威胁。以下是两例药品害人的事件。

### 案例1-2　"齐二药"假药事件

2006年5月3日，国家食品药品监督管理局接到广东省食品药品监管局报告，发现部分患者使用了齐齐哈尔第二制药有限公司生产的"亮菌甲素注射液"，出现了严重不良事件。随即，国家局责成黑龙江省食品药品监管局暂停了该企业"亮菌甲素注射液"的生产，封存了库存药品，同时要求相关省食品药品监督管理局暂控了相关批号药品。为保证人民群众的用药安全，依据《药品管理法》和《药品管理法实施条例》的有关规定，决定暂停齐齐哈尔第二制药有限公司"亮菌甲素注射液"的生产，在全国范围内暂停销售和使用齐齐哈尔第二制药有限公司生产的"亮菌甲素注射液"。

国务院立即派出调查组对案件进行调查。经查明，这是一起不法商人销售假冒药用辅料，该公司采购和质量检验人员严重违规操作，使用假冒药用辅料制成假药投放市场，导致患者急性肾衰竭、其中11人死亡的恶性案件。经国务院常务会议研究，同意对该公司制售假药案21名有关责任人员作出处理，其中移交司法机关处理10人，给予党纪政纪处分11人。（资料来源：中国医药报，2006.7.20；2008.7.5）

一个通过了国家GMP认证的正规药厂，怎么会生产出能置人于死地的假药，而且一路畅通无阻，最终进入患者体内？致命注射液究竟有哪些致命的环节漏洞？

**1. 采购环节——毒剂"登堂入室"**

对于首次提供原料的供货生产企业，首先要进行实地认证，资质实地认证后，双方签订供货合同。每次供货，供货方还必须提供企业的营业执照、药品生产许可证、药品注册证以及产品的检验单和合格证。调查发现，2005年9月，负责采购的钮忠仁和副总经理郭兴平，违反物料采购应派人对供货方实地考察和要求供货方提供样品进行检验等相关规定，严重不负责任，在未确切核实供应商王桂平（另案处理）的供货资质的情况下，2005年10月，经郭兴平同意，钮忠仁向王桂平购入了1吨由二甘醇冒充的丙二醇。

**2. 生产环节——"齐二药"漏洞**

顺利通过采购关，进入药品生产厂的原料还要经过"五关"才能最终成为成品。第一关：原料入库。质量控制部门（QC）首先要进行原料化验，检验合格后，原料被贴上标志连同检验报告一同入库。第二关：生产投料。计划部门和工段会根据检验报告选择原料投放量，已被"验明正身"的主辅料进入制造设备。第三关：复检。产品在生产设备中成型后，QC将接到复检通知，进行成品前的化验。第四关：抽样。生产部门根据QC复检后的书面下工单进行无菌灌装。这个过程中，QC还将对每个灌装设备中的半成品进行每个批次的抽样检验,主要检验是否达到无菌要求。第五关:成品检验。灌装、封装后,产品在包装前还将进行澄明度的灯检,检查其是否存在不符合标准的悬浮颗粒。

而陈某、朱某作为"齐二药"公司负责生产质量的化验室主任和主管的副总经理,在明知该批假冒丙二醇相对密度不合格,并且公司检验设施不齐全,检验人员检验资质不全,不会使用检验仪器,化验员没有对物料供应商进行认真有效的审核的情况下,违反药品生产质量管理规定,开具虚假的合格检验报告书,致使该批假冒丙二醇作为辅料被投入公司生产。

此外,作为公司"一把手"的尹某,主管公司的全面工作,在明知本公司绝大多数检验人员检验资质不全的情况下,对公司的物料采购、药品生产等生产活动的管理严重不负责任,致使上述假冒丙二醇被顺利投入生产。

**3. 销售环节——患者以命试药**

在广东中山大学附属第三医院的肝病区,从2006年4月22日开始,该院肝病患者突然集体出现了相同的危险症状——急性肾功能衰竭。其中4人很快死亡,死亡者后来又增至5人。5月1日,患者所有的用药全部停掉,经过对亮菌甲素注射液成分近一周的艰难化验排查,鉴定结果是患者使用的亮菌甲素注射液当中含有致命的二甘醇。

"齐二药"事件引发一个疑问:药品出厂后到进入患者身体前,难道没有人把住最后一道关,再进行一次检验么?是不是只能靠患者来以身试药?

从头至尾,在致命注射液的生产、监管、销售和使用的整个链条中,我们看到了多米诺骨牌效应:王某(二甘醇冒充丙二醇卖给齐二药)的手指轻轻一推,满盘皆输。[资料来源:新民周刊,撰稿/李泽旭(记者),2006-05-24]

### 资料卡

**磺胺酏剂事件**

二甘醇是一种无色澄明黏稠液体,一旦进入人体内会代谢氧化成草酸,导致急性肾衰竭,危及生命。此外,二甘醇对人体中枢神经系统也有抑制作用。

1937年,二甘醇曾在美国闯过大祸。当时美国某公司主任药师瓦特金斯用二甘醇代替酒精做溶剂,配制了一种口服液体制剂,称为磺胺酏剂,未做动物实验就全部投入市场,用于治疗感染性疾病。当年秋天,美国南方一些地区发现肾功能衰竭患者大量增加,调查证明与该公司生产的磺胺酏剂有关,共发现358名患者,死亡107人,成为20世纪影响最大的药害事件之一。

### 案例1-3  欧洲"反应停"惨剧

联邦德国制药商Richardson-Merrell公司在1957年研制上市了一种新型镇静药沙利度胺(thalidomide,又称反应停),作为非处方用安眠药上市。因声称低毒、无依赖性、帮助安眠入睡且醒来后无昏沉感,又不像巴比妥酸盐在超剂量时可用于自杀,同时还可以用于孕妇在妊娠初期的清晨呕吐反应,该药很快在欧洲、南美洲、加拿大及多个国家和地区上市。

该药在1960年9月以"Kevodon"品牌名申报美国食品和药品管理局(FDA),由刚进入FDA工作的凯尔西医师负责审批。按照美国当时的医药法规,FDA有60天审批时间,如果在60天仍提不出反对意见,药品便为自动批准。但是,如果FDA在60天之内通知制药商缺陷问题,该申报则按照撤回处理。制药商可补齐资料后再行申报,60天期限便重新算起。

凯尔西医师和协助她审评的药理学家和化学家们一开始就对该药持有疑虑，认为慢性毒理试验周期时间不够，不足以判断安全性；吸收和排泄的数据不足；生产控制方面也存在问题，凯尔西当时最关注的是吸收问题，她担心在毒理数据不足的情况下也许会产生其他症状，或有其他药物影响其吸收效果。凯尔西将问题整理成文发回制造商。制造商又重新呈报附加资料，但仍然未能使凯尔西满意，凯尔西认为所谓临床研究报告实际上属患者证词性质，而不是设计严谨、严格控制实施的临床试验。

由于凯尔西要求安全性新资料，60天时针再次重拨。该公司代表急不可耐，多次电话催促、专程拜访，并向凯尔西上级抱怨她在审批上鸡毛蒜皮般的挑刺，毫无必要地延误药品上市。

1960年12月英国医学杂志发表了来自某医生的信件，报道发现长期使用该药后的患者的周围神经炎情况。凯尔西又开始调查该药的神经系统副作用，但当时也没有联想到该药会导致更可怕的后果。

欧洲国家的医生们开始发现奇怪现象：越来越多的畸形婴儿诞生，有的短肢甚至无肢，脚趾直接从臀部长出；还有些眼、鼻、耳或内部器官怪异；又有些死胎儿或出生后就死亡。最普遍的是"海豹肢"畸形婴儿，痛苦地继续生存。

开始时无人知晓怪胎儿的原因。直到1961年11月才由德国医生确定"反应停"是祸根。他首先意识到这些患儿也许是由同一种原因致残的，经过回顾反推性调查，发现所有这些怪胎儿的母亲都曾经服用过"反应停"。德国政府在10天后取缔"反应停"，其他国家也迅速撤销销售。Richardson-Merrell公司在1962年3月将该新药申请从FDA撤回，骇人听闻的惨案通过新闻震惊了全世界。

不幸的是，对许多人来说灾难已经来临。46个使用"反应停"的国家中约有1万多畸形儿出生。虽然"反应停"从未在美国批准上市，但当时美国医药法规并不对调研性用药进行用药安全性审评，Richardson-Merrell公司已经将250万粒"反应停"散发给一千多名美国研究者进行调研性使用，药品分散给了两万多美国人，其中许多是妇女。FDA的各地工作人员极力寻找这些调研医师，遗憾的是并非所有调研医师都保存散发记录，FDA又通过登报警告服用此药的危险，但很难保证所有用药的人都能通知到。我国则因在当时与联邦德国无外交关系，没有来往，联邦德国的新药进不了我国市场，因而幸免于难。

美国幸免了一场灾祸，为嘉奖凯西尔的警戒贡献，1962年肯尼迪总统授予她美国公民所能得到的最高奖牌"杰出联邦公务员奖"。虽然"反应停惨剧"仅涉及安全性而与药效无关，但事件的发生鞭笞美国加强药品管理的行动。美国国会在1962年将争论5年之久的Kefauver提案迅速通过。该提案要求在药品标签上说明药品副作用信息，通过药品标签和广告的审批，FDA进一步加强对制药商的控制。同时该提案第一次要求制药商在新药上市前必须向FDA提供临床试验证明的安全性和有效性双重信息，制药公司必须保留所有药品的不良反应记录。为保护受试者的安全，FDA对新药必须进行临床研究前的审批。

**讨论**：通过以上两个案例，你认为如何才能杜绝此类事件的再次发生？美国怎样幸免了"反应停"灾祸？事件发生后，美国为什么迅速通过了Kefauver提案？依法管药的重要性有哪些？

## 活动2　法学及法的基本知识

### 1. 法学与法的基本概念

法学是以法律现象为研究对象的各种科学活动及其认识结果的总称，是人文社会科学中的一个相对独立的学科。

（1）法　法是由国家制定或认可的，体现统治阶级意志，以国家强制力保证实施的行为规范的总称。我国的法有宪法、法律、行政法规、地方性法规等。

（2）法律　法律有广义和狭义的两种理解。广义的法律与法的概念同义。狭义的法律是指具有立法权的国家机关按照一定的程序制定和颁布的规范性文件，根据我国《宪法》和《立法法》规定，全国人大及其常委会行使国家立法权。例如《中华人民共和国民法》《中华人民共和国药品管理法》（以下简称《药品管理法》）等即为法律。

**2. 法的渊源**

（1）法的渊源　法的渊源也称为法律的渊源。是由一定的国家机关制定或者认可的，具有不同法律效力和地位的法的不同表现形式。

> **资料卡**
>
> **法的主要渊源形式**
>
> 不同的国家由于政治、经济、历史等原因，其法律形式也不尽相同。迄今为止，法的主要渊源形式有五种类型：制定法、判例法、习惯法、协议法和法理。在我国一般是指效力意义上的渊源，主要是各种制定法（包括宪法、法律、行政法规等）。

（2）我国法的渊源　扫码观看数字资源1-1　我国法的渊源。

① 宪法：宪法是我国的根本大法，也称为母法。它规定和调整国家的根本制度、公民的基本权利和基本义务等最基本的问题，是国民生活的基本准则，也是制定其他法律法规的依据，具有最高的法律效力和地位。由全国人大依法通过和修改。

② 法律：法律（狭义）是指由全国人大及其常委会制定和颁布的规范性文件，由国家主席签署主席令公布。其法律效力与地位仅次于宪法，它是国家各部门规章及地方性法规制定的依据。

③ 行政法规：行政法规是指由国务院制定和颁布的规范性文件，由总理签署国务院令公布，其法律效力与地位次于法律。

④ 行政规章：国务院所属各部委在本部门的权限范围内制定和颁布的规范性文件，由部门首长签署命令公布，其法律效力与地位次于法律。

⑤ 地方性法规：地方性法规是指省、自治区和直辖市的人大及其常委会根据本地区的具体情况和实际需要，在法定权限内制定发布的适用于本地区的规范性文件。省、自治区人民政府所在的市和经国务院批准的较大的市的人大及其常委会，也可以制定地方性法规。地方性法规不得与宪法、法律和行政法规相抵触。

⑥ 民族自治地方的自治条例和单行条例：民族自治地方的人大有权根据当地民族的政治、经济和文化的特点，制定自治条例和单行条例，报全国人大常委会批准后生效；自治州、县人大制定的自治条例和单行条例，报自治区人大常委会批准后生效。

⑦ 地方政府规章：省、自治区和直辖市和较大的市人民政府，根据法律、行政法规和本省、自治区和直辖市的地方性法规，制定的规范性文件。地方政府规章应经政府常务会议或者全体会议决定，由省长或者自治区主席或者市长签署命令予以公布。其除不得与宪法、法律、行政法规相抵触外，还不得与上级和同级地方性法规相抵触。

⑧ 国际条约：国际条约是指我国同其他国家缔结或者加入并生效的规范性文件，包括条约、公约、和约、协定等。

**3. 法律效力**

（1）法律效力　法律一经国家制定或认可，就具有了在一定范围内的特殊效力，即法律效力。就是指法律在什么时间、什么空间、对什么人或什么事有效力，通常是指以下三种效力范围。

① 时间效力：时间效力指法律生效的时间，包括三个内容，即法何时生效、法何时失效、法有无溯及力。

生效或失效时间分为两种情况：a.法律内容明确规定生效或失效（废止）时间；b.自公布之日起新法生效，旧法自动失效。

时间效力原则：不溯及既往原则；后法废前法原则；法律条文到达时间原则。

法的溯及力是指新法颁布以后是否适用于其生效以前发生的事件和行为的问题。如果适用，该法律就有溯及力；否则，就没有溯及力。

② 空间效力：法的空间效力是指法律规范生效的地域范围，根据国家主权原则，适用于全国范围的法律规范，在我国主权管辖的全部领域内有效，包括陆地、领空、水域及底土（领海的海底），并可延伸至我国驻外大使馆、领事馆及我国在国外的船舶和飞行器。

地方法规只在本管辖区域内有效，如《特别行政区基本法》只在特别行政区内有效。

我国有的法律内容也规定，对于在国外的中国公民，某些条款或对某些人亦适用。如《刑法》中规定："中华人民共和国国家工作人员和军人在中华人民共和国领域外犯本法规定之罪的，适用本法。"

③ 对人的效力：对人的效力是指一国法律规范可以适用的主体范围，即对哪些主体有效。一般有以下适用原则：属地原则，凡在我国领域内的所有人都适用，包括中国人和外国人及无国籍人，有外交豁免权的除外；属人原则，凡中国公民或在中国注册的法人均适用，无论其在国内还是国外，都一样具有法律效力；属人与属地相结合原则，以属地原则为基础，为了保护本国利益，结合属人原则来适用。我国采用的就是属人与属地相结合原则。

（2）法的渊源冲突解决原则　法律效力的层次是指规范性法律文件之间的效力等级关系。

① 不同位阶法的渊源冲突的解决原则：上位法的效力高于下位法，下位法违反上位法规定的，由有关机关依照该法规定的权限予以改变或者撤销。

② 同一位阶法的渊源冲突的解决原则：特别规定优于一般规定，新的规定优于旧的规定。法律之间对同一事项的新的一般规定与旧的特别规定不一致，不能确定如何适用时，由全国人民代表大会常务委员会裁决。同一机关制定的新的一般规定与旧的特别规定不一致时，由制定机关裁决。

③ 位阶出现交叉时法的渊源冲突的解决原则：地方性法规与部门规章之间对同一事项的规定不一致时，由国务院提出意见，国务院认为应当适用地方性法规的，应当决定适用地方性法规；认为应当适用部门规章的，应当提请全国人民代表大会常务委员会裁决。部门规章之间、部门规章与地方政府规章之间对同一事项的规定不一致时，由国务院裁决。根据授权制定的法规与法律规定不一致时，由全国人民代表大会常务委员会裁决。

讨论：《中华人民共和国药品管理法》与《中华人民共和国产品质量法》（2000年7月8日修正，2000年9月1日起施行）对产品质量监督管理不一致时，优先适用哪部法律？

### 4. 法律责任

（1）违法的构成要件

① 责任主体：违法的主体必须是自然人或法人。但在处罚上要注意，是指有法定责任能力的人，否则将不严格追究法律责任，但监护人要负相关责任。如不满14周岁❶的人、违法时不能控制自己行为的精神病患者等。

② 主观过错：违法是指行为人有主观故意或过失的行为。

③ 违法行为或违约行为：违法必须是行为，而不能对人的思想和意识追究责任。

④ 损害后果：违法必须是行为人对社会造成危害，有被侵犯的社会关系与社会秩序（有受害者）。

⑤ 因果关系：因果关系即行为与损害结果之间的必然联系。

（2）法律责任的种类　法律责任是指行为人违反法律规定，对所造成的危害予以赔偿、补偿或接受惩罚的特殊义务。主要包括以下四类。

① 刑事责任：刑事责任是由犯罪行为所引起的与刑事制裁相联系的法律责任。犯罪行为是对法律秩序最严重的破坏，与此相适应，刑事责任也是最严厉的法律责任。

> **知识链接　刑事责任的种类**
>
> 刑事责任的种类有主刑和附加刑。主刑包括：管制、拘役、有期徒刑、无期徒刑和死刑。附加刑包括：剥夺政治权利、没收财产和罚金。

② 民事责任：民事责任是由违反民事义务的行为所引起的法律责任，包括违约责任和侵权责任。承担民事责任的方式有很多种，主要是补偿性责任的性质，但在某些场合也具有一定的惩罚性。

> **知识链接　承担民事责任的方式**
>
> 承担民事责任的方式有：停止侵害；排除妨碍；消除危险；返还财产；恢复原状；修理、重做、更换；赔偿损失；支付违约金；消除影响、恢复名誉；赔礼道歉。

③ 行政责任：行政责任是指行政法律关系主体由于违反行政法律规范或不履行行政法律义务而依法应承担的行政法律后果。违法的主体可以是自然人和法人，也包括国家机关及其执行公务人员。行政制裁分为行政处罚和行政处分。行政处罚包括行政拘留、警告、罚款等，由国家特定的行政管理部门对单位或个人的违法行为进行处罚。行政处分包括警告、记过、记大过、降级等，由国家机关事业单位对内部员工的违规行为进行处分。

④ 违宪责任：违宪责任是由国家机关及其负责人在执行职务过程中违反宪法而引起的法律责任。由全国人大及其常委会行使违宪制裁权，受制裁的主要是国家机关及其领导人，主要措施为撤销与宪法相抵触的法规和罢免机关领导人。

● 想一想 ●

《药品管理法》第一百三十八条，药品检验机构出具虚假检验报告的，责令改正，给予警告，对单位并处二十万元以上一百万元以下的罚款；对直接负责的主管人员和其

---

❶ 第十三届全国人大常委会第二十四次会议表决通过刑法修正案（十一）。根据该条规定，公民刑事责任最低年龄由14周岁下放到了12周岁。——编者注

他直接责任人员依法给予降级、撤职、开除处分，没收违法所得，并处五万元以下的罚款；情节严重的，撤销其检验资格。药品检验机构出具的检验结果不实，造成损失的，应当承担相应的赔偿责任。

**讨论**：该规定包括了哪些违法行为？应承担的责任属于法律责任中的哪一类？

## 活动3　我国药品管理的法律体系

法律体系通常是指一个国家全部现行法律规范分类组合为不同的法律部门而形成的有机联系的统一整体。药品管理法律体系按照法律效力等级依次包括法律、行政法规、地方性法规、部门规章、地方政府规章。

**1. 法律**

与药品监督管理有关的法律有：《中华人民共和国药品管理法》《中华人民共和国疫苗管理法》《中华人民共和国中医药法》《基本医疗卫生与健康促进法》《中华人民共和国禁毒法》《中华人民共和国刑法》《中华人民共和国广告法》《中华人民共和国价格法》《中华人民共和国消费者权益保护法》《中华人民共和国反不正当竞争法》《中华人民共和国专利法》等。

《药品管理法》是我国药品监管的基本法律依据。现行《药品管理法》于2019年8月26日第十三届全国人民代表大会常务委员会第十二次会议第二次修订，自2019年12月1日施行。《药品管理法》共155条，分总则、药品研制和注册、药品上市许可持有人、药品生产、药品经营、医疗机构药事管理、药品上市后管理、药品价格和广告、药品储备和供应、监督管理、法律责任和附则共12章。

《疫苗管理法》于2019年6月29日第十三届全国人民代表大会常务委员会第十一次会议通过，自2019年12月1日施行。

**2. 行政法规**

国务院制定的药品管理行政法规主要有：《药品管理法实施条例》《中药品种保护条例》《戒毒条例》《易制毒化学品管理条例》《麻醉药品和精神药品管理条例》《反兴奋剂条例》《血液制品管理条例》《医疗用毒性药品管理办法》《放射性药品管理办法》《野生药材资源保护管理条例》等。

**3. 地方性法规**

目前各省、市已出台的与药品管理相关的地方性法规有：《吉林省药品监督管理条例》《江苏省药品监督管理条例》《山东省药品使用条例》《湖北省药品管理条例》等。

**4. 部门规章**

目前与药品管理相关的部门规章有：《药品注册管理办法》《药物非临床研究质量管理规范》《药物临床试验质量管理规范》《药品生产质量管理规范》《医疗机构制剂注册管理办法（试行）》《药品经营质量管理规范》《中药材生产质量管理规范》《生物制品批签发管理办法》《处方药与非处方药分类管理办法》等。

**5. 地方政府规章**

目前各省、市已出台的与药品管理相关的地方政府规章有：《辽宁省医疗机构药品和医疗器械使用监督管理办法》《浙江省医疗机构药品和医疗器械使用监督管理办法》《安徽省药品和医疗器械使用监督管理办法》等。

**6. 国际条约**

1985年我国加入《1961年麻醉品单一公约》和《1971年精神药物公约》等。

# 任务三　药品监督管理行政法律制度

## 任务目标

**知识目标**

1. 掌握适用于简易程序和听证程序的情形、行政复议和行政诉讼受理的范围。
2. 熟悉设定和实施行政许可的原则、申请行政复议和行政诉讼的期限。
3. 了解行政强制措施的种类、行政强制执行的方式。

**能力目标**

能根据相关行政法律制度，知道如何合法开展药学活动。

## 活动1　行政许可

行政许可，是指行政机关根据公民、法人或者其他组织的申请，经依法审查，准予其从事特定活动的行为。

**1. 设定和实施行政许可的原则**

（1）法定原则　设定和实施行政许可，应当依照法定的权限、范围、条件和程序。

（2）公开、公平、公正原则　设定和实施行政许可，应当遵循公开、公平、公正的原则，维护行政相对人的合法权益。

（3）便民和效率原则　实施行政许可，应当遵循便民的原则，提高办事效率，提供优质服务。

（4）信赖保护原则　公民、法人或者其他组织依法取得的行政许可受法律保护，行政机关不得擅自改变已经生效的行政许可。

**2. 行政许可的实施程序**

（1）行政相对人（或者其代理人）向行政机关提出行政许可申请　公民、法人或者其他组织从事特定活动，依法需要取得行政许可的，应当向行政机关提出申请。申请书需要采用格式文本的，行政机关应当向申请人提供行政许可申请书格式文本。申请人可以委托代理人提出行政许可申请。但是，依法应当由申请人到行政机关办公场所提出行政许可申请的除外。行政许可申请可以通过信函、电报、电传、传真、电子数据交换和电子邮件等方式提出。

（2）行政机关受理行政许可申请

① 申请事项依法不需要取得行政许可的，应当即时告知申请人。
② 申请事项依法不属于本行政机关职权范围的，应告知申请人向有关行政机关申请。
③ 申请材料存在可以当场更正的错误的，应当允许申请人当场更正。
④ 申请材料不齐全或者不符合法定形式的，应当当场或者在5日内一次告知申请人需要补正的全部内容。
⑤ 申请事项属于本行政机关职权范围，申请材料齐全、符合法定形式，或者申请人按照本行政机关的要求提交全部补正申请材料的，应当受理行政许可申请。

> **知识链接**　药品行政许可
>
> 根据《药品管理法》《药品管理法实施条例》等法律、行政法规以及其他设定行政

许可的相关法律依据，国家对药品注册、安全监管与稽查设定了一系列行政许可项目。如：药品上市应取得《药品注册证书》，生产药品的企业应取得《药品生产许可证》，医疗机构配制制剂应取得《医疗机构制剂许可证》，经营药品的企业应取得《药品经营许可证》，执业药师执业应取得《执业药师注册证》。

### 活动2 行政强制

**1. 行政强制的有关概念**

行政强制包括行政强制措施和行政强制执行。

（1）行政强制措施　行政强制措施，是指行政机关在行政管理过程中，为制止违法行为、防止证据损毁、避免危害发生、控制危险扩大等情形，依法对公民的人身自由实施暂时性限制，或者对公民、法人或者其他组织的财物实施暂时性控制的行为。

（2）行政强制执行　行政强制执行，是指行政机关或者行政机关申请人民法院，对不履行行政决定的公民、法人或者其他组织，依法强制履行义务的行为。

**2. 行政强制措施的种类**

① 限制公民人身自由；
② 查封场所、设施或者财物；
③ 扣押财物；
④ 冻结存款、汇款；
⑤ 其他行政强制措施。

**3. 行政强制执行的方式**

① 加处罚款或者滞纳金；
② 划拨存款、汇款；
③ 拍卖或者依法处理查封、扣押的场所、设施或者财物；
④ 排除妨碍，恢复原状；
⑤ 代履行；
⑥ 其他强制执行方式。

**讨论**：根据《药品管理法》第100条规定，对有证据证明可能危害人体健康的药品及其有关材料，药品监督管理部门可以查封、扣押，并在七日内作出行政处理决定；药品需要检验的，应当自检验报告书发出之日起十五日内作出行政处理决定。药品监督管理部门在行政管理过程中可以采取的行政强制措施有哪些？

### 活动3 行政处罚

**1. 行政处罚的种类**

根据《行政处罚法》第八条规定的行政处罚的种类，可归为以下四类。

（1）人身罚　人身罚是指行政机关作出的限制或剥夺违法行政相对人人身自由的一种行政处罚，其表现形式为行政拘留。《行政处罚法》规定，"限制人身自由的行政处罚，只能由法律设定"。如《药品管理法》第118条规定，生产、销售假药，或者生产、销售劣药且情节严重的，对法定代表人、主要负责人、直接负责的主管人员和其他责任人员，可以由公安机关处五日以上十五日以下的拘留。

（2）资格罚　资格罚是指剥夺或者限制公民从事特定行为的资格的行政处罚，其表现形式为责令停产停业、暂扣或者吊销许可证、暂扣或者吊销执照。《药品管理法》对企业的资格罚包括：药物非临床安全性评价研究机构、药物临床试验机构一定期限内不得开展药物非临床安全性评价研究、药物临床试验，吊销药品批准证明文件，吊销药品生产许可证，吊销药品经营许可证，吊销医疗机构执业许可证，撤销检验资格，责令停产、停业，吊销执业证书等。《药品管理法》规定，对违法企业的法定代表人、主要负责人、直接负责的主管人员和其他责任人员进行从业资格限制。

（3）财产罚　　财产罚是指行政主体依法对违法行为人给予的剥夺财产权的处罚形式，其表现形式为罚款、没收违法所得和没收非法财物。罚款、没收违法所得和没收非法财物，在《药品管理法》中运用常见。如《药品管理法》第115条规定，未取得药品生产许可证、药品经营许可证或者医疗机构制剂许可证生产、销售药品的，责令关闭，没收违法生产、销售的药品和违法所得，并处违法生产、销售的药品（包括已售出和未售出的药品，下同）货值金额十五倍以上三十倍以下的罚款；货值金额不足十万元的，按十万元计算。

（4）声誉罚　　声誉罚是指行政主体对违法者的名誉、荣誉、信誉或精神上的利益造成一定损害以示警戒的行政处罚，是行政处罚中最轻的一种，其表现形式主要有警告和通报批评两种。如《药品管理法》第117条规定，生产、销售的中药饮片不符合药品标准，尚不影响安全性、有效性的，责令限期改正，给予警告。

**2.行政处罚的管辖与适用**

（1）行政处罚的管辖　　行政处罚由违法行为发生地的县级以上地方人民政府中具有行政处罚权的行政机关管辖，法律、行政法规另有规定的除外。对管辖发生争议的，报请共同的上一级行政机关指定管辖。违法行为构成犯罪的，行政机关必须将案件移送司法机关，依法追究刑事责任。对当事人的同一个违法行为，不得给予两次以上罚款的行政处罚。违法行为构成犯罪的，人民法院判处拘役或者有期徒刑时，行政机关已经给予当事人行政拘留的，应当依法折抵相应刑期；人民法院判处罚金时，行政机关已经给予当事人罚款的，应当折抵相应罚金。

（2）行政处罚的适用　　适用条件：必须已经实施了违法行为，且该违法行为违反了行政法规范；行政相对人具有责任能力；行政相对人的行为依法应当受到处罚；违法行为未超过追究时效。

① 不予处罚：不满十四周岁❶的人有违法行为的；精神患者在不能辨认或者控制自己行为时有违法行为的；如违法行为轻微并及时纠正，没有造成危害后果的；违法行为在两年内未被发现的，除法律另有规定外。

② 从轻或者减轻处罚：受行政处罚的当事人有下列情形之一的，应当依法从轻或者减轻行政处罚：已满十四周岁不满十八周岁的人有违法行为的；主动消除或者减轻违法行为危害后果的；受他人胁迫有违法行为的；配合行政机关查处违法行为有立功表现的。

**3.行政处罚的决定**

公民、法人或者其他组织违反行政管理秩序的行为，依法应当给予行政处罚的，行政机关必须查明事实。行政机关在作出行政处罚决定之前，应当告知当事人作出行政处罚决定的事实、理由及依据，并告知当事人依法享有的权利。

（1）简易程序　　违法事实确凿并有法定依据，对公民处以二百元以下、对法人或者其他

---

❶ 第十三届全国人大常委会第二十四次会议表决通过刑法修正案（十一）。根据该条规定，公民刑事责任最低年龄由14周岁下放到了12周岁。——编者注

组织处以三千元以下罚款或者警告等行政处罚的，可以当场作出行政处罚决定。

（2）一般程序　除可以当场作出的行政处罚外，行政机关发现公民、法人或者其他组织有依法应当给予行政处罚的行为的，必须全面、客观、公正地调查，收集有关证据；必要时，依照法律、法规的规定，可以进行检查。调查终结，行政机关负责人应当对调查结果进行审查，根据不同情况分别作出决定，制作行政处罚决定书。行政处罚决定书应当在宣告后当场交付当事人；当事人不在场的，行政机关应当在七日内依照民事诉讼法的有关规定，将行政处罚决定书送达当事人。

（3）听证程序　行政机关作出责令停产停业、吊销许可证或者执照、较大数额罚款等行政处罚决定之前，应当告知当事人有要求举行听证的权利；当事人要求听证的，行政机关应当组织听证。当事人不承担行政机关组织听证的费用。

### 活动4　行政复议

**1. 行政复议的概念**

行政复议，是指公民、法人或者其他组织认为行政主体的具体行政行为违法或不当侵犯其合法权益，依法向主管行政机关提出复查该具体行政行为的申请，行政复议机关依照法定程序对被申请的具体行政行为进行合法性、适当性审查，并作出行政复议决定的一种法律制度。

**2. 行政复议的范围**

（1）可申请复议的具体行政行为　《行政复议法》第6条规定，公民、法人或者其他组织认为行政机关作出的具体行政行为属于下列情形之一的，可申请行政复议。

① 对行政机关作出的警告、罚款、没收违法所得、没收非法财物、责令停产停业、暂扣或吊销许可证、暂扣或吊销执照、行政拘留等行政处罚不服的。

② 对行政机关作出的限制人身自由或者对财产的查封、扣押、冻结等行政行为不服的。

③ 对行政机关作出的有关许可证、执照、资质、资格等证书变更、终止、撤销的决定不服的。

④ 对行政机关作出的关于确认土地、矿藏、水流、森林、山岭、草原、荒地、滩涂、海域等自然资源的所有权或者使用权的决定不服的。

⑤ 认为行政机关侵犯合法的经营自主权的。

⑥ 认为行政机关变更或者废止农村承包合同，侵犯其合法权益的。

⑦ 认为行政机关违法集资、征收财物、摊派费用或者违法要求履行其他义务的。

⑧ 认为符合法定条件申请行政机关颁发许可证、执照、资质证、资格证等证书，或者申请行政机关审批、登记有关事项，行政机关没有依法办理的。

⑨ 申请行政机关履行保护人身权利、财产权利或者受教育权利的法定职责，行政机关没有依法履行的。

⑩ 申请行政机关依法发放抚恤金、社会保险金或者最低生活保障费，行政机关没有依法发放的。

⑪ 认为行政机关的其他具体行政行为侵犯其合法权益的。

（2）附带申请复议的抽象行政行为　公民、法人或者其他组织认为行政机关的具体行政行为所依据的下列规定不合法，在对具体行政行为申请复议时，可以一并向行政机关提出对该规定的审查申请。

① 国务院部门的规定。
② 县级以上地方各级人民政府及其工作部门的规定。
③ 乡、镇人民政府的规定。

上述所列规定不含国务院部、委员会规章和地方人民政府规章。规章的审查依照法律、法规的规定办理。必须说明的是，对抽象行政行为不能单独提起行政复议，只能在对具体行政行为提起行政复议时一并提起。

（3）不可申请复议的事项 《行政复议法》第8条规定，下列两类事项不属于行政复议范围。
① 对行政机关作出的行政处分或者其他人事处理决定。
② 对民事纠纷的调解或者其他处理行为。

### 3.行政复议的程序

行政复议程序分为申请、受理、审理、决定和执行五个阶段。

（1）申请 公民、法人或者其他组织认为具体行政行为侵犯其合法权益，可以自知道该具体行政行为之日起60日内提出行政复议申请。法律规定的申请期限超过60日的，从其规定。因不可抗力或其他正当理由耽误法定申请期限，申请期限自障碍消除之日起继续计算。申请人申请行政复议，可以书面申请，也可以口头申请。

（2）受理 行政复议机关收到行政复议申请后，应在5日内进行审查，对不符合规定的行政复议申请，决定不予受理，并书面告知申请人；对于符合规定，但是不属于本机关受理的行政复议申请，应当告知申请人向有关行政复议机关提出。除上述规定的情形外，行政复议申请自行政复议机关负责法制工作的机构收到之日起即为受理。

公民、法人或者其他组织依法提出行政复议申请，行政复议机关无正当理由不予受理的，上级行政机关应当责令其受理；必要时，上级行政机关也可以直接受理。

（3）审理 复议审理是指复议机关受理复议申请后，对被申请人的具体行政行为进行实质审查的活动。

（4）决定 复议决定是复议机关受理行政复议申请后，经审查，在法定期限内所作的具法律效力的评价。行政复议决定的类型包括：①维持决定；②责令履行法定职责；③撤销、确认决定；④变更决定；⑤责令赔偿决定；⑥驳回复议请求决定。

（5）执行 被申请人应当履行行政复议决定。被申请人不履行或者无正当理由拖延履行行政复议决定的，行政复议机关或者其有关上级机关应当责令其限期履行。

申请人逾期不起诉又不履行行政复议决定的，或者不履行终局裁决的行政复议决定的，按照下列规定办理。

① 维持具体行政行为的行政复议决定，由作出具体行政行为的行政机关依法强制执行，或者申请人民法院强制执行。

② 变更具体行政行为的行政复议决定，由行政复议机关依法强制执行，或者申请人民法院强制执行。

## 活动5 行政诉讼

### 1.行政诉讼的概念

行政诉讼是指公民、法人或者其他组织在认为行政机关或者法律、法规授权的组织作出的行政行为侵犯其合法权益时，依法定程序向人民法院起诉，人民法院对该行政行为合法性进行审查并作出裁决的活动。

**2. 行政诉讼的受案范围**

（1）行政诉讼的受案范围　①对行政拘留、暂扣或者吊销许可证和执照、责令停产停业、没收违法所得、没收非法财物、罚款、警告等行政处罚不服的；②对限制人身自由或者对财产的查封、扣押、冻结等行政强制措施和行政强制执行不服的；③申请行政许可，行政机关拒绝或者在法定期限内不予答复，或者对行政机关作出的有关行政许可的其他决定不服的；④对行政机关作出的关于确认土地、矿藏、水流、森林、山岭、草原、荒地、滩涂、海域等自然资源的所有权或者使用权的决定不服的；⑤对征收、征用决定及其补偿决定不服的；⑥申请行政机关履行保护人身权、财产权等合法权益的法定职责，行政机关拒绝履行或者不予答复的；⑦认为行政机关侵犯其经营自主权或者农村土地承包经营权、农村土地经营权的；⑧认为行政机关滥用行政权力排除或者限制竞争的；⑨认为行政机关违法集资、摊派费用或者违法要求履行其他义务的；⑩认为行政机关没有依法支会抚恤金、最低生活保障待遇或者社会保险待遇的；⑪认为行政机关不依法履行、未按照约定履行或者违法变更、解除政府特许经营协议、土地房屋征收补偿协议等协议的；⑫认为行政机关侵犯其他人身权、财产权等合法权益的。

（2）人民法院不受理的案件　人民法院也受理法律、法规规定可以提起诉讼的其他行政案件，但对下列案件，人民法院不受理：①国防、外交等国家行为；②行政法规、规章或者行政机关制定、发布的具有普遍约束力的决定、命令；③行政机关对其工作人员的奖惩、任免等决定；④法律规定由行政机关最终裁决的行政行为；⑤公安、国家安全等机关依照刑事诉讼法的明确授权实施的行为；⑥行政调解行为以及法律规定的仲裁行为；⑦不具有强制力的行政指导行为；⑧驳回当事人对行政行为提起申诉的重复处理行为；⑨对公民、法人或者其他组织权利义务不产生实际影响的行为。

**3. 行政诉讼程序**

行政诉讼程序是行政诉讼活动必须遵守的次序、方式和方法。行政诉讼程序一般分为起诉、立案、审理与裁判、执行等几个阶段。

（1）起诉　起诉是指公民、法人或者其他组织认为自己的合法权益受到行政机关行政行为的侵害，而向人民法院提出诉讼请求，要求人民法院通过行使审判权，依法保护自己合法权益的诉讼行为。

向人民法院起诉必须具备以下条件：①原告是行政行为的相对人以及其他与行政行为有利害关系的公民、法人或者其他组织；②有明确的被告；③有具体的诉讼请求和事实根据；④属于人民法院的受案范围和受诉人民法院管辖。

同时，根据行政诉讼法的规定，经过行政复议的案件，公民、法人或者其他组织对行政复议决定不服的，可在收到复议决定书之日起15日内向人民法院起诉；直接向人民法院提起诉讼的，应当自知道或者应当知道作出行政行为之日起6个月内提出。超过起诉期限的起诉会被法院驳回。

（2）立案　立案是指人民法院对公民、法人或者其他组织的起诉进行审查，对符合起诉条件的案件进行登记立案的诉讼行为。

（3）审理与裁判　我国行政诉讼的审理，一审程序一律开庭审理；二审的审理分为书面审理和开庭审理两种方式。

裁判是指人民法院运用国家审判权对行政案件作出判决和裁定的合称。裁定是指在行政诉讼过程中，人民法院对行政诉讼程序问题作出的裁决。裁定主要适用于不予受理、驳回起诉、管辖异议、中止或者终结诉讼、移送或指定管辖、诉讼保全、先予执行、诉讼期间停止执行行政行为，以及撤诉或不准撤诉等情形。判决是人民法院就解决案件实体问题所作的决定。人民法院应当在立案之日起 6 个月内作出第一审判决。有特殊情况需要延长的，由高级人民法院批准，高级人民法院审理第一审案件需要延长的，由最高人民法院批准。

（4）执行　对人民法院已经发生法律效力的判决、裁定、调解书，当事人必须履行。如果公民、法人或者其他组织拒绝履行判决、裁定的，行政机关或者第三人可以向第一审人民法院申请强制执行，或者由行政机关依法强制执行。

## 实训1　查询我国药事法律法规

【实训目标】
1. 会查询我国药事法律法规。
2. 知道我国药品管理法律体系，能区分法律效力等级。
3. 能辨别药品安全法律责任的分类。

【实训内容】
1. 以 3~5 人为一组，登录国家药品监督管理局网站药品法规文件专栏（https：//www.nmpa.gov.cn/xxgk/fgwj/index.html）和省级药品监督管理局法规文件专栏，查询、检索我国药事法律法规（法律、行政法规、部门规章、地方性法规、地方性政府规章、规范性文件），从中有代表性地选取 8 个，根据表格要求列出。

| 名称 | 立法机关 | 颁布时间 | 实施时间 | 法的渊源 | 法律效力等级 |
| --- | --- | --- | --- | --- | --- |
|  |  |  |  |  |  |
|  |  |  |  |  |  |
|  |  |  |  |  |  |
|  |  |  |  |  |  |

2. 查询《中华人民共和国药品管理法》第九章法律责任，分析讨论违法情形应承担的法律责任属于刑事责任、民事责任、行政处罚或行政处分。
3. 完成任务的小组展示查询结果，交流收获体会。

【考核评价】
各小组代表对本组的查询结果进行汇报，各小组间进行互评，教师最后进行总评。

## 项目检测

一、最佳选择题（每题的备选项中，只有 1 个最符合题意）
1. 药品管理法律体系按照法律效力等级由高到低排序，正确的是（　　）
A. 法律、行政法规、部门规章、规范性文件
B. 法律、部门规章、行政法规、规范性文件
C. 部门规章、行政法规、规范性文件、法律
D. 规范性文件、部门规章、行政法规、法律

2. 关于法律效力层级和法律冲突解决的说法错误的是（　　）

　　A. 上位法效力高于下位法

　　B. 同一位阶的法之间，特别规定优于一般规定

　　C. 同一机关制定的新的一般规定与旧的特别规定不一致时，由制定机关裁决

　　D. 行政法规之间对于同一事项的新的一般规定与旧的特别规定不一致，不能确定如何适用时，由全国人大常委会裁决

3. 根据《中华人民共和国行政诉讼法》，下列属于行政诉讼受案范围的是（　　）

　　A. 对行政机关吊销许可证行政处罚不服提起的诉讼

　　B. 对行政法规、规章提起的诉讼

　　C. 对行政机关制定、发布的具有普通约束力的决定、命令提起的诉讼

　　D. 对行政机关工作人员的奖惩、任免决定不服提起的诉讼

4. 药品监督管理部门在药品监督管理过程中，为制止违法行为、防止证据损毁用的行政强制措施是（　　）

　　A. 查封、扣押财物

　　B. 冻结存款、汇款

　　C. 罚款

　　D. 拘留

**二、配伍选择题**（题目分为若干组，每组题目对应同一组备选项，备选项可重复选用，也可不选用。每题只有1个备选项最符合题意）

[1～3]

　　A. 地方性法规

　　B. 法律

　　C. 行政法规

　　D. 部门规章

1. 《药品说明书和标签管理规定》（国家食品药品监督管理局令第24号）属于（　　）
2. 《麻醉药品和精神药品管理条例》（国务院令第442号）属于（　　）
3. 《药品不良反应报告和监测管理办法》（卫生部令第81号）属于（　　）

[4～5]

　　A. 公开、公平、公正原则　　　　　　B. 便民和效率原则

　　C. 信赖保护原则　　　　　　　　　　D. 法定原则

4. 维护行政相对人的合法权益体现了设定和实施行政许可的（　　）
5. 行政机关不擅自改变已经生效的行政许可体现了设定和实施行政许可的（　　）

[6～7]

　　A. 简易程序　　　B. 一般程序　　　C. 听证程序　　　D. 复议程序

6. 行政机关作出较大数额罚款的行政处罚决定前，当事人有权要求进行的程序是（　　）
7. 行政机关对公民或法人当场作出的数额较小的罚款，适用的程序是（　　）

[8～9]

　　A. 行政复议　　　B. 行政诉讼　　　C. 行政许可　　　D. 行政处罚

8. 企业对药品监督管理部门作出的罚款决定不服，可以向上级药品监督管理部门提起（　　）
9. 企业对药品监督管理部门作出吊销药品经营许可证的决定不服，可以向人民法院提起（　　）

[10~12]
A. 刑事责任　　　　B. 行政责任　　　　C. 民事责任　　　D. 行政处罚
10. 药品监督管理部门因某药品经营企业销售假药而吊销其《药品经营许可证》，属于（　　）
11. 药品批发企业在药品购销活动中履行活动不当，承担违约责任，属于（　　）
12. 个体医生用假药，造成某患者健康严重受损，被处以有期徒刑并处罚金，属于（　　）

### 三、多项选择题（每题的备选项中，有 2 个或 2 个以上符合题意）

1. 下列哪些属于药事管理的原则（　　）
A. 社会效益第一　　　　　　　　B. 符合中国国情
C. 药事管理法制化　　　　　　　D. 经济效益第一

2. 下列有关法律效力层次的说法，正确的有（　　）
A. 下位法违反上位法规定的，由有关机关依法予以改变或者撤销
B. 上位法的效力高于下位法
C. 在同一位阶的法之间，旧的规定优于新的规定
D. 在同一位阶的法之间，特别规定优于一般规定

（梁　艳）

# 项目二 药事管理组织及其职能

## 项目说明

药事管理组织是药事管理活动中的重要组成部分,通过对本项目的学习使学生能够对我国药品监督管理机构有全面的认识。本项目分为三个任务:任务一使学生认识我国药品监督管理机构;任务二使学生了解我国药学社团组织;任务三使学生了解国外药事管理机构。

## 任务一 药品监督管理机构

### 任务目标

**知识目标**
1. 熟悉国家和省药品监督管理部门机构设置和职能。
2. 熟悉药品监督管理相关部门。
3. 了解我国药品监督管理组织体系构成,各级药品检验机构性质和职责。

**能力目标**
1. 能列举我国的药品监督管理机构。
2. 会辨别药品监督管理机构是行政机构还是技术机构。
3. 能画出我国药品监督管理组织体系图。

### 活动1 药品监督管理组织

**案例2-1　职责明确、严格监管**

2019年8月26日第十三届全国人大常委会第十二次会议表决通过了新修订的药品管理法,会后,全国人大常委会法工委行政法室主任袁杰介绍,此次修订的药品管理法,坚持问题导向,回应社会关切,坚决贯彻"四个最严"的原则,体现最严格的监管,以保护老百姓的利益。

《中华人民共和国药品管理法》条款明确规定了各级药品监督管理部门的职责:国务院药品监督管理部门主管全国药品监督管理工作。省级人民政府药品监督管理部门负责本行政区域内的药品监督管理工作。设区的市级、县级人民政府承担药品监督管理职责的部门负责本行政区域内的药品监督管理工作。县级以上地方人民政府有关部门在各自职责范围内负责与药品有关的监督管理工作。药品监督管理部门设置或者指定的药品专业技术机构,承担依法实施药品监督管理所需的审评、检验、核查、监测与评价等工作。

同时,《中华人民共和国药品管理法》也明确了药品监督管理部门及人员尽职免责、失职问责条款,建立了约谈制压实监管责任。药品监督管理人员滥用职权、徇私舞弊、玩忽职守的,依法给予处分。查处假药、劣药违法行为有失职、渎职行为的,对药品监督管理部门直接负责的主管人员和其他直接责任人员依法从重给予处分，不作为的要严格处置。（资料来源：人民日报，2019年8月27日）

我国现行的药品监督管理组织体系由药品监督管理行政部门和药品监督管理技术部门两部分组成。其中药品行政监督管理组织体系主要是国务院药品监督管理部门，以及省级以下药品监督管理部门；药品技术监督管理机构包括药品检验机构和其他事业单位。药品监督管理组织体系见图2-1。

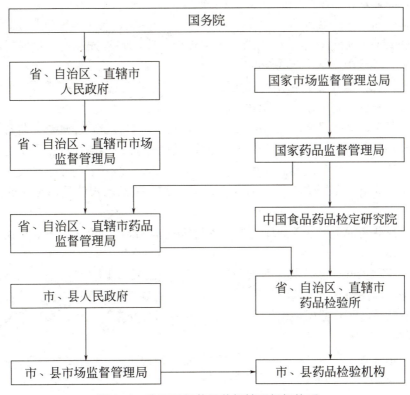

图2-1 我国现行药品监督管理组织体系

## 活动2 药品监督管理部门

### 一、国家药品监督管理局

1998年，在政府机构改革中，国务院为了加强对药品监督管理工作的领导，组建直属国务院领导的机构——国家药品监督管理局（简称SDA）。2003年3月，在国家药品监督管理局基础上组建国家食品药品监督管理局（简称SFDA），为国务院的直属局。2008年3月，国家食品药品监督管理局（副部级）改由卫生部管理的国家局。2013年3月，组建国家食品药品监督管理总局（简称CFDA），直属国务院。

2018年3月，根据党的十九届三中全会审议通过的《中共中央关于深化党和国家机构改革的决定》《深化党和国家机构改革方案》和第十三届全国人民代表大会第一次会议批准的《国务院机构改革方案》，国务院组建国家市场监督管理总局，不再保留国家工商行政管理总局、国家质量监督检验检疫总局、国家食品药品监督管理总局。考虑到药品监管的特殊性，单独组建国家药品监督管理局（National Medical Products Administration，NMPA），由国家市场监督管理总局管理。主要职责是负责药品、化妆品、医疗器械的注册并实施监督管理。市场监管实行分级管理,药品监管机构只设到省一级,药品经营销售等行为的监管,由市、县市场监管部门统一负责。

**1. 主要职责**

(1) 负责药品(含中药、民族药,下同)、医疗器械和化妆品安全监督管理。拟订监督管理政策规划,组织起草法律法规草案,拟订部门规章,并监督实施。研究拟订鼓励药品、医疗器械和化妆品新技术新产品的管理与服务政策。

(2) 负责药品、医疗器械和化妆品标准管理。组织制定、公布国家药典等药品、医疗器械标准,组织拟订化妆品标准,组织制定分类管理制度,并监督实施。参与制定国家基本药物目录,配合实施国家基本药物制度。

(3) 负责药品、医疗器械和化妆品注册管理。制定注册管理制度,严格上市审评审批,完善审评审批服务便利化措施,并组织实施。

(4) 负责药品、医疗器械和化妆品质量管理。制定研制质量管理规范并监督实施。制定生产质量管理规范并依职责监督实施。制定经营、使用质量管理规范并指导实施。

(5) 负责药品、医疗器械和化妆品上市后风险管理。组织开展药品不良反应、医疗器械不良事件和化妆品不良反应的监测、评价和处置工作。依法承担药品、医疗器械和化妆品安全应急管理工作。

(6) 负责执业药师资格准入管理。制定执业药师资格准入制度,指导监督执业药师注册工作。

(7) 负责组织指导药品、医疗器械和化妆品监督检查。制定检查制度,依法查处药品、医疗器械和化妆品注册环节的违法行为,依职责组织指导查处生产环节的违法行为。

(8) 负责药品、医疗器械和化妆品监督管理领域对外交流与合作,参与相关国际监管规则和标准的制定。

(9) 负责指导省、自治区、直辖市药品监督管理部门工作。

(10) 完成党中央、国务院交办的其他任务。

**2. 内设机构**

根据上述职责,国家药品监督管理局设 11 个内设机构:综合和规划财务司、政策法规司、药品注册管理司(中药民族药监督管理司)、药品监督管理司、医疗器械注册管理司、医疗器械监督管理司、化妆品监督管理司、科技和国际合作司(港澳台办公室)、人事司、机关党委、离退休干部局。其中负责药品管理职责的业务机构及主要工作职责如下。

(1) 政策法规司工作职责　研究药品、医疗器械和化妆品监督管理重大政策。组织起草法律法规及部门规章草案。承担规范性文件的合法性审查工作。承担执法监督、行政复议、行政应诉、重大案件法制审核工作。承担行政执法与刑事司法衔接管理工作。承担普法宣传和涉及世界贸易组织的相关工作。承担全面深化改革的有关协调工作。承担疫苗质量管理体系 QMS 办公室日常工作。

(2) 药品注册管理司(中药民族药监督管理司)工作职责　组织拟订并监督实施国家药典等药品标准、技术指导原则,拟订并实施药品注册管理制度。监督实施药物非临床研究和临床试验质量管理规范、中药饮片炮制规范,实施中药品种保护制度。承担组织实施分类管理制度、检查研制现场、查处相关违法行为工作。参与制定国家基本药物目录,配合实施国家基本药物制度。

（3）药品监督管理司工作职责　组织拟订并依职责监督实施药品生产质量管理规范，组织拟订并指导实施经营、使用质量管理规范。承担组织指导生产现场检查、组织查处重大违法行为。组织质量抽查检验，定期发布质量公告。组织开展药品不良反应监测并依法处置。承担放射性药品、麻醉药品、毒性药品及精神药品、药品类易制毒化学品监督管理工作。指导督促生物制品批签发管理工作。

（4）医疗器械注册管理司工作职责　组织拟订并监督实施医疗器械标准、分类规则、命名规则和编码规则。拟订并实施医疗器械注册管理制度。承担相关医疗器械注册、临床试验审批工作。拟订并监督实施医疗器械临床试验质量管理规范、技术指导原则。承担组织检查研制现场、查处违法行为工作。

（5）医疗器械监督管理司工作职责　组织拟订并依职责监督实施医疗器械生产质量管理规范，组织拟订并指导实施医疗器械经营、使用质量管理规范。承担组织指导生产现场检查、组织查处重大违法行为工作。组织质量抽查检验，定期发布质量公告。组织开展不良事件监测并依法处置。

（6）化妆品监督管理司工作职责　组织实施化妆品注册备案工作。拟订并组织实施化妆品注册备案和新原料分类管理制度。组织拟订并监督实施化妆品标准、分类规则、技术指导原则。承担拟订化妆品检查制度、检查研制现场、依职责组织指导生产现场检查、查处重大违法行为工作。组织质量抽查检验，定期发布质量公告。组织开展不良反应监测并依法处置。

（7）科技和国际合作司（港澳台办公室）工作职责　组织研究实施药品、医疗器械和化妆品审评、检查、检验的科学工具和方法。研究拟订鼓励新技术新产品的管理与服务政策。拟订并监督实施实验室建设标准和管理规范、检验检测机构资质认定条件和检验规范。组织实施重大科技项目。组织开展国际交流与合作，以及与港澳台地区的交流与合作。协调参与国际监管规则和标准的制定。

（8）人事司工作职责　承担机关和直属单位的干部人事、机构编制、劳动工资和教育工作，拟订人事管理及干部监督制度并组织实施。统筹管理机关和直属单位机构编制，统筹管理工资、津贴补贴及直属单位绩效工资等。指导相关人才队伍建设工作，统筹管理干部培训，加强人才队伍建设。承担执业药师资格管理工作，负责执业药师资格准入管理，制定执业药师资格准入制度，指导监督执业药师注册工作。

## 二、省级药品监督管理局

省、自治区、直辖市药品监督管理局（以下简称省药品监督管理局），为省级人民政府的工作部门，在本辖区内履行法定的药品监督管理职能。市、县药品监督管理机构作为同级政府的工作机构，可根据需要设置，保证其相对独立地依法履行职责，对药品经营销售等行为的执法，由市、县市场监督管理部门统一承担。其主要职责如下。

① 负责药品（含中药、民族药，下同）、医疗器械和化妆品安全监督管理。贯彻落实国家关于药品、医疗器械和化妆品监督管理的法律、法规、规章和政策，拟订地方性法规草案、政府规章草案，并组织实施。

② 监督实施药品、医疗器械、化妆品相关标准和分类管理制度。配合实施国家基本药物制度。

③ 负责药品、医疗器械和化妆品注册管理。落实国家注册管理制度，严格上市审评审批，完善审评审批服务便利化措施，并组织实施。

④ 负责药品、医疗器械和化妆品生产许可和质量管理。依职责监督实施生产、经营和

使用质量管理规范。负责药品、医疗器械互联网销售第三方平台备案及监督管理。

⑤ 负责药品、医疗器械和化妆品上市后风险管理。组织开展全区药品、化妆品不良反应和医疗器械不良事件监测及处置。组织开展药物滥用监测。依法承担药品、医疗器械和化妆品安全应急管理工作。

⑥ 执行执业药师资格准入制度，组织实施执业药师注册工作。

⑦ 负责组织指导药品、医疗器械和化妆品监督检查，依职责组织指导查处药品、医疗器械、化妆品生产、经营和使用环节的违法行为。

⑧ 负责药品、医疗器械和化妆品监督管理领域政策法规宣传、信息发布、对外交流与合作。推进诚信体系建设。

⑨ 负责指导市县市场监督管理部门承担的药品、医疗器械、化妆品经营和使用环节的监督管理工作。

⑩ 完成省委、省政府和国家药监局交办的其他任务。

## 活动3　药品监督管理相关部门

药品监督管理工作除药品监督管理部门外，还涉及多个政府职能部门，其他行政管理部门在各自的职责范围内也负责与药品有关的监督管理工作。包括卫生健康部门、中医药管理部门、发展和改革宏观调控部门、人力资源和社会保障部门、市场监督管理部门、工业和信息化管理部门、商务管理部门、医疗保障部门、海关、公安部门。药品监督管理相关部门及职责见表2-1。

表2-1　药品监督管理相关部门及职责

| 部门名称 | 主要职责 |
| --- | --- |
| 国家卫生健康委员会 | ① 组织制定国家药物政策和国家基本药物制度，开展药品使用监测、临床综合评价和短缺药品预警，提出国家基本药物价格政策的建议，参与制定国家药典；② 国家药品监督管理局会同国家卫生健康委员会组织国家药典委员会并制定国家药典，建立重大药品不良反应和医疗器械不良事件相互通报机制和联合处置机制 |
| 国家中医药管理局 | ① 拟订中医药和民族医药事业发展的战略、规划、政策和相关标准，起草有关法律法规和部门规章草案，参与国家重大中医药项目的规划和组织实施；② 负责指导民族医药的理论、医术、药物的发掘、整理、总结和提高工作，拟订民族医医疗机构管理规范和技术标准并监督执行；③ 组织开展中药资源普查，促进中药资源的保护、开发和合理利用，参与制定中药产业发展规划、产业政策和中药的扶持政策，参与国家基本药物制度建设；④ 承担保护濒临消亡的中医诊疗技术和中药生产加工技术的责任等 |
| 国家发展和改革委员会 | ① 监测和管理药品宏观经济，监督管理药品价格；② 依法制定和调整药品政府定价目录；③ 拟定和调整纳入政府定价目录的药品价格 |
| 人力资源和社会保障部 | 组织审定执业药师考试科目、考试大纲，会同国家药品监督管理局对考试工作进行监督、指导，并确定合格标准 |
| 国家市场监督管理总局 | ① 药品生产、经营企业的工商登记、注册；② 查处无照生产、经营药品的行为；③ 药品广告的监管和违法处罚；④ 监督管理药品市场交易行为和网络商品交易行为，包括城乡集贸市场的中药材经营 |
| 工业和信息化部 | ① 拟订高技术产业中涉及生物医药的规划、政策和标准并组织实施；② 承担医药行业管理工作；③ 承担中药材生产扶持项目管理和国家药品储备管理工作；④ 配合药品监督管理部门加强对互联网药品广告的整治 |

续表

| 部门名称 | 主要职责 |
|---|---|
| 商务部 | ① 研究制定药品流通行业发展规划、行业标准和有关政策；② 配合实施国家基本药物制度；③ 提高行业组织化程度和现代化水平，逐步建立药品流通行业统计制度等 |
| 国家医疗保障局 | ① 拟订医疗保险、生育保险、医疗救助等医疗保障制度的法律法规草案、政策、规划和标准，制定部门规章并组织实施；② 组织制定城乡统一的药品、医用耗材、医疗服务项目、医疗服务设施等医保目录和支付标准，建立动态调整机制，制定医保目录准入谈判规则并组织实施；③ 组织制定药品、医用耗材价格和医疗服务项目医疗服务设施收费等政策，建立医保支付医药服务价格合理确定和动态调整机制，推动建立市场主导的社会医药服务价格形成机制，建立价格信息监测和信息发布制度；④ 制定药品、医用耗材的招标采购政策并监督实施，指导药品、医用耗材招标采购平台建设 |
| 海关 | ① 药品进出口口岸的设置；② 药品进口与出口的监管、统计和分析 |
| 公安部门 | ① 涉及药品的刑事案件的受理和立案侦查；② 协同药品监督管理部门打击违法制售假、劣药品，以及有关麻醉药品和精神药品生产、销售和使用中的违法犯罪行为等 |

## 活动4  药品监督管理专业技术机构

### 一、药品检验机构

我国药品检验机构设置为四级，即中国食品药品检定研究院，各省（自治区、直辖市）级药品检验所，市级一般也设有药品检验机构，县级药品检验机构根据工作需要设置。市、县级药品检验机构由市、县级市场监督管理部门统一管理。

**1.中国食品药品检定研究院（国家药品监督管理局医疗器械标准管理中心，中国药品检验总所）**

是国家药品监督管理局的直属事业单位，是国家检验药品生物制品质量的法定机构和最高技术仲裁机构。其主要职责如下。

① 承担食品、药品、医疗器械、化妆品及有关药用辅料、包装材料与容器（以下统称为食品药品）的检验检测工作。组织开展药品、医疗器械、化妆品抽验和质量分析工作。负责相关复验、技术仲裁。组织开展进口药品注册检验以及上市后有关数据收集分析等工作。

② 承担药品、医疗器械、化妆品质量标准、技术规范、技术要求、检验检测方法的制修订以及技术复核工作。组织开展检验检测新技术新方法新标准研究。承担相关产品严重不良反应、严重不良事件原因的实验研究工作。

③ 负责医疗器械标准管理相关工作。

④ 承担生物制品批签发相关工作。

⑤ 承担化妆品安全技术评价工作。

⑥ 组织开展有关国家标准物质的规划、计划、研究、制备、标定、分发和管理工作。

⑦ 负责生产用菌毒种、细胞株的检定工作。承担医用标准菌毒种、细胞株的收集、鉴定、保存、分发和管理工作。

⑧ 承担实验动物饲育、保种、供应和实验动物及相关产品的质量检测工作。

⑨ 承担食品药品检验检测机构实验室间比对以及能力验证、考核与评价等技术工作。

⑩ 负责研究生教育培养工作。组织开展对食品药品相关单位质量检验检测工作的培训

和技术指导。

⑪ 开展食品药品检验检测国际（地区）交流与合作。

⑫ 完成国家局交办的其他事项。

**2. 省、自治区、直辖市药品检验所**

省、自治区、直辖市药品检验所是省级人民政府药品监督管理部门设置的药品技术监督机构，省药品监督管理局直属单位，其主要职责是依照《药品管理法》及有关法规负责本辖区的药品生产、经营、使用单位的药品检验和技术仲裁等。

## 二、其他直属技术机构

**1. 国家药典委员会**

中华人民共和国药典委员会，简称国家药典委员会，为国家药品监督管理局直属事业单位，成立于1950年，负责制定《中华人民共和国药典》，组织制定和修订国家药品标准，是国家药品标准化管理的法定机构。其主要职责如下。

① 组织编制、修订和编译《中华人民共和国药典》（以下简称《中国药典》）及配套标准。

② 组织制定修订国家药品标准。参与拟订有关药品标准管理制度和工作机制。

③ 组织《中国药典》收载品种的医学和药学遴选工作。负责药品通用名称命名。

④ 组织评估《中国药典》和国家药品标准执行情况。

⑤ 开展药品标准发展战略、管理政策和技术法规研究。承担药品标准信息化建设工作。

⑥ 开展药品标准国际（地区）协调和技术交流，参与国际（地区）间药品标准适用性认证合作工作。

⑦ 组织开展《中国药典》和国家药品标准宣传培训与技术咨询，负责《中国药品标准》等刊物编辑出版工作。

⑧ 负责药典委员会各专业委员会的组织协调及服务保障工作。

⑨ 承办国家局交办的其他事项。

**2. 药品审评中心**

是国家药品监督管理局药品注册技术审评机构，负责对药品注册申请进行技术审评。其主要职责如下。

① 负责药物临床试验、药品上市许可申请的受理和技术审评。

② 负责仿制药质量和疗效一致性评价的技术审评。

③ 承担再生医学与组织工程等新兴医疗产品涉及药品的技术审评。

④ 参与拟订药品注册管理相关法律法规和规范性文件，组织拟订药品审评规范和技术指导原则并组织实施。

⑤ 协调药品审评相关检查、检验等工作。

⑥ 开展药品审评相关理论、技术、发展趋势及法律问题研究。

⑦ 组织开展相关业务咨询服务及学术交流，开展药品审评相关的国际（地区）交流与合作。

⑧ 承担国家局国际人用药品注册技术协调会议（ICH）相关技术工作。

⑨ 承办国家局交办的其他事项。

**3. 食品药品审核查验中心**

其主要职责如下。

① 组织制定修订药品、医疗器械、化妆品检查制度规范和技术文件。

② 承担药物临床试验、非临床研究机构资格认定（认证）和研制现场检查。承担药品注册现场检查。承担药品生产环节的有因检查。承担药品境外检查。

③ 承担医疗器械临床试验监督抽查和生产环节的有因检查。承担医疗器械境外检查。

④ 承担化妆品研制、生产环节的有因检查。承担化妆品境外检查。

⑤ 承担国家级检查员考核、使用等管理工作。

⑥ 开展检查理论、技术和发展趋势研究、学术交流及技术咨询。

⑦ 承担药品、医疗器械、化妆品检查的国际（地区）交流与合作。

⑧ 承担市场监管总局委托的食品检查工作。

⑨ 承办国家局交办的其他事项。

**4. 药品评价中心（国家药品不良反应监测中心）**

其主要职责如下。

① 组织制定、修订药品不良反应、医疗器械不良事件、化妆品不良反应监测与上市后安全性评价以及药物滥用监测的技术标准和规范。

② 组织开展药品不良反应、医疗器械不良事件、化妆品不良反应、药物滥用监测工作。

③ 开展药品、医疗器械、化妆品的上市后安全性评价工作。

④ 指导地方相关监测与上市后安全性评价工作。组织开展相关监测与上市后安全性评价的方法研究、技术咨询和国际（地区）交流合作。

⑤ 参与拟订、调整国家基本药物目录。

⑥ 参与拟订、调整非处方药目录。

⑦ 承办国家局交办的其他事项。

**5. 医疗器械技术审评中心**

其主要职责如下。

① 负责申请注册的国产第三类医疗器械产品和进口医疗器械产品的受理和技术审评工作；负责进口第一类医疗器械产品备案工作。

② 参与拟订医疗器械注册管理相关法律法规和规范性文件。组织拟订相关医疗器械技术审评规范和技术指导原则并组织实施。

③ 承担再生医学与组织工程等新兴医疗产品涉及医疗器械的技术审评。

④ 协调医疗器械审评相关检查工作。

⑤ 开展医疗器械审评相关理论、技术、发展趋势及法律问题研究。

⑥ 负责对地方医疗器械技术审评工作进行业务指导和技术支持。

⑦ 组织开展相关业务咨询服务及学术交流，开展医疗器械审评相关的国际（地区）交流与合作。

⑧ 承办国家局交办的其他事项。

**6. 行政事项受理服务和投诉举报中心**

其主要职责如下。

① 负责药品、医疗器械、化妆品行政事项的受理服务和审批结果相关文书的制作、送达工作。

② 受理和转办药品、医疗器械、化妆品涉嫌违法违规行为的投诉举报。

③ 负责药品、医疗器械、化妆品行政事项受理和投诉举报相关信息的汇总、分析、报送工作。

④ 负责药品、医疗器械、化妆品重大投诉举报办理工作的组织协调、跟踪督办，监督办理结果反馈。

⑤ 参与拟订药品、医疗器械、化妆品行政事项和投诉举报相关法规、规范性文件和规章制度。

⑥ 负责投诉举报新型、共性问题的筛查和分析，提出相关安全监管建议。承担国家局执法办案、整治行动的投诉举报案源信息报送工作。

⑦ 承担国家局行政事项受理服务大厅的运行管理工作。参与国家局行政事项受理、审批网络系统的运行管理。承担国家局行政事项收费工作。

⑧ 参与药品、医疗器械审评审批制度改革以及国家局"互联网＋政务服务"平台建设、受理服务工作。

⑨ 指导、协调省级药品监管行政事项受理服务及投诉举报工作。

⑩ 开展与药品、医疗器械、化妆品行政事项受理及投诉举报工作有关的国际（地区）交流与合作。

⑪ 承办国家局交办的其他事项。

**7. 执业药师资格认证中心**

其主要职责如下。

① 开展执业药师资格准入制度及执业药师队伍发展战略研究，参与拟订完善执业药师资格准入标准并组织实施。

② 承担执业药师资格考试相关工作。组织开展执业药师资格考试命审题工作，编写考试大纲和考试指南。负责执业药师资格考试命审题专家库、考试题库的建设和管理。

③ 组织制订执业药师认证注册工作标准和规范并监督实施。承担执业药师认证注册管理工作。

④ 组织制订执业药师认证注册与继续教育衔接标准。拟订执业药师执业标准和业务规范，协助开展执业药师配备使用政策研究和相关执业监督工作。

⑤ 承担全国执业药师管理信息系统的建设、管理和维护工作，收集报告相关信息。

⑥ 指导地方执业药师资格认证相关工作。

⑦ 开展执业药师资格认证国际（地区）交流与合作。

⑧ 协助实施执业药师能力与学历提升工程。

⑨ 承办国家局交办的其他事项。

**8. 其他直属单位**

机关服务中心、信息中心、高级研修学院、新闻宣传中心、中国食品药品国际交流中心、南方医药经济研究所、一四六仓库、中国药学会、中国健康传媒集团等。

# 任务二　我国药学社团组织

### 任务目标

**知识目标**

1. 熟悉中国药学会的宗旨和主要任务。
2. 了解我国药学协会主要成员。

**能力目标**
1. 能说出中国药学会的主要任务。
2. 会辨别药学社团组织是否合法。

**1. 中国药学会**

中国药学会（Chinese Pharmaceutical Association，CPA）成立于1907年，是我国成立较早的学术性社会团体之一。中国药学会是依法成立的由全国药学科学技术工作者自愿组成的具有学术性、公益性、非营利性的社会团体，是民政部批准登记的法人社会团体，是中国科学技术协会的组成部分，是党和政府联系药学科学技术工作者的桥梁和纽带，是推动中国药学科学技术事业发展的重要社会力量。

其宗旨是团结和组织广大会员和药学工作者，推动实施科教兴国战略、人才强国战略和可持续发展战略，促进药学科学技术普及、繁荣与发展，促进药学人才成长与提高，促进药学科学技术与产业结合，为经济社会发展服务，维护广大会员和药学工作者的合法权益。

学会主要任务：①开展国内外药学科学技术的学术交流，活跃学术思想，促进学科发展；②发展与世界各国和地区药学学术团体、药学工作者的友好交往与合作；③编辑出版发行药学学术、技术、信息、科普等各类期刊，组织编写药学图书资料及电子音像制品；④举荐优秀药学科技人才，依照有关规定经批准，表彰奖励优秀药学科技工作者；⑤开展对会员和药学工作者的继续教育与培训工作；⑥组织开展药学及相关学科的科学技术知识普及与宣传，开展医药产品展览、推荐及宣传活动，提供医药技术服务与推广科研成果转化等；⑦反映会员和药学工作者的意见和建议，维护其合法权益；⑧建立和完善药学科学研究诚信监督机制，促进科学道德和学风建设；⑨接受政府委托，承办有关药学发展、药品监管等有关事项，组织会员和药学工作者参与国家有关的科学论证、科技与经济咨询，开展医药科技评价；⑩举办为会员服务的事业和活动；⑪依法兴办符合本会业务范围的社会公益事业等。

**2. 药学协会**

我国的药学协会主要包括中国医药企业管理协会、中国非处方药物协会、中国化学制药工业协会、中国医药商业协会、中国医药教育协会、中国中药协会和中国药师协会等。见表2-2。

表2-2 我国主要药学协会概况

| 协会名称 | 成立时间 | 协会核心宗旨 |
| --- | --- | --- |
| 中国医药企业管理协会（China Pharmaceutical Enterprises Association，CPEA） | 1985年 | 宣传贯彻党的各项方针政策，面向医药企业、为医药企业和医药企业家（经营管理者）服务。推动企业管理现代化和生产技术现代化。为探索和建立现代企业制度及符合社会主义市场经济规律的中国医药企业管理体系，为不断提高医药企业、医药企业家（经营管理者）素质开展各项工作，在政府和企业之间发挥桥梁和纽带作用 |
| 中国非处方药物协会（China Nonprescription Medicines Association，CNMA） | 1988年 | 代表行业利益，服务会员单位，维护会员单位的合法权益，组织开展行业自律，发挥桥梁纽带作用，面向企业、政府和公众开展服务，促进我国自我药疗产业科研、生产、经营管理水平不断提高，宣传普及自我保健理念和知识，倡导负责任的自我药疗，增进公众健康 |
| 中国化学制药工业协会（China Pharmaceutical Industry Association，CPIA） | 1988年 | 落实医药卫生体制改革的各项要求。服务企业，维护会员单位的合法权益；服务行业，加强行业自律，推进行业诚信体系建设；服务政府，上情下传，下情上达，承担政府部门委托的工作；服务社会，认真履行企业社会责任，促进制药工业又好又快发展 |

续表

| 协会名称 | 成立时间 | 协会核心宗旨 |
|---|---|---|
| 中国医药商业协会（China Association of Pharmaceutical Commerce，CAPC） | 1989年 | 落实医药卫生体制改革的各项要求。服务企业，维护会员单位的合法权益；服务行业，加强行业自律，推进行业诚信体系建设；服务政府，上情下传，下情上达，承担政府部门委托的工作；服务社会，认真履行企业社会责任，促进药品流通行业健康、持续发展 |
| 中国医药教育协会（China Medicine Education Association，CMEA） | 1992年 | 全面贯彻执行党的教育、药品监督管理、医药卫生工作方针和国家的政策、法规，围绕医药卫生体制改革精神，加快医药教育体制改革和学科建设，着力培养和造就复合型、高技能、专业化和通晓国际规则的适应对外开放的医药和药品监督专门人才，组织会员单位共同发展医药教育事业，提高医药从业人员的素质，为医药行业的两个文明建设和实现医药现代化服务 |
| 中国中药协会（China Association of Traditional Chinese Medicine，CATCM） | 2000年 | 深入贯彻落实科学发展观，沟通政府、服务企业，全面履行代表、自律、管理、协调、服务等职能，弘扬中药文化，促进中药行业持续健康发展 |
| 中国药师协会（Chinese Pharmacists Association，CPA） | 2003年 | 自律、维权、协调、服务。致力于加强药师队伍建设与管理，维护药师的合法权益；增强药师的法律、道德和专业素质，提高药师的执业能力；保证药品质量和药学服务质量，促进公众合理用药，保障人民身体健康 |

**资料卡**

**中国药师协会介绍**

中国药师协会前身为中国执业药师协会。2003年2月22日，经中华人民共和国民政部批准，中国执业药师协会正式成立。2014年5月，经中华人民共和国民政部批准，正式更名为中国药师协会。

中国药师协会的登记管理机关是中华人民共和国民政部，党建领导机关是中央和国家机关工委；接受登记管理机关、党建领导机关、有关行业管理部门的业务指导和监督管理。

中国药师协会是由具有药学专业技术职务或执业资格的药学技术人员及相关单位会员自愿结成的全国性、行业性、非营利性社会组织。其宗旨为：自律、维权、协调、服务。致力于加强药师队伍建设与管理，维护药师的合法权益；增强药师的法律、道德和专业素质，提高药师的执业能力；保证药品质量和药学服务质量，促进公众合理用药，保障人民身体健康。

中国药师协会主要业务如下。

① 履行团体职责，加强药师的自律管理，规范药师的执业行为，维护药师的合法权益；

② 参与法律、法规和规章的制定，宣传、贯彻、落实有关法律、法规及合理用药的政策措施；

③ 制定药师的职业规范、道德准则；

④ 协助政府有关部门制定全国合理用药管理的工作目标、工作方案、相关管理措施和管理规范；

⑤ 宣传、推广药学新理论、新知识、新技术、新方法，促进药学技术的发展和进步；

⑥ 组织开展国内外药学技术的学术交流与合作；

⑦ 组织开展相关课题研究，为政府制定相关的法律、法规提出建设性意见；

⑧ 开展药师队伍建设研究，加强药师继续教育管理，科学、有效地组织开展相关培训工作；

⑨ 依照有关规定，编辑出版《中国执业药师》杂志和有关书籍，宣传合理用药知识，向专业人员及公众提供药学信息和健康知识服务；

⑩ 经政府有关部门批准，表彰、奖励在医疗、预防、保健工作中，为推动合理用药、保障公众健康做出突出贡献的药师；

⑪ 承担政府委托的有关药学学术发展、药品合理使用、全民健康促进等方面的任务。

# 任务三　国外药事管理机构

## 任务目标

**知识目标**

1. 熟悉美国、日本药品监督管理机构。
2. 了解世界卫生组织主要机构和职能。

**能力目标**

1. 能列举美国、日本药品监督管理的主要机构。
2. 能说出世界卫生组织主要机构和职能。

药事管理体制中药品质量监督管理体制是核心，对药品生产、流通和药学教育、科技管理体制的影响很大。国外药品质量监督管理体制和卫生事业管理体制密切相关，药品质量监督管理机构均设置在卫生行政部门。各国药事管理体制发展的特点有：强化中央政府对药品质量的监督管理；中央政府加强对药品价格，药品生产、流通和药学教育科技的宏观管理；药品生产、经营机构进行合作，扩大规模，增强市场竞争力。本任务主要介绍美国和日本的药品监督管理体制、机构，以及世界卫生组织。

## 活动1　美国药品监督管理机构和日本药品监督管理机构

**1. 美国**

（1）联邦政府（中央政府）的药品监督管理机构　美国联邦政府卫生与人类服务部（简称 HHS）下设的食品药品管理局（简称 FDA），负责全国食品、人用药品、兽用药品、医疗器械用品、化妆品等的监督管理。FDA 是专门从事食品与药品管理的最高执法机构，也是一个由医生、律师、微生物学家、化学家和统计学家等专业人士组成的致力于保护、促进和提高国民健康的政府卫生管制的监控机构。其主要职能为负责对美国国内生产及进口的食品、药品、化妆品等进行监督管理。

美国食品药品管理局内设机构主要包括 2 个办公室和 6 个中心。2 个办公室即局长办公室和监管事务办公室／执法办公室。6个中心分别为生物制品评价与研究中心、医疗器械和放射健康中心、药品评价与研究中心、食品安全与应用营养中心、兽药中心以及全美毒理研究中心。

（2）州政府的药品监督管理机构　州卫生局药品监督管理机构及职责，由各州根据州卫生管理法规和各州的《药房法》确定，并选举出州《药房法》的执法机构"药房委员会"。州药房委员会的主要职责为制定药房管理章程，依法管理药房工作，对所有的药房进行监督检查，对申请实习药师注册、药师执照、药房开业执照等行政事务进行审查，对于违反药房法和其他的有关法规的行为进行调查、起诉，颁布有关法规和条例等。

各州药房委员会与州卫生局之间的关系由州法律决定，各州之间不完全相同。州药房委员会、州卫生局药品监督管理机构与联邦政府的HHS、FDA之间是协作关系，并无上下级关系。

（3）美国药典会　美国药典会为独立机构，是非政府机构，负责制订药品标准，根据美国《食品、药品、化妆品法》规定，FDA有权对药品质量标准，检验方法载入药典的条文等进行评价、审核、必要时通知药典会修改。由美国药典会编纂的国家药品标准有《美国药典》(USP)《国家药方集》(N.F.)《美国药典》增补版（一般每年两次）；另外还出版有《配制药剂信息》《用药指导》《美国药物索引》及期刊《药学讨论》等。

**2. 日本**

根据日本《药事法》，药品和药事监督管理层次分为中央级、都道府县级（类似省级）和市町村级（类似县级）三级。权力集中于中央政府厚生省药务局，负责药品监督管理工作。地方政府为贯彻执行权。

日本厚生省药务局下设的审查管理课为药品的主要管理部门，负责药品、类药品、化妆品、医疗器械生产许可证的批准、发放、生产的监督级技术检查，负责药品及医疗器械的再审查及再评价工作的管理。

日本药品和医疗器械审评中心（Pharmaceuticals and Medical Devices Agency，PMDA）是厚生省独立行政法人之一，为药品的技术审评部门。PMDA的业务主要包括：承认审查业务、安全对策业务、健康被害救济业务。

## 活动2　世界卫生组织

世界卫生组织（WHO）是联合国专门机构，只有主权国家才能参加，是国际上最大的政府间卫生组织。1948年成立，总部设立在瑞士日内瓦，下设三个主要机构：世界卫生大会、执行委员会及秘书处。WHO的宗旨是"使全世界人民获得可能的最高水平的健康"。

WHO总部秘书处设有总干事办公室，有总干事和5名助理总干事，每位助理总干事分管若干处；下设非洲、美洲、欧洲、东地中海、东南亚、西太平洋6个地区办事处。

WHO有关药品方面由"诊断、治疗和康复技术处"管理。该处对药品管理的主要工作如下。①制定药物政策和药物管理规划：要求各国采取行动，选择、供应和合理使用基本药物约200种。②药品质量控制：编辑和出版国际药典，主持药品的统一国际命名以避免药品商品名称的混乱，出版季刊《药物情报》，通报有关药品功效和安全的情报。③生物制品：制定国际标准和控制质量，通过其合作中心向会员国提供抗生素、抗原、抗体、血液制剂、内分泌制剂的标准品，支持改进现有疫苗和研制新的疫苗。④药品质量管理：制定《药品生产和质量管理规范》（即WHO的GMP）《国际贸易药品质量认证体制》（即WHO的认证体制），建议并邀请会员国实施和参加。

> **资料卡**
>
> ### 国际关注的突发公共卫生事件
>
> 国际关注的突发公共卫生事件（Public Health Emergency of International Concern，PHEIC）是指"通过疾病的国际传播构成对其他国家公共卫生风险，并有可能需要采取协调一致的国际应对措施的不同寻常的事件。"其依据的标准如下：①事件公共卫生影响的严重性；②事件性质的不寻常或意外；③事件有可能在国际间传播；④事件有可能引致限制旅行或贸易的危险。
>
> 世界卫生组织提出PHEIC是为了面对公共卫生风险时，既能防止或减少疾病的跨国传播，又不对国际贸易和交通造成不必要的干扰而使相关国家地区遭受经济损失。根据疫情的发展，世界卫生组织宣布PHEIC后随时可以撤销及修改。发布后有效期为3个月，之后自动失效。
>
> 自2005年世界卫生组织设立"国际关注的突发公共卫生事件"机制以来，共宣布过6次，分别为：①2009年墨西哥、美国首发的甲型H1N1流感疫情；②2014年西非埃博拉疫情；③2014年野生型脊髓灰质炎疫情；④2016年巴西寨卡病毒疫情；⑤2019年刚果（金）埃博拉疫情；⑥2020年1月新型冠状病毒感染肺炎疫情。及时而透明的事件通报，同时有关国家和世卫组织对风险的合作评估，加之有效的风险沟通，这将减少疾病国际传播的可能以及其他国家单方面施加贸易或旅行限制的可能性。

## 实训2　参观药品监督管理部门或药品检验机构

【实训目标】

1. 熟悉所参观的药事组织内部的组织机构及其职责。
2. 能绘制出所参观的药事组织的组织机构图。

【实训内容】

1. 参观前准备

（1）复习药事组织中药品监督管理部门及药品检验机构的相关内容。

（2）对学生进行安全教育，强调参观的秩序。

2. 现场认真倾听所参观药事组织工作人员的讲解，有秩序、有目的地进行参观学习。

3. 参观结束后，独立绘制出所参观的药事组织的组织机构图，并概括3个相关部门的职责。完成表2-3。

表2-3　_____相关部门职责

| 序号 | 药事组织部门名称 | 职责 |
| --- | --- | --- |
| 1 | | |
| 2 | | |
| 3 | | |

【考核评价】
教师根据学生绘制出所参观的药事组织的组织机构图及概括的3个相关部门的职责完成情况进行评价。指出学生在实训过程中出现的问题，对存在问题进行分析，总结实训收获。

## 项目检测

### 一、最佳选择题（每题的备选项中，只有1个最符合题意）

1. 国家药品监督管理局的英文缩写为（　　）
   A.SFDA　　　　B.SDA　　　　C.FDA　　　　D.NMPA
2. 国际关注的突发公共卫生事件的英文缩写为（　　）
   A.PHEIC　　　　B.WHO　　　　C.HHS　　　　D.NMPA
3. 组织制定和修订国家药品标准的是（　　）
   A. 中国食品药品检定研究院　　　　B. 药品评价中心
   C. 中华人民共和国药典委员会　　　　D. 药品审评中心

### 二、配伍选择题（题目分为若干组，每组题目对应同一组备选项，备选项可重复选用，也可不选用。每题只有1个备选项最符合题意）

[1~4]
   A. 卫生健康部门　　　　　　　　B. 中医药管理部门
   C. 发展和改革宏观调控部门　　　　D. 人力资源和社会保障部门

1. 组织制定国家药物政策和国家基本药物制度，开展药品使用监测、临床综合评价和短缺药品预警，提出国家基本药物价格政策的建议，参与制定国家药典的部门是（　　）
2. 监测和管理药品宏观经济，监督管理药品价格的部门是（　　）
3. 拟订中医药和民族医药事业发展的战略、规划、政策和相关标准，起草有关法律法规和部门规章草案，参与国家重大中医药项目的规划和组织实施的部门是（　　）
4. 组织审定执业药师考试科目、考试大纲、会同国家药品监督管理局对考试工作进行监督、指导、并确定合格标准的部门是（　　）

[5~6]
   A.CPIA　　　　B.CPEA　　　　C.CNMA　　　　D.CPA

5. 中国药师协会（　　）
6. 中国医药企业管理协会（　　）

### 三、多项选择题（每题的备选项中，有2个或2个以上符合题意）

1. 我国现行的药品监督管理组织体系包括哪两部分（　　）
   A. 药品监督管理行政部门　　　　B. 药品监督管理技术部门
   C. 国家药品监督管理局　　　　　　D. 省级药品监督管理局
2. 药品评价中心（国家药品不良反应监测中心）主要职责为（　　）
   A. 组织开展药品不良反应、医疗器械不良事件、化妆品不良反应、药物滥用监测工作
   B. 开展药品、医疗器械、化妆品的上市后安全性评价工作
   C. 参与拟订、调整国家基本药物目录
   D. 参与拟订、调整非处方药目录

3. 中国食品药品检定研究院主要职责为（　　）
A. 负责医疗器械标准管理相关工作
B. 承担生物制品批签发相关工作
C. 承担化妆品安全技术评价工作
D. 组织开展有关国家标准物质的规划、计划、研究、制备、标定、分发和管理工作
4. 世界卫生组织（WHO）是联合国专门机构，下设三个主要机构为（　　）
A. 世界卫生大会　　B. 执行委员会　　C. 秘书处　　D. 科教处

（曾凡林）

# 项目三 药品质量及其有关法规

## 项目说明

本项目共完成六个任务：任务一学习药品质量及监督知识；任务二熟悉药品标准与药品质量监督检验；任务三了解基本医疗保障制度和国家基本药物制度；任务四学习处方药与非处方药分类管理；任务五熟悉我国药品不良反应报告制度；任务六熟悉我国药品召回管理。

## 任务一 药品质量及监督知识

### 任务目标

**知识目标**
1. 掌握假药和劣药的定义。
2. 熟悉药品的质量特性和特殊性。
3. 了解常见的药品质量管理规范

**能力目标**
1. 能区分合格药品与不合格药品。
2. 知道药品质量管理规范的适用范围。

### 活动1 药品的质量特性

**资料卡**

**质量特性**

质量特性（quality characteristic）是"产品、过程或体系与要求有关的固有特性"。特性是指"可区分的特征"。"特性可以是固有的或赋予的"（ISO 9000：2000）。

药品质量是能满足规定要求和需要的特征总和。药品的质量特性是指药品与满足预防、治疗、诊断人的疾病，有目的地调节人的生理功能的要求有关的固有特性。药品的质量特性主要表现在以下四个方面。

（1）有效性 药品有效性是指在规定适应证、用法、用量的条件下，药品能满足预防、治疗、诊断人的疾病，有目的地调节人的生理功能的要求。有效性是药品的基本特征，若对防治疾病无效，则不能成为药品。但必须在一定的前提条件下，即有一定的适应证、用法和用量。我国的有效性按在人体达到所规定的效应程度分为"痊愈""显效""有效"。国际上有的采用"完全缓解""部分缓解""稳定"来区别。

（2）安全性 药品安全性是指按规定的适应证和用法、用量使用药品后，人体产生毒副反应的程度。大多数药品均有不同程度的毒副反应，药品只有有效性大于毒副反应的情况下才能使用。假如某物质对预防、治疗、诊断疾病有效，但对人体有致癌、致畸、致突变的严重损害，甚至致人死亡，则不能作为药品。安全性也是药品的基本特征。

（3）稳定性　药品稳定性是指在规定的贮存条件下保持其有效性和安全性的能力。规定的条件是指在规定的有效期内，以及生产、贮存、运输和使用的条件。假如某物质不稳定，极易变质，虽然具有防治、诊断疾病的有效性和安全性，但也不能作为药品流入医药市场。稳定性是药品的重要特征。

（4）均一性　药品的均一性是指药物制剂的每一个单位产品都符合有效性、安全性的规定要求。药物制剂的单位产品，如一片药、一包冲剂、一瓶糖浆剂等。由于人们用药剂量一般与药品的单位产品有密切关系，特别是有效成分在单位产品中含量很少的药品，若不均一，则可能因用量过小而无效，或因用量过大而中毒甚至致死。均一性是在制剂过程中形成的固有特性。

## 活动2　药品的特殊性

药品是以货币交换的形式到达患者的手中，所以药品是一种商品，但与其他商品不同，药品是以治病救人为目的，所以是特殊商品。药品的特殊性表现在以下几点。

（1）专属性　表现在对症治疗，患什么病用什么药。药品不像一般商品，故彼此之间不可互相替代；药品是按处方药和非处方药管理的。处方药必须在执业医生的检查、诊断、指导下合理使用，非处方药必须根据病情，患者可自我诊断、自我治疗，合理选择药品，按照药品说明书、标签使用。

（2）两重性　药品的两重性是指药品有防病治病的一面，也有不良反应的一面。管理有方，用之得当，可以治病救人，造福人类；若失之管理，则会危害健康，甚至致命。例如，盐酸吗啡，使用合理是镇痛良药，管理不善，滥用又是易成瘾的毒品。

（3）质量的重要性　由于药品与人们的生命有直接关系，确保药品质量尤为重要。《药品管理法》规定："药品必须符合国家药品标准"。也就是说，法定的国家药品标准是保证药品质量和划分药品合格与不合格的唯一依据。药品必须是符合法定质量标准的合格品才能保证疗效，允许销售。

药品的高质量性还反映在，国家对药品的研制、生产、流通、使用实行严格的质量监督管理，推行GLP、GCP、GMP、GSP等质量规范。

（4）时限性　人们只有防病治病时才需用药，但药品生产、经营部门平时就应有适当储备，做到药等病，不能病等药。有些药品虽然需用量少、有效期短，宁可到期报废，也要有所储备；有些药品即使利润小或无利润，也必须保证其生产、供应、适当储备，以防急用。

## 活动3　常见的药品质量管理规范

药品质量的差异直接关系到人体的生命安危。因此，为保障人体用药的安全，维护人民身体健康和用药的合法权益，药品监督管理部门制定了一系列质量保证制度，如GLP、GCP、GMP、GSP、GAP等来规范药品研制、生产、经营、使用的行为。

**1.《药物非临床研究质量管理规范》**

其英文全称为Good Laboratory Practice，简称GLP。

为提高药物非临床研究的质量，确保实验资料的真实性、完整性和可靠性，保障人民用药安全，并与国际上的新药管理相接轨，依据《药品管理法》的有关规定，国家药品监督管理部门制定了《药物非临床研究质量管理规范》。它是为申请药品注册而进行的非临床研究。要求药物研究过程中，药物非临床安全性评价研究机构必须执行药物非临床研究质量管理规范。现行版《药物非临床研究质量管理规范（2017年修订）》自2017年9月1日起施行。

**2.《药物临床试验质量管理规范》**

其英文全称为Good Clinical Practice，简称GCP。

为了保证临床试验过程的规范，结果科学可靠，保护受试者的权益并保障其安全，制定了《药物临床试验质量管理规范》。它是进行各期临床试验、人体生物利用度或生物等效性试验必须遵守的规定。现行版《药物临床试验质量管理规范（2020年修订）》自2020年7月1日起施行。

**3.《药品生产质量管理规范》**

其英文全称为Good Manufacturing Practice，简称为GMP。

GMP作为质量管理体系的一部分，是药品生产管理和质量控制的基本要求，旨在最大限度地降低药品生产过程中污染、交叉污染以及混淆、差错等风险，确保持续稳定地生产出符合预定用途和注册要求的药品。

从事药品生产活动，应当遵守药品生产质量管理规范，建立、健全药品生产质量管理体系，保证药品生产全过程持续符合法定要求。现行版《药品生产质量管理规范（2010年修订）》自2011年3月1日起施行。此后，国家药品监督管理部门发布了无菌药品、原料药、生物制品、血液制品、中药制剂、放射性药品、中药饮片、医用氧、取样等附录，作为《药品生产质量管理规范（2010年修订）》配套文件。附录与2010年版GMP具有同等效力。

现行《药品管理法》明确取消药品GMP认证，实现生产许可证和GMP认证证书两证合一。要求药品生产质量管理规范作为生产许可证核发和日常监管工作中的标准内容。取消GMP认证证书，不是取消《药品生产质量管理规范》，而是要求保证药品生产全过程持续符合和遵守药品生产质量管理规范，药品生产质量管理规范现场检查相关内容合并到生产许可证核发环节。《药品生产许可证》副本载明通过药品生产质量管理规范现场检查的生产线。

**4.《药品经营质量管理规范》**

其英文全称为Good Supplying Practice，简称GSP。

GSP是药品经营管理和质量控制的基本准则，其目的是通过药品流通的全过程质量管理，规范药品经营行为，保障人体用药安全、有效。其核心是要求企业通过严格的质量管理制度来约束自身经营相关行为，对药品流通全过程进行质量控制。

《药品经营质量管理规范》于2015年5月18日经国家食品药品监督管理总局局务会议第2次修订，于2016年6月30日国家食品药品监督管理总局局务会议通过，自2016年7月13日公布之日起实施。

**5.《中药材生产质量管理规范》**

其英文全称为Good Agricultural Practices，简称GAP。

GAP是中药材生产和质量管理的基本准则，适用于中药材生产企业生产中药材（含植物药及动物药）的全过程。现行版《中药材生产质量管理规范》自2002年6月1日起施行。

## 活动4　假药、劣药界定

**案例3-1　生产、销售假药案**

2017年10月，被告人李某某、王某某共同商议销售假药。李某某负责提供货源和客户，王某某负责包装、售后，王某某雇佣被告人戚某某在A市住处对药品进行加工、包装。后被告人李某某陆续将假药发往王某某居住地进行加工、包装和销售。2018年1月16日，公安机关在A市加工窝点现场查获并扣押大量待包装或已包装的"盐酸贝那普利片""瑞舒伐他汀钙片""阿托伐他汀钙片""阿司匹林肠溶片"等药品。生产、销售金额合计300余万元。经A市食品药品检验中心检验，上述查获的药品均为不符合国家药品标准的假药。

2019年1月11日，A市B区人民检察院以被告人李某某、王某某、戚某某犯生产、销售假药罪向A市B区人民法院提起公诉。2019年7月22日，A市B区人民法院作出一审判决，以生产、销售假药罪判处被告人李某某、王某某、戚某某有期徒刑十二年至四年，并处罚金，追缴三被告人的违法所得。被告人李某某、王某某不服一审判决，提出上诉。2019年9月9日，A市中级人民法院裁定驳回上诉，维持原判。

生产、销售假药的行为直接危及人民群众生命健康安全，社会危害大。"盐酸贝那普利片"等药品主要用于治疗心脑血管疾病，假药流入市场，直接危及心脑血管疾病患者的生命健康安全，社会危害极大。涉案药品均为假冒正规厂家的药品，且经检验均系不符合国家药品标准的假药，被告人的行为同时触犯了生产、销售假药罪和假冒注册商标罪，应从一重罪处罚。以生产、销售假药罪追究李某某、王某某、戚某某3人的刑事责任，在刑罚上从严惩处，有力震慑制售假药犯罪。（资料来源：国家药品监督管理局网站，2021-02-19）

讨论：1. 假药的界定标准是什么？
2. 该案的违法事实和处罚依据是什么？

### 案例3-2　A医药有限公司B分店销售劣药案

2020年1月2日，C县市场监督管理局在A医药有限公司B分店进行《药品经营许可证》更换验收检查时，发现该店销售的药品某品牌藿胆丸（9瓶）已超过有效期。该店设置有不合格药品箱，位于进店东侧药品阴凉柜南边，但该药未放置在不合格药品箱内，而是放置在店内进门西侧OTC丸剂类货架前桌子内。放置位置既未标注"已过期"之类警示语，又不能提供该过期药品的不合格药品记录台账，计算机系统陈列检查记录中也未显示该过期药品的记录。该店的行为涉嫌违反《中华人民共和国药品管理法》第九十八条第一款之规定，C县市场监督管理局决定，于2020年1月3日立案调查。

该药品外包装上标识的内容为：生产日期20171012，有效期至201909，固体药用塑料瓶（高密度聚乙烯）包装，每瓶装36克。

2020年1月3日，C县市场监督管理局再次对该店依法进行检查，在该店经营使用的计算机内未发现对藿胆丸的购进、销售、陈列检查、过期药品以及近效期药品情况的记录。在该店的卫生检查记录表和陈列药品质量检查汇总记录中也未发现药品藿胆丸的相关记录。执法人员现场提取了供货方的销售（复核）清单、资质文件等。经过对该店相关负责人的调查，证实该店未对药品藿胆丸的销售情况进行记录。2020年1月14日，C县市场监督管理局依法对所扣押的药品"广健"牌藿胆丸进行抽样检验，结论为：所检项目符合《中华人民共和国药典》2015年版一部、四部的要求。

2020年4月16日，C县市场监督管理局调查终结，认为A医药有限公司B分店销售劣药"广健"牌藿胆丸的行为，违反了《中华人民共和国药品管理法》第九十八条"禁止生产（包括配制，下同）、销售、使用假药、劣药"之规定，属销售劣药行为。鉴于当事人在经营过程中销售劣药经营额较小，案件调查过程中能够积极配合调查，如实交代违法事实并且能够主动提供有关证据材料。截至案发，未接到患者使用上述药品藿胆丸后有不良反应的投诉，社会危害性较小，尚未达到追诉当事人刑事责任的条件，确定当事人的违法行为属于情节"较轻"，对其作出罚款 10 万元并没收违法销售的劣药藿胆丸 9 瓶的决定。（资料来源：国家药品监督管理局网站，2021-02-19）

讨论：1. 劣药的界定标准是什么？
　　　2. 该案的违法事实和处罚依据是什么？

> **资料卡**
>
> **《药品管理法》的法律适用问题**
>
> 新法律实施后，在一定时期涉及新旧《药品管理法》的法律适用问题。国家药品监督管理局发布的《关于贯彻实施〈中华人民共和国药品管理法〉有关事项的公告》（2019 年第 103 号）指出：药品研制、生产、经营、使用违法行为发生在 2019 年 12 月 1 日以前的，适用修订前的《药品管理法》，但新修订的《药品管理法》不认为违法或者处罚较轻的，适用新修订的《药品管理法》。违法行为发生在 12 月 1 日以后的，适用新修订的《药品管理法》。

## 一、假药的界定

《药品管理法》第 98 条规定，禁止生产（包括配制，下同）、销售、使用假药。有下列情形之一的，为假药：

① 药品所含成分与国家药品标准规定的成分不符；
② 非药品冒充药品或者以他种药品冒充此种药品；
③ 变质的药品；
④ 药品所标明的适应证或者功能主治超出规定范围。

扫码观看数字资源 3-1 假药、劣药辨识。

**知识链接　生产、销售、使用假药的法律责任**

（1）单位承担的行政责任　《药品管理法》第 116 条规定，生产、销售假药的，没收违法生产、销售的药品和违法所得，责令停产、停业整顿，吊销药品批准证明文件，并处违法生产、销售的药品货值金额十五倍以上三十倍以下的罚款；货值金额不足十万元的，按十万元计算；情节严重的，吊销药品生产许可证、药品经营许可证或者医疗机构制剂许可证，十年内不受理其相应申请；药品上市许可持有人为境外企业的，十年内禁止其药品进口。

（2）相关人员承担的行政责任　《药品管理法》第 118 条第 1 款规定，生产、销售假药，对法定代表人、主要负责人、直接负责的主管人员和其他责任人员，没收违法行为发生期间自本单位所获收入，并处所获收入百分之三十以上三倍以下的罚款，终身禁止从事药品生产经营活动，并可以由公安机关处五日以上十五日以下的拘留。

（3）从重处罚的情节　《药品管理法》第 137 条规定，生产、销售假药，有下列行为之一的，从重处罚：①以麻醉药品、精神药品、医疗用毒性药品、放射性药品、药品类易制毒化学品冒充其他药品，或者以其他药品冒充上述药品；②生产、销售以孕产妇、儿童为主要使用对象的假药；③生产、销售的生物制品属于假药；④生产、销售假药、劣药，造成人身伤害后果；⑤生产、销售假药，经处理后再犯；⑥拒绝、逃避监督检查，伪造、销毁、隐匿有关证据材料，或者擅自动用查封、扣押物品。

## 二、劣药的界定

《药品管理法》第98条规定，禁止生产（包括配制，下同）、销售、使用劣药。有下列情形之一的，为劣药：

① 药品成分的含量不符合国家药品标准；
② 污染的药品；
③ 标明或者更改有效期的药品；
④ 未注明或者更改产品批号的药品；
⑤ 超过有效期的药品；
⑥ 擅自添加防腐剂、辅料的药品；
⑦ 其他不符合药品标准的药品。

**知识链接　生产、销售、使用劣药的法律责任**

（1）单位承担的行政责任　《药品管理法》第117条规定，生产、销售劣药的，没收违法生产、销售的药品和违法所得，并处违法生产、销售的药品货值金额十倍以上二十倍以下的罚款；违法生产、批发的药品货值金额不足十万元的，按十万元计算，违法零售的药品货值金额不足一万元的，按一万元计算；情节严重的，责令停产停业整顿直至吊销药品批准证明文件、药品生产许可证、药品经营许可证或者医疗机构制剂许可证。

生产、销售的中药饮片不符合药品标准，尚不影响安全性、有效性的，责令限期改正，给予警告；可以处十万元以上五十万元以下的罚款。

（2）个人承担的行政责任　《药品管理法》第119条规定，药品使用单位使用假药、劣药的，按照销售假药、零售劣药的规定处罚；情节严重的，法定代表人、主要负责人、直接负责的主管人员和其他责任人员有医疗卫生人员执业证书的，还应当吊销执业证书。

（3）从重处罚的情节　《药品管理法》第137条规定，生产、销售劣药，有下列行为之一的，由药品监督管理部门在《药品管理法》和《药品管理法实施条例》规定的处罚幅度内从重处罚：①生产、销售以孕产妇、儿童为主要使用对象的劣药；②生产、销售的生物制品属于劣药；③生产、销售劣药，造成人身伤害后果；④生产、销售劣药，经处理后再犯；⑤拒绝、逃避监督检查，伪造、销毁、隐匿有关证据材料，或者擅自动用查封、扣押物品。

# 任务二　药品标准与药品质量监督检验

## 任务目标

**知识目标**

1. 掌握药品标准分类。
2. 掌握药品质量监督检验的性质、类型。
3. 熟悉药品标准的概念。
4. 了解药品标准的管理。

**能力目标**

能区分药品标准。

### 活动1　药品标准的概述

**1. 药品标准**

药品标准是指对药品的质量指标、生产工艺、和检验方法所作的技术要求和规范，内容包括药品的名称、成分或处方的组成；含量及其检查、检验方法；制剂的茯苓；允许的杂质及其限量要求以及药品的作用、用途、用法、用量；注意事项；贮藏等。中药材、中成药、化学原料药及其制剂、生物制品等应根据各自的特点设置不同的项目。

**2. 国家药品标准**

国家药品标准是国家指对药品质量规格及检验方法所作的技术规定，是药品生产、供应、使用、检验和管理部门共同遵循的法定依据。国家药品标准是法定的、强制性标准。

《药品管理法》规定，药品应当符合国家药品标准。经国务院药品监督管理部门核准的药品质量标准高于国家药品标准的，按照经核准的药品质量标准执行；没有国家药品标准的，应当符合经核准的药品质量标准。国务院药品监督管理部门颁布的《中华人民共和国药典》和药品标准为国家药品标准。

**3. 药品标准的制定原则**

制定药品标准要尽可能地反映药品的质量、生产技术水平和管理水平。

① 必须坚持质量第一，充分体现"安全有效、技术先进、经济合理"的原则，并要尽可能采用国外先进药典标准，使其能起到促进提高质量、择优发展的作用。

② 要从生产、流通、使用各个环节了解影响药品质量的因素，有针对性地规定检测项目，切实加强对药品内在质量的控制。

③ 检验方法的选择应根据"准确、灵敏、简便、快速"的原则，既要考虑实际条件，又要反映新技术的应用和发展。

④ 标准中各种限度的规定应密切结合实际，要能保证药品在生产、贮存、销售和使用过程中的质量。

### 活动2　药品标准的分类

依据《药品管理法》规定，我国药品标准分为国家药品标准和炮制规范。

**1. 国家药品标准**

国家药品标准分为《中国药典》、国家药品监督管理部门颁布的药品标准和药品注册标准。

（1）《中华人民共和国药典》　简称《中国药典》(The Pharmacopoeia of the People's Republic of China，英文简写为 ChP)，是国家药典委员会编纂的，国家药品监督管理局颁布。《中国药典》是国家药品标准的核心，是国家为保证药品质量、保护人民用药安全有效而制定的法典。

《中国药典》于1953年编纂出版第一版以后，相继在1963年、1977年分别编纂出版。从1985年起每5年修订颁布新版药典，现行版为2020年版《中国药典》。

2020年版《中国药典》共收载品种5911种。一部中药收载2711种，二部化学药收载2712种，三部生物制品收载153种。四部收载通用技术要求361个，其中制剂通则38个、检测方法及其他通则281个、指导原则42个，药用辅料收载335种。

（2）国家药品监督管理部门颁布的其他药品标准　这类标准是指未列入《中国药典》而

由国家药品监督管理部门颁布的药品标准,以及与药品质量指标、生产工艺和检验方法相关技术指导原则和规范。

现有《国家食品药品监督管理局国家药品标准》(简称"局颁药品标准"或"局颁标准")、国家药品监督管理部门颁布的新药转正标准、《国家食品药品监督管理局国家药品标准》、国家中成药标准汇编(中成药地方标准升国家标准部分)等标准的性质与《中国药典》相似,具有法律约束力,同样是检验药品质量的法定依据。

(3)药品注册标准  药品注册标准是指国家药品监督管理部门批准经申请人特定药品标准,生产该药品的生产企业必须执行该注册标准。

根据《标准化法》规定和国际惯例,国家标准是市场准入最低标准,原则上行业标准高于国家标准,企业标准应高于行业标准。所以药品注册标准不得低于《中国药典》的规定。

**2. 炮制规范**

炮制规范是指中药饮片炮制规范。《药品管理法》规定,中药饮片必须按照国家药品标准炮制;国家药品标准没有规定的,必须按照省、自治区、直辖市人民政府药品监督管理部门制定的炮制规范炮制。省、自治区、直辖市人民政府药品监督管理部门制定的炮制规范应当报国务院药品监督管理备案。

---

**资料卡**

**各国药典的全称及英文简称**

美国药典简称 USP ;英国药典简称 BP ;日本药局方简称 JP ;国际药典简称 Ph.Int。

---

## 活动3  药品标准的管理

**1. 药品标准的制定与颁布**

载入《中国药典》的药品标准,是国家对同品种药品质量的最基本的要求,该药品的研制、生产、经营、使用、监督及检验等活动的标准均不得低于《中国药典》的要求。

药品标准的载入应当按照《中国药典》收载原则进行,一般为质量可控、疗效确切且工艺成熟的药品品种,其来源为药品的注册标准、技术指导原则或规范及其他需要制定国家药品标准的,凡涉及专利的,按照国家有关规定执行。

**2. 药品标准的修订与废止**

《中国药典》的修订是指对已载入的及需要载入但尚未载入的药品标准,按照《中国药典》收载原则的重新审定,一般每五年修订一次。根据药品标准管理的需要,需增补本的,原则上每年一版。

## 活动4  药品质量监督检验的性质、类型

**1. 药品监督检验的性质**

国家对药品质量监督管理必须采取监督检验,这种检验与药品生产检验、药品验收检验的性质不同。

(1)公正性  药品监督检验具有第三方检验的公正性,因为它不涉及买卖双方的经济利益,不以营利为目的。

（2）权威性　药品监督检验是代表国家对研制、生产、经营、使用的药品质量进行的检验，具有比生产或验收检验更高的权威性。

（3）仲裁性　药品监督检验是根据国家的法律规定进行的检验，在法律上具有更强的仲裁性。

**2. 药品监督检验的类型**

药品质量检验根据其目的和处理方法不同可以分为抽查检验、注册检验、指定检验、和复验等类型。

（1）抽查检验　抽查检验是国家药品检验机构依法对生产、经营和使用的药品质量进行抽查检验。《药品管理法》规定，药品监督管理部门根据监督管理的需要，可以对药品质量进行抽查检验。抽查检验应当按照规定抽样，并不得收取任何费用；抽样应当购买样品。所需费用按照国务院规定列支。对有证据证明可能危害人体健康的药品及其有关材料，药品监督管理部门可以查封、扣押，并在七日内作出行政处理决定；药品需要检验的，应当自检验报告书发出之日起十五日内作出行政处理决定。

药品质量抽查检验根据监管目的一般可分为监督抽检和评价抽检。评价抽验是药品监督管理部门为掌握、了解辖区内药品质量总体水平与状态而进行的抽查检验工作。监督抽验是药品监督管理部门在药品监督管理工作中，为保证人民群众用药安全而对监督检查中发现的质量可疑药品所进行的有针对性的抽验。

抽查检验结果由国家和省级药品监督管理部门发布药品质量公告。国家药品质量公告应当根据药品质量状况及时或定期发布。对由于药品质量严重影响用药安全、有效的，应当及时发布；对药品的评价抽验，应给出药品质量分析报告，定期在药品质量公告上予以发布。省级药品质量公告的发布由各省级药品监督管理部门自行规定。省级药品监督管理部门发布的药品质量公告，应当及时通过国家药品监督管理部门网站向社会公布，并在发布后5个工作日内报国家药品监督管理部门备案。

**资料卡**

**药品质量公告**

《药品管理法》第101条规定，国务院和省、自治区、直辖市人民政府的药品监督管理部门应当定期公告药品质量抽查检验的结果；公告不当的，应当在原公告范围内予以更正。药品质量公告是药品监督管理的一项重要内容，也是药品监督管理部门的法定义务，药品抽查检验的结果应当依法向社会公告。药品质量公告应当包括抽验药品的品名、检品来源、检品标示的生产企业、生产批号、药品规格、检验机构、检验依据、检验结果、不合格项目等内容。从保障公众用药安全，对药品实行规范管理的角度出发，药品质量公告的重点是不符合国家药品标准的药品品种。

（2）注册检验　药品注册检验包括标准复核和样品检验。标准复核是指对申请人申报药品标准中设定项目的科学性、检验方法的可行性、质控指标的合理性等进行的技术评估。样品检验是指按照申请人申报或者国家药品监督管理局药品审评中心核定的药品质量标准进行的实验室检验。

国家药品监督管理局药品审评中心基于风险启动样品检验和标准复核。新药上市申请、首次申请上市仿制药、首次申请上市境外生产药品，应当进行样品检验和标准复核。其他药品，必要时启动样品检验和标准复核。

(3) 指定检验 指定检验是国家法律或国务院药品监督管理部门规定某些药品在销售前或者进口时，指定药品检验机构进行检验。《药品管理法》规定下列药品在销售前或进口时，必须经过指定药品检验机构检验，检验不合格的，不得销售或者进口。①国务院药品监督管理部门规定的生物制品；②首次在中国销售的药品；③国务院规定的其他药品。

(4) 复验 药品被抽检者对药品检验机构的检验结果有异议，而向药品检验机构提出复核检验。当事人对药品检验结果有异议的，可以在收到药品检验结果之日起 7 日内提出复验申请，逾期不再受理复验。

复验申请可以向原药品检验机构或者上一级药品监督管理部门设置或者指定的药品检验机构申请复验，也可以直接向国务院药品监督管理部门设置或者指定的药品检验机构申请复验。

## 任务三  基本医疗保障制度和国家基本药物制度

### 任务目标

**知识目标**

1. 熟悉基本医疗保险药品目录管理、基本药物制度。
2. 了解我国多层次医疗保障体系。

**能力目标**

1. 知道医保药品目录的管理。
2. 知道基本药物目录的管理

### 活动1  多层次医疗保障体系

改革开放以来，特别是党的十四届三中全会以来，我国积极推进基本医疗保障制度改革。2019 年 12 月 28 日，《基本医疗卫生与健康促进法》规定，国家建立以基本医疗保险为主体，商业健康保险、医疗救助、职工互助医疗和医疗慈善服务等为补充的、多层次的医疗保障体系；其中，基本医疗服务费用主要由基本医疗保险基金和个人支付。国家依法多渠道筹集基本医疗保险基金，逐步完善基本医疗保险可持续筹资和保障水平调整机制。公民有依法参加基本医疗保险的权利和义务。用人单位和职工按照国家规定缴纳职工基本医疗保险费。城乡居民按照规定缴纳城乡居民基本医疗保险费。

2020 年 3 月 5 日，《中共中央国务院关于深化医疗保障制度改革的意见》提出了"1 + 4 + 2"的医疗保障制度总体改革框架。其中，"1"是力争到 2030 年，全面建成以基本医疗保险为主体，医疗救助为托底，补充医疗保险、商业健康保险、慈善捐赠、医疗互助共同发展的多层次医疗保障制度体系。"4"是健全待遇保障、筹资运行、医保支付、基金监管四个机制。"2"是完善医药服务供给和医疗保障服务两个支撑。

我国多层次医疗保障体系，包括基本医疗保险、补充医疗保险、医疗救助和商业健康保险、慈善捐赠、医疗互助。基本医疗保险、补充医疗保险与医疗救助具有保障功能，基本医疗保险是保障体系主体，医疗救助在保障体系中发挥托底作用，补充医疗保险、商业健康保险、慈善捐赠等是重要组成。各类医疗保障互补衔接，共同发展，更好地满足多元医疗需求，实现更好保障病有所医的目标。

## 活动2  基本医疗保险药品目录管理

2020年7月,《基本医疗保险用药管理暂行办法》(国家医疗保障局令第1号)公布。2020年12月25日,国家医保局和人力资源社会保障部联合发布《关于印发〈国家基本医疗保险、工伤保险和生育保险药品目录(2020年)〉的通知》(医保发〔2020〕53号),公布了2020年版《国家基本医疗保险、工伤保险和生育保险药品目录》(以下简称《2020年药品目录》)。

**1. 医保药品目录的确定条件**

纳入国家《药品目录》的药品应当是经国家药品监管部门批准,取得药品注册证书的化学药、生物制品、中成药(民族药),以及按国家标准炮制的中药饮片,并符合临床必需、安全有效、价格合理等基本条件。

**2. 不得纳入基本医疗保险用药范围的药品**

① 主要起滋补作用的药品;
② 含国家珍贵、濒危野生动植物药材的药品;
③ 保健药品;
④ 预防性疫苗和避孕药品;
⑤ 主要起增强性功能、治疗脱发、减肥、美容、戒烟、戒酒等作用的药品;
⑥ 因被纳入诊疗项目等原因,无法单独收费的药品;
⑦ 酒制剂、茶制剂,各类果味制剂(特别情况下的儿童用药除外),口腔含服剂和口服泡腾剂(特别规定情形的除外)等;
⑧ 其他不符合基本医疗保险用药规定的药品。

**3. 医保药品目录分类**

国家《药品目录》中的西药和中成药分为"甲类药品"和"乙类药品"。"甲类药品"是临床治疗必需、使用广泛、疗效确切、同类药品中价格或治疗费用较低的药品。"乙类药品"是可供临床治疗选择使用,疗效确切、同类药品中比"甲类药品"价格或治疗费用略高的药品。协议期内谈判药品纳入"乙类药品"管理。

各省级医疗保障部门按国家规定纳入《药品目录》的民族药、医疗机构制剂纳入"乙类药品"管理。

中药饮片的"甲""乙"分类由省级医疗保障行政部门确定。

目录共分为凡例、西药、中成药、协议期内谈判药品、中药饮片五部分。西药部分包括了化学药品和生物制品;中成药部分包含了中成药和民族药;协议期内谈判药品部分包括了尚处于谈判协议有效期内的药品。西药、中成药和协议期内谈判药品分甲乙类管理,协议期内谈判药品按照乙类支付。

医保药品目录中列出了基本医疗保险、工伤保险和生育保险基金准予支付的中药饮片,同时列出了不得纳入基金支付的饮片范围。同时,目录包括限工伤保险基金准予支付费用的品种、限生育保险基金准予支付费用的品种。工伤保险和生育保险支付药品费用时不区分甲类、乙类。

**4. 医保药品目录制定与调整**

国家医疗保障局负责制定医保药品目录准入谈判规则并组织实施。各地不得自行制定目录或用变通的方法增加目录内药品,也不得自行调整目录内药品的限定支付范围。

**5.医保药品使用的费用支付原则**

（1）支付方式

参保人使用"甲类药品"按基本医疗保险规定的支付标准及分担办法支付；使用"乙类药品"按基本医疗保险规定的支付标准，先由参保人自付一定比例后，再按基本医疗保险规定的分担办法支付。"乙类药品"个人先行自付的比例由省级或统筹地区医疗保障行政部门确定。

协议期内谈判药品执行全国统一的医保支付标准。各统筹地区根据基金承受能力确定其自付比例和报销比例。

（2）支付范围

参保人使用《药品目录》内药品发生的费用，符合以下条件的，可由基本医疗保险基金支付：

① 以疾病诊断或治疗为目的；
② 诊断、治疗与病情相符，符合药品法定适应证及医保限定支付范围；
③ 由符合规定的定点医药机构提供，急救、抢救的除外；
④ 由统筹基金支付的药品费用，应当凭医生处方或住院医嘱；
⑤ 按规定程序经过药师或执业药师的审查。

## 活动3　基本药物制度

### 一、基本药物概述

**1.基本药物**

2009年《关于建立国家基本药物制度的实施意见》指出，基本药物是适应基本医疗卫生需求，剂型适宜，价格合理，能够保障供应，公众可公平获得的药品。

根据《基本医疗卫生与健康促进法》对基本药物的定义，基本药物是指满足疾病防治基本用药需求，适应现阶段基本国情和保障能力，剂型适宜，价格合理，能够保障供应，可公平获得的药品。

**资料卡**

**基本药物制度**

基本药物制度是一项全球普遍实行的制度，是政府为满足人民群众的卫生保健需要，合理利用有限的医药卫生资源，保障人民群众用药安全、有效、合理而推行的国家药物政策。

1975年，世界卫生组织（WHO）提出了基本药物（对人群健康极端重要和必不可少的药物）的概念，基本药物是最重要、最基本、不可或缺的，全部居民卫生保健所必需的药物。2002年，WHO将基本药物进一步定义为满足人民群众重点卫生保健需要的药物，其遴选必须基于疾病流行情况，安全性和有效性证据，卫生机构条件，卫生人员培训状况和经验及费用效果分析。基本药物在运行良好的卫生体系内，应在任何时候都保证有足够的数量，并以适宜的剂型存在，保证质量和有充足的药品信息，价格能被个人和社会负担。

我国从1979年开始引入"基本药物"的概念。2009年，通过《关于建立国家基本药物制度的实施意见》（卫药政发〔2009〕78号）等文件对基本药物的含义作了进一步的界定，明确了国家基本药物制度的内涵。

**2. 国家基本药物制度**

国家基本药物制度是对基本药物的遴选、生产、流通、使用、定价、报销、监测评价等环节实施有效管理的制度。国家基本药物制度是为维护人民群众健康、保障公众基本用药权益而确立的一项重大国家医药卫生政策，与公共卫生、医疗服务、医疗保障体系相衔接，是国家药物政策的核心和药品供应保障体系的基础。

**3. 基本药物管理部门及职能**

国家基本药物工作委员会负责协调解决制定和实施国家基本药物制度过程中各个环节的相关政策问题，确定国家基本药物制度框架，确定国家基本药物目录遴选和调整的原则、范围、程序和工作方案，审核国家基本药物目录。各有关部门在职责范围内做好国家基本药物遴选调整工作。

## 二、国家基本药物目录管理

**1. 国家基本药物遴选原则**

在充分考虑我国现阶段基本国情和基本医疗保障制度保障能力的基础上，按照防治必需、安全有效、价格合理、使用方便、中西药并重、基本保障、临床首选和基层能够配备的原则，结合我国用药特点，参照国际经验，合理确定我国基本药物品种（剂型）和数量。

**2. 国家基本药物遴选范围**

国家基本药物应当是《中华人民共和国药典》收载的，国家卫生健康部门、国家药品监督管理部门颁布药品标准的品种。除急救、抢救用药外，独家生产品种纳入国家基本药物目录应当经过单独论证。

下列药品不能纳入国家基本药物目录遴选的范围：①含有国家濒危野生动植物药材的；②主要用于滋补保健作用，易滥用的；③非临床治疗首选的；④因严重不良反应，国家药品监督管理部门明确规定暂停生产、销售或使用的；⑤违背国家法律、法规，或不符合伦理要求的；⑥国家基本药物工作委员会规定的其他情况。

**3. 国家基本药物目录制定程序**

国家卫生健康委员会会同有关部门起草国家基本药物目录遴选工作方案和具体的遴选原则，经国家基本药物工作委员会审核后组织实施。

**4. 国家基本药物目录的调整**

国家基本药物目录的品种和数量调整应当根据以下因素确定：①我国基本医疗卫生需求和基本医疗保障水平变化；②我国疾病谱变化；③药品不良反应监测评价；④国家基本药物应用情况监测和评估；⑤已上市药品循证医学、药物经济学评价；⑥国家基本药物工作委员会规定的其他情况。

属于下列情形之一的品种，应当从国家基本药物目录中调出：①药品标准被取消的；②国家药品监督管理部门撤销其药品批准证明文件的；③发生严重不良反应，经评估不宜作为国家基本药物使用的；④根据药物经济学评价，可被风险效益比或成本效益比更优的品种所替代的；⑤国家基本药物工作委员会认为应当调出的其他情形。

**5. 国家基本药物目录构成**

从2009年至今，我国先后公布了2009年、2012年和2018年三版《国家基本药物目录》。2018年版国家基本药物目录的药品分为化学药品和生物制品、中成药、中药饮片三个部分，其中化学药品和生物制品417个品种，中成药268个品种，中药饮片不列具体品种，共计685个品种。

# 任务四　处方药与非处方药分类管理

## 任务目标

**知识目标**
1. 掌握处方药、非处方药的基本概念和非处方药的特点。
2. 掌握处方药和非处方药的分类和管理的模式。
3. 熟悉非处方药的遴选原则。

**能力目标**
1. 能区分处方药与非处方药。
2. 知道处方药与非处方药的管理。

## 活动1　案例分析

**案例3-3**　每天100毫升"止咳水"　25岁小伙骨头几乎粉碎

2016年5月23日,深圳市一家骨科医院老年骨科来了一名特殊的患者。之所以说这名患者特殊,是因为他只有25岁。患者是一个年纪轻轻的小伙子,为什么会跑到老年骨科就诊呢?经过医生的初步检查,诊断的结论让医生目瞪口呆。二十几岁,一般来说,骨质是比较坚固的,但是他这个骨质疏松很严重,就相当于八九十岁老人的骨质,所以,当时医生就提出疑问。经过检查,患者的双髋关节已经骨折,情况非常严重。医生在治疗中发现,滥服"止咳水"是造成患者骨折的原因。患者一开始每天大概喝100毫升,后来越来越多,还把止咳水兑在酒里喝,喝了有五年。长此以往,患者骨盆已经接近粉碎,如不及时进行抢救,轻则瘫痪,重则丧命。

记者了解到,犯罪团伙所贩卖的止咳药水,医学上称为复方磷酸可待因溶剂,主要成分是磷酸可待因、盐酸麻黄碱等,很多止咳产品的主要成分都由此构成。止咳水,因其成分中含有可待因、麻黄碱成分,可刺激中枢神经,达到镇痛、镇静、止咳作用,大量服用会产生快感和幻觉,长期饮用易上瘾。(资料来源:华龙网-重庆晨报,央视财经《经济半小时》,2016-11-04)

**讨论:** 1. 滥用含有可待因成分的药品对青少年有什么危害?
　　　 2. 含有可待因成分的药品属于哪类药品?

## 活动2　处方药和非处方药的基本概念和非处方药的特点

处方药与非处方药分类管理是指依照药品安全性和使用便利性,将药品划分为处方药和非处方药两类。1951年,美国率先规定了处方药与非处方药的分类标准,正式对处方药与非处方药分类管理进行了立法。随后,世界上许多国家也陆续建立了相应的制度。

1997年1月,中共中央、国务院在《关于卫生改革与发展的决定》中指出:"国家建立完善处方药与非处方药分类管理制度。"《药品管理法》第54条也明确规定:"国家对药品实行处方药与非处方药分类管理制度。处方药与非处方药分类管理具体办法由国家药品监督管理局会同国务院卫生健康主管部门制定。"

**1. 基本概念**

（1）处方药　处方药是指必须凭执业医师或执业助理医师处方才可调配、购买和使用的药品。处方药英文称为 Prescription Drug 或 Ethical Drug。

（2）非处方药　非处方药是指由国务院药品监督管理部门公布的，不需要凭执业医师和执业助理医师处方，消费者可以自行判断、购买和使用的药品。非处方药英文称为 Nonprescription Drug，在国外又称为 Over The Counter，简称 OTC，现已成为全球通用的简称。

**2. 非处方药的特点**

① 非处方药使用时不需要医务人员的指导和监督；
② 非处方药按标签或说明书的指导来使用，说明文字应通俗易懂；
③ 非处方药的适应证是指那些能自我作出判断的疾病，药品起效快，疗效确切，一般减轻患者不舒服的感觉；
④ 非处方药能减轻某些疾病的初始症状或延缓病情的发展；
⑤ 非处方药有高度的安全性，不会引起药物依赖性，不良反应发生率低，不在体内积蓄，不致诱导耐药性发生；
⑥ 非处方药的药效、剂量具有稳定性。

### 活动3　非处方药的遴选原则

**1. 应用安全**

① 根据文献和长期临床使用证实安全性大的药品。② 药物无潜在毒性，不易引起蓄积中毒，中药中重金属及农药残留量应在安全范围内。③ 在推荐剂量下，不良反应发生较少。④ 不引起依赖性，无"三致"作用（致癌、致畸、致突变）。⑤ 医疗用毒性药品、麻醉药品、精神药品，原则上不能列入。个别用于配制复方制剂者例外。⑥ 组方合理，中药配伍中无"十八反""十九畏"。

**2. 疗效确切**

① 药物作用针对性强，功能主治明确。② 不需经常调整剂量。③ 连续应用不引起耐药性。

**3. 质量稳定**

① 质量可控。② 在规定贮存条件下，性质稳定。

**4. 使用方便**

① 用药时不需作特殊检查和试验。② 以口服、外用、吸入等剂型为主。

### 活动4　处方药与非处方分类管理和模式

**1. 分类的依据**

药品分为处方药与非处方药，但这不是本质属性的分类，而是从管理方面对药品的界定。药品分类管理按照安全有效、使用方便的原则，依其品种、规格、适应证、剂量及给药途径不同，对药品分别按处方药与非处方药进行管理，包括建立相应的法规、管理制度并实施监督管理。

处方药一般包括：① 刚上市的新药，对其活性、副作用还要进一步观察；② 可产生依赖性的某些药物，如吗啡类镇痛药及某些催眠安定药物等；③ 药物本身毒性较大，如抗癌药物等；④ 某些疾病必须由医生和实验室进行确诊，使用药物需医生处方，并在医生指导下使用，如心血管疾病药物等。

从2000年1月1日起，我国实行药品分类管理制度，国家食品药品监督管理局逐步加大推行实施药品分类管理的力度。从2006年1月1日起，零售药房处方药双轨制（即处方药销售可凭处方销售、也可不凭处方销售）购买在全国范围内取消，市民必须凭处方在药店登记购买处方药。

**2. 处方药的管理**

（1）人员要求　经营处方药的零售企业必须具有《药品经营许可证》，并配备驻店执业药师或药师以上的药学专业技术人员。

（2）包装、标签、说明书的要求　处方药的包装和药品使用说明书上应印有警示语和忠告语，如"凭医师处方销售、购买和使用"。麻醉药品、精神药品、医疗用毒性药品和放射性药品等实行特殊管理的药品均属于处方药，其说明书和标签必须印有规定的标识。

（3）销售要求　处方药不得采用开架自选销售方式。

（4）广告管理　处方药只准在国务院卫生健康主管部门和药品监督管理部门共同指定的医药专业刊物上进行广告宣传。

**3. 非处方药的管理**

（1）非处方药的分类　根据药品的安全性，非处方药分为甲、乙两类。乙类非处方药是指在一般情况下，消费者不需要医生及药师的指导，可以自我购买和使用的药品，与甲类非处方药相比，其安全性更好，消费者自行使用的风险更低。乙类非处方药应是用于常见轻微疾病和症状，以及日常营养补充等的非处方药药品。

（2）包装、标签、说明书的要求

① 非处方药的标签和说明书用语应当科学、易懂，便于消费者自行判断、选择和使用。

② 每个销售基本单元包装必须附有标签和说明书。

③ 非处方药的包装或药品使用说明书上应印有警示语和忠告语如："请仔细阅读使用说明书并按说明书使用或在药师指导下购买和使用！"。

④ 非处方药的包装必须印有国家指定的非处方药专有标识，必须符合质量要求，方便储存、运输和使用。非处方药药品标签和每个销售基本单元包装印有中文药品通用名称（商品名称）的一面，其右上角是非处方药专有标识的固定位置。

非处方药专有标识图案为椭圆形背景下的OTC三个英文字母，其颜色分为红、绿两种，红色专有标识用于甲类非处方药，绿色专有标识用于乙类非处方药（图3-1）。经营非处方药的企业指南性标志为绿色。使用非处方药专有标识时，药品的使用说明书和大包装可以单色印刷，标签和其他包装必须按照国家药品监督管理部门公布的色标要求印刷。单色印刷时，非处方药专有标识下方必须标示"甲类"或"乙类"字样。

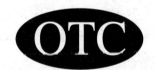

图3-1　非处方药专有标示
红色专有标识用于甲类非处方药
绿色专有标识用于乙类非处方药

（3）销售要求

① 药品零售企业可不凭医师处方销售非处方药，但执业药师或其他药学技术人员应当向个人消费者提供必要的药学服务，指导其合理用药或提出寻求医师治疗的建议。销售乙类非处方药时，执业药师或其他药学技术人员应当根据个人消费者咨询需求，提供科学合理的用药指导；销售甲类非处方药时，执业药师应当主动向个人消费者提供用药指导。

②非人工自助售药设备不得销售除乙类非处方药外的其他药品。

（4）广告管理　非处方药经批准可以在大众媒体上进行广告宣传，但广告内容必须经过审查、批准，不能任意夸大或擅自篡改。

> **资料卡**
>
> **"双跨"药品的管理**
>
> 　　有些药品根据其适应证、剂量和疗程的不同，既可以作为处方药，又可以作为非处方药，这种具有双重身份的药品就称之为"双跨"药品。这类药品的部分适应证适合自我判断和自我药疗，于是在"限适应证、限剂量、限疗程"的规定下，将此部分适应证作为非处方药管理，而患者难以判断的适应证部分仍作为处方药管理。大部分消化系统用药、解热镇痛类药都是"双跨"药品。以阿司匹林为例，作为处方药时可用于治疗风湿、类风湿关节炎以及心血管疾病等，而作为非处方药时，出于安全性考虑，其适应证限定为解热、镇痛，并且阿司匹林分别作为处方药和非处方药管理时其使用的疗程、剂量也有所区别。
>
> 　　"双跨"药品既能按处方药管理，又能按非处方药管理，因此必须分别使用处方药和非处方药两种标签、说明书，其处方药和非处方药的包装颜色应当有明显区别。"双跨"药品不管是作为处方药还是非处方药管理，应当具有相同的商品名。"双跨"药品作为"处方药"时不得在大众媒介上发布广告或者以其他方式进行以公众为对象的广告宣传，作为"非处方药"则可以在大众媒介上进行广告宣传。

# 任务五　药品不良反应报告制度

## 任务目标

**知识目标**

1. 掌握药品不良反应定义。
2. 掌握我国的药品不良反应报告制度。
3. 熟悉药品不良反应分类。
4. 了解开展药品不良反应监测的意义。

**能力目标**

能按要求报告药品不良反应。

## 活动1　案例分析

**案例3-4　甲紫溶液药品说明书修订要求**

2020年12月16日，国家药监局做出关于修订甲紫溶液药品说明书的公告（2020年第138号）。公告要求：

1. 所有甲紫溶液生产企业均应依据《药品注册管理办法》等有关规定，按照甲紫溶液药品说明书修订要求（见附件），提出修订说明书的补充申请，于2021年3月15日前报国家药品监督管理局药品审评中心或省级药品监管部门备案。修订内容涉及药品标签的，应当一并进行修订；说明书及标签其他内容应当与原批准内容一致。在补充申请备案后9个月内对所有已出厂的药品说明书及标签予以更换。甲紫溶液生产企业应当对新增不良反应发生机制开展深入研究，采取有效措施做好使用和安全性问题的宣传培训，涉及用药安全的内容变更要立即以适当方式通知药品经营和使用单位，指导医师、药师合理用药。

2. 临床医师、药师应当仔细阅读甲紫溶液药品说明书的修订内容，在选择用药时，应当根据新修订说明书进行充分的获益/风险分析。

3. 患者应严格遵医嘱用药，用药前应当仔细阅读说明书。

甲紫溶液药品说明书修订部分要求如下：

1. 添加警示语，有实验报告表明动物全身性（或系统性）吸收甲紫可致癌，故本品只能用于局部未破损皮肤，严禁内服。

2. 【不良反应】项下修订为以下内容，本品可引起过敏反应，如皮疹、荨麻疹、红斑疹、瘙痒、红肿、水疱疹、胸闷、呼吸、吞咽或说话困难，声音嘶哑，口唇、面部、舌头或喉头水肿。用药部位可能有皮肤刺激感、烧灼感、局部红肿、疼痛。本品可使皮肤和衣服染色。有报道本品1%水溶液外用可造成坏死性皮肤反应。意外的尿道或膀胱用药（1%水溶液）可引起严重出血性膀胱炎。

3. 【禁忌】修订为以下内容，对本品任何成分过敏者禁用。禁用于黏膜和开放性伤口，并避免与眼睛及破损的皮肤接触。严禁口服。[资料来源：2020年12月18日，国家药品监督管理局网站，国家药监局关于修订甲紫溶液药品说明书的公告（2020年第138号）]

### 案例3-5  警惕注射用头孢硫脒引起的过敏性休克及儿童用药风险

注射用头孢硫脒是我国自主研发的全身抗感染药，其作用机制与其他头孢菌素相近，通过抑制细菌细胞壁的生物合成而达到杀菌作用。临床用于敏感菌所引起呼吸系统、肝胆系统、五官、尿路感染及心内膜炎、败血症。

注射用头孢硫脒的严重不良反应/事件报告277例，占该药品整体报告的4.8%，主要累及全身性损害（占29.7%）、皮肤及其附件损害（占26.9%）、呼吸系统损害（占11.6%）等。不良反应/事件主要表现为过敏性休克、过敏样反应、呼吸困难、寒战、高热、心悸、胸闷、皮疹、瘙痒等，其中过敏性休克、过敏样反应等严重过敏反应病例129例，占该药品严重病例报告的46.6%。严重报告中48%病例存在不按说明书用法用量使用情况，包括单次超剂量、日剂量超量给药，未分次给药等。

典型病例1：患者，男性，61岁，因胆囊结石入院，拟在全身麻醉下行腹腔镜下胆囊切除，入手术室测血压128/70mmHg，心率68次/分，血氧饱和度98%，麻醉诱导后气管插管，输入注射用头孢硫脒约3分钟后，患者全身发红，前胸腹部及面部尤甚，测血压56/40mmHg，心率85次/分，血氧饱和度100%，考虑可能为注射用头孢硫脒引起的过敏性休克，立即停止输注，换乳酸钠林格液静滴，同时静脉注射甲泼尼龙40mg、地塞米松10mg，给予肾上腺素、去氧肾上腺素升压，呼吸机通气，密切关注生命体征，约10分钟后血压恢复至术前水平，20分钟后肤色恢复正常，暂停手术。

典型病例2：患儿，女，5岁，因外耳道炎就诊，给予注射用头孢硫脒0.9g静滴，1分钟左右患儿突发腹痛、呕吐胃内容物，诉不适感。体检：血压66/37mmHg，较烦躁，面色苍白，唇稍水肿，双下肢皮肤见数个花生大小斑丘疹伴瘙痒。心电监护示：心率134次/分，血氧饱和度96%，考虑药物过敏性休克，立即停药，给予扩容，地塞米松5mg抗过敏，西咪替丁0.2g预防应激性溃疡等治疗，10分钟后患儿安静，唇水肿消退，斑丘疹减轻，测血压逐步回升至90/68mmHg，心电监护心率105次/分，血氧饱和度100%。

相关建议：①注射用头孢硫脒易发生严重过敏反应，如过敏性休克，医务人员在使用本品前应详细询问患者的过敏史，对本品所含成分过敏者禁用，过敏体质者慎用。给药期间密切观察患者，一旦出现过敏症状，应立即停药并进行救治。②医务人员应严格遵照药品说明书使用本品，将每日推荐剂量分次使用，尤其在儿童用药时，避免单次给药剂量过大或每日总量超剂量。③生产企业应当及时修订完善药品说明书相关内容，加强上市后药品不良反应监测，做好安全用药宣传培训，指导临床合理用药。[资料来源：2015年12月11日，原国家食品药品监督管理局，药品不良反应信息通报（第69期）]

**讨论：** 1. 同学们结合案例，谈谈对药品不良反应的认识。
2. 药品不良反应如何界定？发现药品不良反应后如何报告和处置？

## 活动2　药品不良反应的定义和分类

**1.与我国药品不良反应有关定义**

（1）药品不良反应，是指合格药品在正常用法用量下出现的与用药目的无关的有害反应。

（2）药品不良反应报告和监测，是指药品不良反应的发现、报告、评价和控制的过程。

（3）严重药品不良反应，是指因使用药品引起以下损害情形之一的反应：①导致死亡；②危及生命；③致癌、致畸、致出生缺陷；④导致显著的或者永久的人体伤残或者器官功能的损伤；⑤导致住院或者住院时间延长；⑥导致其他重要医学事件，如不进行治疗可能出现上述所列情况的。

（4）新的药品不良反应，是指药品说明书中未载明的不良反应。说明书中已有描述，但不良反应发生的性质、程度、后果或者频率与说明书描述不一致或者更严重的，按照新的药品不良反应处理。

（5）药品群体不良事件，是指同一药品在使用过程中，在相对集中的时间、区域内，对一定数量人群的身体健康或者生命安全造成损害或者威胁，需要予以紧急处置的事件。同一药品指同一生产企业生产的同一药品名称、同一剂型、同一规格的药品。

（6）药品重点监测，是指为进一步了解药品的临床使用和不良反应发生情况，研究不良反应的发生特征、严重程度、发生率等，开展的药品安全性监测活动。

**2.药品不良反应的分类**

（1）按病因分类

①A型药品不良反应（量变型异常）：是由于药物的药理作用增强所致，该型反应与药物剂量有关，占药物不良反应病例数的70%~80%，可预测，发生率高，死亡率低。副作用、毒性作用、二重感染、后遗反应、药物依赖性等属A型不良反应。

②B型药品不良反应（质变型异常）：是与正常药理作用完全无关的一种异常反应。这类反应可分为药物异常和患者异常两种。此类反应与药物剂量无直接关联，占药品不良反应病例数的20%~30%，是不能预计发生的反应。其发生率低，死亡率高。过敏反应、特异质反应均属B型不良反应。

③C型不良反应：发病机制尚不清楚，多发生在长期用药后，潜伏期长，没有明确

的时间关系难以预测。通常与致癌、致畸以及长期用药后致心血管疾病、纤溶系统变化等有关。

（2）按患者反应分类　①副作用；②变态反应，常见有皮肤反应和全身反应，如过敏性休克、血液病样反应等；③毒性反应，有中枢神经系统反应、造血系统反应、心血管系统反应及肝肾损害等；④药物依赖性，主要是长期使用麻醉药品、精神药品所致；⑤二重感染；⑥菌群失调；⑦特异质反应；⑧后遗反应，停药后遗留下来的生物学效应；⑨致癌作用；⑩致畸作用；⑪致突变作用。

### 活动3　开展药品不良反应监测的意义

药品不良反应监测是药品质量管理的一项重要内容。建立药品不良反应监测报告制度，其目的是保障人民用药安全，防止历史上药害事件的重演，为评价、整顿、淘汰药品提供服务和依据，为临床用药提供信息。药品生产、经营、使用单位纳入监测管理范围，有利于提高药品生产质量，遏制不合理用药，减少药品不良反应的发生，确保人民用药安全有效。

### 活动4　我国药品不良反应报告制度

为加强药品的上市后监管，规范药品不良反应报告和监测，及时、有效控制药品风险，保障公众用药安全，依据《中华人民共和国药品管理法》等有关法律法规，制定《药品不良反应报告和监测管理办法》，该办法自2011年7月1日起施行。

**1. 药品不良反应主管部门及监测机构**

（1）主管部门　国家药品监督管理部门主管全国药品不良反应报告和监测工作，地方各级药品监督管理部门主管本行政区域内的药品不良反应报告和监测工作。各级卫生行政部门负责本行政区域内医疗机构与实施药品不良反应报告制度有关的管理工作。

（2）专业监测机构　国家药品不良反应监测中心负责全国药品不良反应报告和监测的技术工作，省级药品不良反应监测机构负责本行政区域内的药品不良反应报告和监测的技术工作。

**2. 不良反应的报告与处置**

（1）药品不良反应报告主体　药品上市许可持有人是药品安全责任的主体。《药品管理法》规定，药品上市许可持有人应当开展药品上市后不良反应监测，主动收集、跟踪分析疑似药品不良反应信息，对已识别风险的药品及时采取风险控制措施。

《药品管理法》规定，药品上市许可持有人、药品生产企业、药品经营企业和医疗机构应当经常考察本单位所生产、经营、使用的药品质量、疗效和不良反应。发现疑似不良反应的，应当及时向药品监督管理部门和卫生健康主管部门报告。

药品上市许可持有人应当指定药品不良反应监测负责人，设立专门机构，配备专职人员，建立健全相关管理制度，直接报告药品不良反应，持续开展药品风险获益评估，采取有效的风险控制措施。

（2）个例药品不良反应

① 药品上市许可持有人应建立面向医生、药师、患者等的有效信息途径，主动收集临床使用、临床研究、市场项目、学术文献以及药品上市许可持有人相关网站或论坛涉及的不良反应信息。

② 境内发生的严重不良反应应当自严重不良反应发现或获知之日起 15 日内报告，死亡病例及药品群体不良事件应当立即报告，其他不良反应应当在 30 日内报告。药品上市许可持有人应当对严重不良反应报告中缺失的信息进行随访，对死亡病例开展调查并按要求提交调查报告。

境外发生的严重不良反应应当自持有人发现或获知严重不良反应之日起 15 日内报告，其他不良反应纳入药品定期安全性更新报告中。

③ 医疗机构通过药品不良反应监测系统报告发现或获知的药品不良反应，也可向药品上市许可持有人直接报告。药品经营企业直接向药品上市许可持有人报告。

（3）药品群体不良事件　设区的市级、县级药品监督管理部门获知药品群体不良事件后，应当立即与同级卫生行政部门联合组织开展现场调查，并及时将调查结果逐级报至省级药品监督管理部门和卫生行政部门。药品监督管理部门可以采取暂停生产、销售、使用或者召回药品等控制措施。卫生行政部门应当采取措施积极组织救治患者。

（4）定期安全性更新报告　药品上市许可持有人、药品生产企业应当对本企业生产药品的不良反应报告和监测资料进行定期汇总分析，撰写定期安全性更新报告。国产药品的定期安全性更新报告向药品上市许可持有人、药品生产企业所在地省级药品不良反应监测机构提交。进口药品（包括进口分包装药品）的定期安全性更新报告向国家药品不良反应监测中心提交。

省级药品不良反应监测机构应当对收到的定期安全性更新报告进行汇总、分析和评价，于每年 4 月 1 日前将上一年度定期安全性更新报告统计情况和分析评价结果报省级药品监督管理部门和国家药品不良反应监测中心。

国家药品不良反应监测中心应当对收到的定期安全性更新报告进行汇总、分析和评价，于每年 7 月 1 日前将上一年度国产药品和进口药品的定期安全性更新报告统计情况和分析评价结果报国家食品药品监督管理局和卫生部。

**3. 药品重点监测**

药品上市许可持有人和药品生产企业应当经常考察本企业生产药品的安全性，对新药监测期内的药品和首次进口 5 年内的药品，应当开展重点监测，并按要求对监测数据进行汇总、分析、评价和报告；对本企业生产的其他药品，应当根据安全性情况主动开展重点监测。

**4. 药品不良反应评价与控制**

持有人应当及时对发现或者获知的个例药品不良反应进行评价，持有人应当根据分析评价结果，判断风险程度，制定积极有效的风险控制措施。发现说明书未载明的不良反应，应当及时进行分析评价。对需要提示患者和医务人员的安全性信息及时修改说明书和标签，开展必要的风险沟通；对存在严重安全风险的品种，应当制定并实施风险控制计划，采取限制药品使用，主动开展上市后研究，暂停药品生产、销售、使用或者召回等风险控制措施；对评估认为风险大于获益的品种，应当主动申请注销药品批准证明文件。对于持有人采取的修改说明书，以及暂停药品生产、销售、使用或召回等风险控制措施，持有人应当主动向社会公布。

国家药品监督管理部门根据药品分析评价结果，必要时，应当采取责令修改药品说明书，暂停生产、销售、使用和召回药品等措施，对不良反应大的药品，应当撤销药品批准证明文件，并将有关措施及时通报卫健委。

# 任务六　药品召回管理

## 任务目标

**知识目标**

1. 掌握药品召回的定义和分类，药品生产企业、经营企业、使用单位的职责，药品召回的时限要求。
2. 熟悉药品召回的流程。

**能力目标**

1. 能区分主动召回与责令召回。
2. 知道药品召回分级与召回程序。

国家药品监督管理部门于2007年12月10日发布并实施《药品召回管理办法》（国家食品药品监督管理局令第29号），标志我国药品召回制度正式开始实施。2019年《药品管理法》修订，将药品召回制度上升到法律制度。

## 活动1　案例分析

**案例3-6　某公司主动召回特定批次注射用重组人凝血因子Ⅷ**

日前，国家食品药品监督管理总局收到某医药保健有限公司报告，拜耳公司决定在全球对特定批次的注射用重组人凝血因子Ⅷ实施主动召回。在常规稳定性考察期间，该公司发现注射用重组人凝血因子Ⅷ部分批次效价有偏离趋势，降解率偏高。经调查后认为此次事件最可能的原因为人凝血因子Ⅷ与原液中存在的痕量灭菌剂过氧化氢发生氧化反应，进而导致稳定性出现偏差。现该公司已明确过氧化氢的进入点，并立即采取了纠正措施。基于对现有数据评估，该公司未监测到受影响批次产品的安全性风险。国家食品药品监督管理总局约谈了该公司，核实有关情况并明确要求企业必须与国外同步进行召回，同时认真履行企业主体责任，确保产品质量，按照中国《药品召回管理办法》等相关规定召回受影响批次的注射用重组人凝血因子Ⅷ。（资料来源：2016年8月24日，国家食品药品监督管理局网站，监管信息/责令召回信息）

**案例3-7　关于某生物制药有限公司枸橼酸铁铵产品风险的通告**

经国家食品药品监督管理总局调查组现场检查，查明有4家企业生产的复方肝浸膏片（胶囊）中检出的高含量铬来自制剂生产所用原料药枸橼酸铁铵，所用枸橼酸铁铵为某生物制药有限公司生产。现将有关事项通告如下：初步查明，该生物制药有限公司未对所生产的枸橼酸铁铵所用原料铁的质量进行充分控制。经对枸橼酸铁铵成品及铁原料现场抽验，该企业生产的枸橼酸铁铵中检出高含量铬（检出值在643～1178mg/kg），其生产所用起始物料45号钢棒加工的铁屑中亦检出高含量铬（检出值在149～342mg/kg），存在较高风险。该生物制药有限公司生产的枸橼酸铁铵销往40家药品生产企业。涉及的40家药品生产企业应立即停止使用该生物制药有限公司生产的枸橼酸铁铵生产药品，并对使用该原料药用于药品生产的情况进行排查，查清所有有效期内药品的品种、批次、销售流向，召回市场销售的产品。相关情况应于2016年1月4日前向社会公布，并报国家食品药品监督管理总局。国家食品药品监督管理总局要求当地食品药品监督管理局立即收回该生物制药有限公司枸橼酸铁铵的药品 GMP 证书,并对该企业进一步立案调查。相关情况于 2016 年 1 月 20 日前报告国家食品药品监督管理总局。各省(区、市)食品药品监督管理部门要监督行政区域内药品生产企业,做好相关药品的召回,并监督药品经营和使用单位,配合做好召回工作。(资料来源:2015 年 12 月 30 日,原国家食品药品监督管理局网站,通告 2015 年第 111 号)

讨论:1. 什么是药品召回?
2. 案例中召回药品的原因是什么?属于哪一类药品召回?

## 活动2  药品召回与分类

**1. 药品召回和药品安全隐患的界定**

(1)药品召回  药品召回是指药品生产企业,包括进口药品的境外制药厂商,按照规定程序收回已上市销售的存在安全隐患的药品,已经确认为假药、劣药的,不适用召回程序。

(2)安全隐患  安全隐患是指由于研发、生产等原因可能使药品具有危及人体健康和生命安全的不合理危险。

召回的药品是指存在安全隐患的药品,即发现有可能对健康带来危害的药品。药品召回可以有效降低缺陷药品所导致的风险,最大限度保障公众用药安全;可以降低行政执法成本,简化由严重药品不良反应造成的复杂经济纠纷,降低可能发生的更大数额的赔偿;可以维护企业的良好形象,维护消费者对企业的信赖,为广大消费者安全用药建立了一道保护屏障。

**2. 药品召回分类**

(1)主动召回  是指药品生产企业对收集的信息进行分析,对可能存在安全隐患的药品进行调查评估,发现药品存在安全隐患的,由该药品生产企业决定召回。

(2)责令召回  是指药品监管部门经过调查评估,认为存在安全隐患,药品生产企业应当召回药品而未主动召回的,责令药品生产企业召回药品。必要时,药品监督管理部门可以要求药品生产企业、经营企业和使用单位立即停止销售和使用该药品。

**3. 药品召回分级**

根据药品安全隐患的严重程度,药品召回分为三级。

(1)一级召回  使用该药品可能引起严重健康危害的。

(2)二级召回  使用该药品可能引起暂时的或者可逆的健康危害的。

(3)三级召回  使用该药品一般不会引起健康危害,但由于其他原因需要收回的。

## 活动3  药品召回管理

**1. 药品召回的责任主体**

药品上市许可持有人是药品召回的责任主体。药品生产企业应当保存完整的购销记录,建立和完善药品召回制度,收集药品安全的相关信息,对可能具有安全隐患的药品进行调查、评估,召回存在安全隐患的药品。

进口药品的境外制药厂商与境内药品生产企业一样也是药品召回的责任主体,履行相同的义务。进口药品需要在境内进行召回的,由进口的企业负责具体实施。

**2. 销售与使用单位的职责**

药品经营企业、使用单位发现其经营、使用的药品存在安全隐患的,应当立即停止销售或者使用该药品,通知药品生产企业或者供货商,并向药品监督管理部门报告。药品经营企业和使用单位应当建立和保存完整的购销记录，保证销售药品的可溯源性。

在药品生产实施药品召回时，药品经营企业、使用单位应当协助药品生产企业履行召回义务，按照召回计划的要求及时传达、反馈药品召回信息，控制和收回存在安全隐患的药品。

**3. 药品召回的监管**

召回药品的生产企业所在地省级药品监督管理部门负责药品召回的监督管理工作，其他省级药品监督管理部门应当配合、协助做好药品召回的有关工作。国家药品监督管理部门和省级药品监督管理部门应当建立药品召回信息公开制度，采用有效途径向社会公布存在安全隐患的药品信息和药品召回的情况。

药品监督管理部门对药品可能存在的安全隐患开展调查时，药品生产企业应当予以协助。药品经营企业、使用单位应当配合药品生产企业或者药品监督管理部门开展有关药品安全隐患的调查，提供有关资料。

**4. 主动召回的实施和要求**

（1）药品召回的通知时限　药品生产企业在作出药品召回决定后，应当制定召回计划并组织实施：一级召回在 24 小时内，二级召回在 48 小时内，三级召回在 72 小时内，通知到有关药品经营企业、使用单位停止销售和使用，同时向所在地省级药品监督管理部门报告。

（2）调查评估报告和召回计划提交时限　药品生产企业在启动药品召回后，一级召回在 1 日内，二级召回在 3 日内，三级召回在 7 日内，应当将调查评估报告和召回计划提交给所在地省级药品监督管理部门备案。省级药品监督管理部门应当将收到一级药品召回的调查评估报告和召回计划报告国家药品监督管理部门。

（3）召回进展报告　药品生产企业在实施召回的过程中，一级召回每日，二级召回每 3 日，三级召回每 7 日，向所在地省级药品监督管理部门报告药品召回进展情况。

（4）召回后的处理　药品生产企业对召回药品的处理应当有详细的记录，并向药品生产企业所在地省级药品监督管理部门报告。必须销毁的药品，应当在药品监督管理部门监督下销毁。

（5）召回完成后的效果评价　药品生产企业在召回完成后，应当对召回效果进行评价，向所在地省级药品监督管理部门提交药品召回总结报告。

省级药品监督管理部门对报告进行审查，并对召回效果进行评价，必要时组织专家进行审查和评价。经过审查和评价，认为召回不彻底或者需要采取更为有效的措施的，药品监督管理部门应当要求药品生产企业重新召回或者扩大召回范围。

**5. 责令召回的实施和要求**

药品监督管理部门作出责令召回决定，应当将责令召回通知书送达药品生产企业。药品生产企业被要求执行药品召回决定后，应当制定召回计划并组织实施，并启动药品召回。药品生产企业应当向药品监督管理部门报告药品召回的相关情况，进行召回药品的后续处理。责令召回程序要求与主动召回程序要求一致。

# 实训 3　药店处方药与非处方药管理调查

【实训目标】

1. 会区分药品与非药品、处方药与非处方药、甲类 OTC 与乙类 OTC。
2. 知道药品陈列的要求。

3. 知道处方药与非处方药的销售要求。

【实训内容】

1. 班级分组，每组5~8人，参观当地零售药店，开展处方药与非处方药管理的调研。

2. 各小组需要提前查阅《药品管理法》及实施条例、《处方药与非处方药分类管理办法》等规定。根据调研目的制定调研提纲。

3. 到药店后，查看药品与非药品的包装，学会通过包装上的专有标识和批准文号判断药品、保健品、医疗器械、化妆品等产品。

4. 关注药品陈列方式，调查药品的管理规定和销售要求。

5. 针对调研情况与发现的问题，小组讨论并形成不少于1000字的调研报告。

【考核评价】

教师根据学生调研情况和调研报告形成评价。

## 项目检测

**一、最佳选择题（每题的备选项中，只有1个最符合题意）**

1. 药品质量特性不包括（　　）
A. 安全性　　　　B. 经济性　　　　C. 稳定性　　　　D. 均一性

2. 关于药品标准的说法正确的是（　　）
A. 国家药品标准包括法定标准和非法定标准
B. 国家药品标准由中国食品药品检定研究院编纂并发布
C. 企业标准是企业内控标准，各指标均不得低于国家药品标准
D. 中国药典收载的质量标准是药品质量的最高标准

3. 根据《国家基本药物目录管理办法（暂行）》，国家基本药物目录中的化学药品、生物制品、中成药，应当是（　　）
A. 既在《中华人民共和国药典》中收载，又列入基本医疗保障药品报销目录中的品种
B. 既在卫生健康部门颁布的药品标准中收载，又列入基本医疗保障药品报销目录中的品种
C. 既在国家药品监督管理局颁布的药品标准中收载，又列入基本医疗保障药品报销目录中的品种
D. 《中华人民共和国药典》收载的，国家卫生健康部门、国家药品监督管理部门颁布药品标准的品种

4. 国家基本药物的遴选原则是（　　）
A. 临床常用、价格合理、中西医并重、基本保障、市场供应充足
B. 临床必需、安全有效、价格合理、使用方便、市场能够保证供应
C. 保证品种和质量、引入竞争机制、合理控制成本、方便购药和便于管理
D. 防治必需、安全有效、价格合理、使用方便、中西医并重、基本保障、临床首选和基本能够配备

5. 根据《处方药与非处方药分类管理办法（试行）》，对药品分别按处方药与非处方药进行分类管理是根据（　　）
A. 药品品种、规格、适应证、剂型及给药途径的不同
B. 药品类别、规格、适应证、剂量及给药途径的不同
C. 药品品种、规格、适应性、剂量及给药途径的不同

D. 药品品种、规格、适应证、剂量及给药途径的不同

6. 根据《处方药与非处方药分类管理办法（试行）》，非处方药分为甲、乙两类，其分类依据是药品的（    ）
   A. 专属性　　　　B. 有效性　　　　C. 安全性　　　　D. 给药途径

7. 根据《处方药与非处方药分类管理办法（试行）》，下列叙述正确的是（    ）
   A. 处方药需经批准方可在中央电视台进行广告宣传
   B. 非处方药无需批准即可直接在《中国医药报》上进行广告宣传
   C. 处方药只可在医疗机构使用
   D. 非处方药经批准可在《光明日报》上进行广告宣传

8. 根据《非处方药专有标识管理规定（暂行）》，关于非处方药品的说法，错误的是（    ）
   A. 非处方药药品标签、使用说明书、内包装、外包装上必须印有非处方药专有标识
   B. 非处方药专有标识图案分为红色和绿色
   C. 红色专有标识用于甲类非处方药
   D. 红色专有标识可作为经营甲类非处方药企业的指南性标志

9. 药品不良反应报告法定主体应当建立药品不良反应报告和监测管理制度。不属于药品不良反应报告法定主体的是（    ）
   A. 持有药品专利的药品研发机构　　　B. 进口药品的境外制药厂商
   C. 医科大学附属儿童医院　　　　　　D. 经营中药饮片为主的药品经营企业

10. 根据《药品不良反应报告和监测管理办法》，药品生产企业应开展药品不良反应重点监测的品种不包括（    ）
    A. 新药监测期内的药品　　　　　　　B. 首次进口 5 年内的药品
    C. 经批准上市 5 年内的新药　　　　　D. 国家基本药物目录中的药品

11. 根据《药品召回管理办法》，对可能具有安全隐患的药品进行调查、评估的主体是（    ）
    A. 药品生产企业　　B. 药品经营企业　　C. 医疗机构　　D. 医疗检验机构

二、配伍选择题（题目分为若干组，每组题目对应同一组备选项，备选项可重复选用，也可不选用。每题只有 1 个备选项最符合题意）

[1~2]
A. 有效性　　　　B. 均一性　　　　C. 安全性　　　　D. 稳定性
1. 人体产生毒副反应的程度体现药品的（    ）
2. 能满足治疗疾病的要求体现药品的（    ）

[3~4]
A.GLP　　　　　B.GCP　　　　　C.GMP　　　　　D.GSP
3.《药物临床试验质量管理规范》的英文简称是（    ）
4.《药品经营质量管理规范》的英文简称是（    ）

[5~6]
A. 抽查检验　　B. 注册检验　　C. 生产检验　　D. 指定检验
5. 药品上市销售前需经指定的药品检验所进行的检验属于（    ）
6. 结果由药品监督管理部门以药品质量公告形式发布的检验属于（    ）

[7~8]
A. 中成药　　　　B. 中药饮片　　　　C. 口服泡腾剂　　　　D. 抗高血压药

根据《城镇职工医疗保险用药范围管理暂行办法》

7.《基本医疗保险药品目录》的"甲类目录"和"乙类目录"均有列入的药品是（　　）

8. 除了特殊情形，不得纳入基本医疗保险用药的药品是（　　）

[9～11]

A. 四级召回　　　B. 三级召回　　　C. 二级召回　　　D. 一级召回

9. 对可能引起暂时的或者可逆的健康危害的药品召回为（　　）

10. 对不会引起健康危害，但由于其他原因需要收回的应为（　　）

11. 对可能引起严重健康危害的药品，实施的药品召回为（　　）

### 三、多项选择题（每题的备选项中，有2个或2个以上符合题意）

1. 下列情形中，属于假药的是（　　）

A. 变质的药品

B. 药品所含成分与国家药品标准规定的成分不符

C. 所标明的适应证超出规定范围的药品

D. 未注明生产批号的药品

2. 下列情形中，属于劣药的是（　　）

A. 擅自添加矫味剂

B. 将生产批号"110324"改为"120328"

C. 以淀粉片冒充感冒药

D. 被污染的药品

3. 属于药品严重不良反应情形的有（　　）

A. 腭裂　　　　　　　　　　　　　　B. 耳聋

C. 横纹肌溶解　　　　　　　　　　　D. 皮疹及皮肤瘙痒

4. 根据《药品召回管理办法》，对于存在安全隐患的药品，下列叙述正确的有（　　）

A. 药品生产企业决定召回后，应在规定时间内通知药品经营企业、使用单位停止销售和使用该药品

B. 药品经营企业应当协助药品生产企业履行召回该药品义务

C. 药品使用单位应向卫生行政部门报告，等待停止使用该药品的通知

D. 药品监督管理部门采用有效途径向社会公布该药品信息和召回情况

（梁　艳）

# 项目四
# 药品注册管理

## 项目说明

本项目共完成五个任务：任务一通过案例，使学生认识到药品注册管理作为药品市场准入的前置性管理的必要性，并了解药品注册的有关概念和我国药品注册管理概况；任务二使学生掌握药物的研制过程，熟悉药品注册管理的相关规定；任务三使学生掌握上市许可持有人的资质、能力要求、权利和义务；任务四使学生熟悉药品进口的相关规定；任务五使学生了解我国知识产权保护的现状，掌握我国医药知识产权保护的相关规定，了解 WTO 与医药知识产权保护。

## 任务一　药品注册的有关概念及我国药品注册管理概况

### 任务目标

**知识目标**

1. 熟悉药品注册的有关概念。
2. 了解我国药品注册管理概况。

**能力目标**

能通过案例分析，深刻理解药品注册管理的意义。

### 活动1　案例回放

**案例4-1　反应停事件**

沙利度胺商品名"反应停"，是在 1953 年由一家德国公司作为抗生素合成的，在 1957 年作为镇静催眠剂上市。随后欧洲医生发现本地区畸形婴儿的出生率明显上升，1961 年证实豹样肢体畸形的患儿与他们的母亲在妊娠期间服用过沙利度胺有关，随后"反应停"在世界各国陆续被强制撤回。这次事件波及世界各地，受害人数超过 15000 人，被公认为史上最大的药害事件。美国成为幸免于难的国家之一。美国一家小制药公司梅里尔公司于 1960 年向 FDA 提出上市销售的申请，当时刚到 FDA 任职的弗兰西斯·凯尔西负责审批该项申请。凯尔西博士顶住压力，拒绝其上市申请，理由是没有足够证据证明药物的安全性，她以一人之力避免成千上万的畸形婴儿在美国诞生，此后 FDA 声望大振。美国国会在 1962 年通过《Kefauver Harris Amendment》，强化药物管理，授予 FDA 更多的权力，要求新药在获准上市前必须经过严格的试验，提供药物副作用和中长期毒性的数据，必须对至少两种怀孕动物进行致畸性试验。这一悲剧增强了人们对药物毒副作用的警觉，也完善了现代药物的审批制度。（资料来源：搜狐新闻网，2005 年 4 月 6 日）

【案例思考】

药品作为关乎人体生命安全的特殊商品,在上市前必须充分评估其安全性、有效性和质量可控性,这也是药品注册管理的核心内容。如何科学地行药品注册管理,世界各国的药品监管部门一直在探索和改进,我国也在持续推进药物审评审批制度改革,不断完善药品注册管理体系,逐步与国际接轨。

扫码观看数字资源 4-1 药品注册管理。

### 活动2 药品注册的有关概念

#### 一、药品注册

药品注册是指药品注册申请人(以下简称申请人)依照法定程序和相关要求提出药物临床试验、药品上市许可、再注册等申请以及补充申请,药品监督管理部门基于法律法规和现有科学认知进行安全性、有效性和质量可控性等审查,决定是否同意其申请的活动。

#### 二、药品注册申请人

申请人应当为能够承担相应法律责任的企业或者药品研制机构等。

境外申请人应当指定中国境内的企业法人办理相关药品注册事项。

### 活动3 我国药品注册管理概况

新中国成立以来我国一直努力致力于建立健全药品注册管理制度,其间经历了几次大的药品质量监督管理体制的改革。

1963年由卫生部、化工部、商业部颁发《关于药政管理的若干规定》,要求对药品实施审批制度。1978年国务院《药政管理条例(试行)》规定,新药由省、自治区、直辖市卫生厅(局)和医药管理局组织鉴定后审批;1979年卫生部依据《药政管理条例(试行)》颁布实施《新药管理办法(试行)》;1982年全国以省、自治区、直辖市为单位,统一实施药品生产批准文号管理制度,对过去批准生产的药品重新换发批准文号。

1984年,全国六届人大七次会议审议通过《药品管理法》,使得我国的药品注册管理制度第一次用法律的形式固定下来。

1985年7月卫生部颁布并实施了《新药审批办法》,规定了新药审批的程序,审评的内容,组建了药品审评中心,具体实施新药审评工作。

1998年,国家药品监督管理局成立,1999年国家药品监督管理局修订发布《新药审批办法》《新生物制品审批办法》《新药保护和技术转让的规定》《仿制药品审批办法》《进口药品管理办法》,发布《药品非临床试验质量管理规范(试行)》和《药品临床试验管理规范(试行)》等一系列管理规定。

2002年,国家药品监督管理局颁布了《药品注册管理办法(试行)》,首次明确提出了药品注册的概念,构筑了我国药品注册管理的基本法律框架。2005年、2007年又分别进行了修订。

2020年国家市场监管总局令第27号公布新修订《药品注册管理办法》,自2020年7月1日起施行。

> **资料卡**
>
> **新修订的《药品注册管理办法》**
>
> 新修订的《药品注册管理办法》(以下简称《办法》)由2007年版本的15章177条浓缩为10章126条,新《办法》贯彻落实"四个最严"的要求,充分体现了国家对加强药品注册环节监督管理的决心,强化全过程监管,严格防范和控制药品安全风险,坚决守住公共安全底线。修订的重点内容体现在以下几个方面。
>
> 1. 加强药品全生命周期管理
>
> 新《办法》引入药品全生命周期管理理念,加强从药品研制上市、上市后管理到药品注册证书注销等各环节、全过程、全链条的监管制度。增加GLP机构、GCP机构监督检查,强化省级药品监督管理部门的日常监管事权。明确附条件批准药品上市后必须完成相应工作的时限要求,对未按时限要求完成的,明确相应处理措施,直至撤销药品注册证书。加强对已上市药品的持续管理,明确药品上市后变更分类及申报、备案和报告途径,体现药品全生命周期管理。采用信息化手段强化药品注册管理,建立药品品种档案,为实现药品全生命周期的日常监管和各监管环节信息无缝衔接奠定基础。增加对GLP机构、GCP机构的监管以及药品安全信用档案的相关要求。增加信息公开内容,公开审评结论和依据,接受社会监督,促进社会共治。
>
> 2. 全面实施药品上市许可持有人制度
>
> 新《办法》规定申请人应当为能够承担相应法律责任的企业或者药品研制机构等,申请人取得药品注册证书后,即为药品上市许可持有人。持有人应当对药品全生命周期进行管理并承担责任,建立药品质量保证体系和年度报告制度。
>
> 3. 优化审评审批制度
>
> 药物临床试验实行默示许可制度,生物等效性试验改为备案制度;建立药品加快上市注册程序,设立突破性治疗药物、附条件批准、优先审评审批、特别审批四个加快通道;原辅包和制剂关联审评审批;建立沟通交流、专家咨询制度;将药品注册审评、核查和检验由"串联"改为"并联",药品注册检验可以在受理前启动,药品注册核查基于风险启动,药品注册现场核查和上市前药品生产质量管理规范检查同步实施等新理念。明确工作时限,提高药品注册效率和注册时限的预期性。药品上市后的变更实行分类管理,分为审批类变更、备案类变更和报告类变更。
>
> 4. 强化责任追究
>
> 严厉打击数据造假等违法违规行为,加大处罚力度,确保药品研制和注册全过程信息真实、准确、完整和可追溯。

# 任务二 药品研制与注册管理

## 任务目标

### 知识目标

1. 掌握新药的定义及研发过程。
2. 掌握药品上市许可审批程序及工作时限。

3. 熟悉药品注册事项及药品上市路径，了解药品注册分类。
4. 熟悉药品加快上市注册注册程序。
5. 熟悉仿制药一致性规定。
6. 了解关联审评、注册核查和注册检验。

**能力目标**
1. 能判断新药的注册分类。
2. 能描述药品的研制过程。
3. 能根据不同的药品注册分类，画出药品上市许可的程序。

## 活动1　药品研制过程

### 一、案例分析

**案例4-2**　国家药监局批准泽布替尼胶囊上市

近日，国家药品监督管理局通过优先审评审批程序附条件批准百济神州（苏州）生物科技有限公司1类创新药泽布替尼胶囊（商品名：百悦泽）上市，用于既往至少接受过一种治疗的成人套细胞淋巴瘤（MCL）患者和既往至少接受过一种治疗的成人慢性淋巴细胞白血病（CLL）/小淋巴细胞淋巴瘤（SLL）患者。泽布替尼是布鲁顿酪氨酸激酶（BTK）选择性抑制剂。泽布替尼胶囊是我国自主研发并拥有自主知识产权的创新药。国家药监局要求药品上市许可持有人在本品上市后继续按计划完成确证性临床研究。2019年11月，美国FDA已批准泽布替尼上市，为首个获得FDA批准上市的我国完全自主研发的创新药。泽布替尼的分子结构是从500多个先导化合物中确定的目标结构，是在全新的母核骨架上安排、调整和优化，仅用了7年时间在美国上市，8年时间在国内上市。（资料来源：国家药监局官网，2020年6月3日）

讨论：1. 什么是新药？
　　　2. 新药的研发要经历哪些过程？
　　　3. 什么是优先审评审批和附条件批准？

### 二、新药的定义

根据2015年发布的《国务院关于改革药品医疗器械审评审批制度的意见》（国发〔2015〕44号）规定，新药是指未在中国境内外上市销售的药品，包括创新药和改良型新药。《化学药品注册分类改革工作方案》中指出，创新药是指含有新的结构明确的、具有药理作用的化合物，且具有临床价值的药品，改良型新药指在已知活性成分的基础上，对其结构、剂型、处方工艺、给药途径、适应证等进行优化，且具有明显临床优势的药品。

### 三、药品研制的阶段

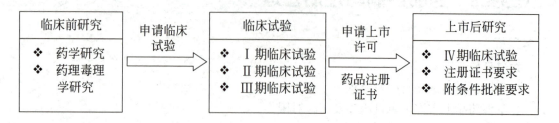

### 四、药物临床前研究

临床前研究也称非临床研究,是为申请药品注册而进行的。开展药物非临床研究,应当符合国家有关规定,有与研究项目相适应的人员、场地、设备、仪器和管理制度,保证有关数据、资料和样品的真实性。

**1. 文献研究**

包括药品名称和命名依据、立题目的与依据等。药品名称是药品标准的重要内容,药品的命名也是药品管理工作标准化中的一项基础工作。

药品命名原则:一是药品名称应科学、明确、简短;词干已确定的译名应尽量采用,使同类药品能体现系统性;二是药品的命名应避免采用可能给患者以暗示的有关药理学、解剖学、生理学、病理学或治疗学的药品名称,并不得用代号命名;三是药品的英文名应尽量采用世界卫生组织编订的国际非专利药名;四是药品的通用名及其专用词干的英文及中文译名均不得作为商品名或用以组成商品名,不得用于商标注册。

**2. 药学研究**

原料药工艺研究,制剂处方及工艺研究,确证化学结构或组分的试验,药品质量试验,药品标准起草及说明,样品检验,辅料,稳定性试验,包装材料和容器有关试验等。

**3. 药理毒理研究**

包括药效学研究、药动学研究和非临床安全性评价研究,非临床安全性评价研究包括安全药理学试验、单次给药毒性试验、重复给药毒性试验、生殖毒性试验、遗传毒性试验、致癌性试验、局部毒性试验、免疫原性试验、依赖性试验、毒代动力学试验以及与评价药物安全性有关的其他试验。

药物非临床安全性评价研究应当在经过药物非临床研究质量管理规范认证的机构开展,药物非临床安全性评价研究的相关活动应当遵守《药物非临床研究质量管理规范》(GLP),以注册为目的的其他药物临床前相关研究活动参照本规范执行。现行 GLP 是 2017 年 6 月 20 日经国家食品药品监督管理总局局务会议审议通过,自 2017 年 9 月 1 日起施行。

### 五、药物的临床试验

药物临床试验是指以药品上市注册为目的,为确定药物安全性与有效性在人体开展的药物研究。药物临床试验分为 Ⅰ 期临床试验、Ⅱ 期临床试验、Ⅲ 期临床试验、Ⅳ 期临床试验以及生物等效性试验。根据药物特点和研究目的,研究内容包括临床药理学研究、探索性临床试验、确证性临床试验和上市后研究。

**1. 临床试验的基本要求**

申请新药注册应当进行 Ⅰ 期、Ⅱ 期、Ⅲ 期临床试验,有些情况下可仅进行 Ⅱ 期和 Ⅲ 期或者 Ⅲ 期临床试验。

Ⅰ 期临床试验:初步的临床药理学及人体安全性评价试验。观察人体对于新药的耐受程度和药代动力学,为制定给药方案提供依据。

Ⅱ 期临床试验:治疗作用初步评价阶段。其目的是初步评价药物对目标适应证患者的治疗作用和安全性,也包括为 Ⅲ 期临床试验研究设计和给药剂量方案的确定提供依据。此阶段的研究设计可以根据具体的研究目的,采用多种形式,包括随机盲法对照临床试验。

Ⅲ 期临床试验:治疗作用确证阶段。其目的是进一步验证药物对目标适应证患者的治疗作用和安全性,评价利益与风险关系,最终为药物注册申请获得批准提供充分的依据。试验一般应为具有足够样本量的随机盲法对照试验。

Ⅳ期临床试验：新药上市后由申请人自主进行的应用研究阶段。其目的是考察在广泛使用条件下的药物疗效和不良反应；评价在普通或者特殊人群中使用的利益与风险关系；改进给药剂量等。

生物等效性试验（BE）：是指用生物利用度研究的方法，以药代动力学参数为指标，比较同一种药物的相同或者不同剂型的制剂，在相同的试验条件下，其活性成分吸收程度和速度有无统计学差异的人体试验。试验对象为健康志愿者，一般要求18~24例。同一药物，不同厂家的两种药物制剂产品，如果生物利用度相等，称生物等效，可认为这两种药物制剂将产生相似的治疗效果。否则，生物利用度不等，即生物不等效，其产生的治疗效果也就不同。

**2.临床试验的质量管理要求**

（1）临床试验的申报与审批　开展药物临床试验，应当按照国务院药品监督管理部门的规定如实报送研制方法、质量指标、药理及毒理试验结果等有关数据、资料和样品，经国务院药品监督管理部门批准。国务院药品监督管理部门应当自受理临床试验申请之日起六十个工作日内决定是否同意并通知临床试验申办者，逾期未通知的，视为同意。其中，开展生物等效性试验的，报国务院药品监督管理部门备案。药物临床试验应当在批准后三年内实施。药物临床试验申请自获准之日起，三年内未有受试者签署知情同意书的，该药物临床试验许可自行失效。仍需实施药物临床试验的，应当重新申请。

（2）遵守GCP　药物临床试验应遵守《药物临床试验质量管理规范》（GCP）。现行GCP由国家药监局和国家卫生健康委于2020年4月23日颁布，自2020年7月1日起施行。该规范是药物临床试验全过程的质量标准，包括方案设计、组织实施、监察、稽查、记录、分析、总结和报告。申请药品注册，应当提供真实、试验充分、可靠的数据、资料和样品，证明药品的安全性、有效性和质量可控性。使用境外研究资料和数据支持药品注册的，其来源、研究机构或者实验室条件、质量体系要求及其他管理条件等应当符合国际人用药品注册技术要求协调会（ICH）通行原则，并符合我国药品注册管理的相关要求。

（3）药物临床试验机构　开展药物临床试验，应当在具备相应条件的临床试验机构进行，其中，疫苗临床试验应当由符合国家药品监督管理局和国家卫生健康委员会规定条件的三级医疗机构或者省级以上疾病预防控制机构实施或者组织实施。药物临床试验机构实行备案管理。

（4）临床试验用药管理　药物临床试验用药品的管理应当符合药物临床试验质量管理规范的有关要求。

（5）伦理委员会同意，保护受试者合法权益　开展药物临床试验，应当符合伦理原则，制定临床试验方案，经伦理委员会审查同意。申办者在开展后续分期药物临床试验前，应当制定相应的药物临床试验方案，经伦理委员会审查同意后开展。实施药物临床试验，应当向受试者或者其监护人如实说明和解释临床试验的目的和风险等详细情况，取得受试者或者其监护人自愿签署的知情同意书，并采取有效措施保护受试者合法权益。

（6）风险管理　获准开展药物临床试验的药物拟增加适应证（或者功能主治）以及增加与其他药物联合用药的，申请人应当提出新的药物临床试验申请，经批准后方可开展新的药物临床试验。获准上市的药品增加适应证（或者功能主治）需要开展药物临床试验的，应当提出新的药物临床试验申请。

对于药物临床试验期间出现的可疑且非预期严重不良反应和其他潜在的严重安全性风险信息，申办者应当按照相关要求及时向药品审评中心报告。根据安全性风险严重程度，可以要求申办者采取调整药物临床试验方案、知情同意书、研究者手册等加强风险控制的措施，必要时可以要求申办者暂停或者终止药物临床试验。

（7）提交安全性更新报告，登记信息　申办者应当定期在药品审评中心网站提交研发期间安全性更新报告。研发期间安全性更新报告应当每年提交一次，于药物临床试验获准后每满一年后的 2 个月内提交。药品审评中心可以根据审查情况，要求申办者调整报告周期。申办者应当在开展药物临床试验前在药物临床试验登记与信息公示平台登记药物临床试验方案等信息。药物临床试验期间，申办者应当持续更新登记信息，并在药物临床试验结束后登记药物临床试验结果等信息。登记信息在平台进行公示，申办者对药物临床试验登记信息的真实性负责。

## 活动2　药品注册申请

### 一、药品注册事项

药品注册事项包括药物临床试验申请、药品上市许可申请、补充申请、再注册申请等许可事项，以及其他备案或报告事项。

### 二、药品注册申请的类别

药品注册按照中药、化学药和生物制品等进行分类注册管理。

#### （一）化学药品注册分类

2020 年 6 月 30 日国家药品监督管理局发布《化学药品注册分类及申报资料要求》，明确化学药品注册分类分为创新药、改良型新药、仿制药、境外已上市境内未上市化学药品，共分为以下 5 个类别。

（1）1 类　境内外均未上市的创新药。指含有新的结构明确的、具有药理作用的化合物，且具有临床价值的药品。

（2）2 类　境内外均未上市的改良型新药。指在已知活性成分的基础上，对其结构、剂型、处方工艺、给药途径、适应证等进行优化，且具有明显临床优势的药品。

① 含有用拆分或者合成等方法制得的已知活性成分的光学异构体，或者对已知活性成分成酯，或者对已知活性成分成盐（包括含有氢键或配位键的盐），或者改变已知盐类活性成分的酸根、碱基或金属元素，或者形成其他非共价键衍生物（如络合物、螯合物或包合物），且具有明显临床优势的药品。

② 含有已知活性成分的新剂型（包括新的给药系统）、新处方工艺、新给药途径，且具有明显临床优势的药品。

③ 含有已知活性成分的新复方制剂，且具有明显临床优势。

④ 含有已知活性成分的新适应证的药品。

（3）3 类　境内申请人仿制境外上市但境内未上市原研药品的药品。该类药品应与参比制剂的质量和疗效一致。

（4）4 类　境内申请人仿制已在境内上市原研药品的药品。该类药品应与参比制剂的质量和疗效一致。

（5）5 类　境外上市的药品申请在境内上市。

① 境外上市的原研药品和改良型药品申请在境内上市。改良型药品应具有明显临床优势。

② 境外上市的仿制药申请在境内上市。

### (二) 中药注册分类

2020年9月28日，国家药品监督管理局发布《中药注册分类及申报资料要求》，明确中药是指在我国中医药理论指导下使用的药用物质及其制剂。中药注册按照中药创新药、中药改良型新药、古代经典名方中药复方制剂、同名同方药等进行分类，前三类均属于中药新药。

（1）中药创新药　指处方未在国家药品标准、药品注册标准及国家中医药主管部门发布的《古代经典名方目录》中收载，具有临床价值，且未在境外上市的中药新处方制剂。一般包含以下情形。

① 中药复方制剂，系指由多味饮片、提取物等在中医药理论指导下组方而成的制剂。

② 从单一植物、动物、矿物等物质中提取得到的提取物及其制剂。

③ 新药材及其制剂，即未被国家药品标准、药品注册标准以及省、自治区、直辖市药材标准收载的药材及其制剂，以及具有上述标准药材的原动、植物新的药用部位及其制剂。

（2）中药改良型新药　指改变已上市中药的给药途径、剂型，且具有临床应用优势和特点，或增加功能主治等的制剂。一般包含以下情形。

① 改变已上市中药给药途径的制剂，即不同给药途径或不同吸收部位之间相互改变的制剂。

② 改变已上市中药剂型的制剂，即在给药途径不变的情况下改变剂型的制剂。

③ 中药增加功能主治。

④ 已上市中药生产工艺或辅料等改变引起药用物质基础或药物吸收、利用明显改变的。

（3）古代经典名方中药复方制剂　古代经典名方是指符合《中华人民共和国中医药法》规定的，至今仍广泛应用、疗效确切、具有明显特色与优势的古代中医典籍所记载的方剂。古代经典名方中药复方制剂是指来源于古代经典名方的中药复方制剂。包含以下情形。

① 按古代经典名方目录管理的中药复方制剂。

② 其他来源于古代经典名方的中药复方制剂。包括未按古代经典名方目录管理的古代经典名方中药复方制剂和基于古代经典名方加减化裁的中药复方制剂。

（4）同名同方药　指通用名称、处方、剂型、功能主治、用法及日用饮片量与已上市中药相同，且在安全性、有效性、质量可控性方面不低于该已上市中药的制剂。

### (三) 生物制品注册分类

2020年6月30日国家药品监督管理局发布《生物制品注册分类及申报资料要求》，明确生物制品是指以微生物、细胞、动物或人源组织和体液等为起始原材料，用生物学技术制成，用于预防、治疗和诊断人类疾病的制剂。将生物制品分为预防用生物制品、治疗用生物制品和按生物制品管理的体外诊断试剂。

> **资料卡**
>
> **生物制品的种类**
>
> 预防用生物制品是指为预防、控制疾病的发生、流行，用于人体免疫接种的疫苗类生物制品，包括免疫规划疫苗和非免疫规划疫苗。
>
> 治疗用生物制品是指用于人类疾病治疗的生物制品，如采用不同表达系统的工程

细胞（如细菌、酵母、昆虫、植物和哺乳动物细胞）所制备的蛋白质、多肽及其衍生物；细胞治疗和基因治疗产品；变态反应原制品；微生态制品；人或者动物组织或者体液提取或者通过发酵制备的具有生物活性的制品等。

生物制品类体内诊断试剂按照治疗用生物制品管理，按照生物制品管理的体外诊断试剂包括用于血源筛查的体外诊断试剂、采用放射性核素标记的体外诊断试剂等。

**1. 预防用生物制品注册分类**

（1）1 类　创新型疫苗，境内外均未上市的疫苗。

① 无有效预防手段疾病的疫苗。

② 在已上市疫苗基础上开发的新抗原形式，如新基因重组疫苗、新核酸疫苗、已上市多糖疫苗基础上制备的新的结合疫苗等。

③ 含新佐剂或新佐剂系统的疫苗。

④ 含新抗原或新抗原形式的多联/多价疫苗。

（2）2 类　改良型疫苗，对境内或境外已上市疫苗产品进行改良，使新产品的安全性、有效性、质量可控性有改进，且具有明显优势的疫苗。

① 在境内或境外已上市产品基础上改变抗原谱或型别，且具有明显临床优势的疫苗。

② 具有重大技术改进的疫苗，包括对疫苗菌毒种/细胞基质/生产工艺/剂型等的改进（如更换为其他表达体系或细胞基质的疫苗；更换菌毒株或对已上市菌毒株进行改造；对已上市细胞基质或目的基因进行改造；非纯化疫苗改进为纯化疫苗；全细胞疫苗改进为组分疫苗等）。

③ 已有同类产品上市的疫苗组成的新的多联/多价疫苗。

④ 改变给药途径，且具有明显临床优势的疫苗。

⑤ 改变免疫剂量或免疫程序，且新免疫剂量或免疫程序具有明显临床优势的疫苗。

⑥ 改变适用人群的疫苗。

（3）3 类　境内或境外已上市的疫苗。

① 境外生产的境外已上市、境内未上市的疫苗申报上市。

② 境外已上市、境内未上市的疫苗申报在境内生产上市。

③ 境内已上市疫苗。

**2. 治疗用生物制品注册分类**

（1）1 类　创新型生物制品，境内外均未上市的治疗用生物制品。

（2）2 类　改良型生物制品，对境内或境外已上市制品进行改良，使新产品的安全性、有效性、质量可控性有改进，且具有明显优势的治疗用生物制品。

① 在已上市制品基础上，对其剂型、给药途径等进行优化，且具有明显临床优势的生物制品。

② 增加境内外均未获批的新适应证和（或）改变用药人群。

③ 已有同类制品上市的生物制品组成新的复方制品。

④ 在已上市制品基础上，具有重大技术改进的生物制品，如重组技术替代生物组织提取技术；较已上市制品改变氨基酸位点或表达系统、宿主细胞后具有明显临床优势等。

（3）3 类　境内或境外已上市生物制品。

① 境外生产的境外已上市、境内未上市的生物制品申报上市。

② 境外已上市、境内未上市的生物制品申报在境内生产上市。

③ 生物类似药。
④ 其他生物制品。

**3. 按生物制品管理的体外诊断试剂注册分类**
（1）1类　创新型体外诊断试剂。
（2）2类　境内外已上市的体外诊断试剂。

### 三、药品注册管理机构及事权划分

新修订的《药品注册管理办法》明确药品注册管理各环节各部门的职责，将各项具体工作明确到具体负责的有关单位，做好药品注册受理、审评、核查和检验等各环节的衔接，提高药品注册效率和注册时限的预期性。

（1）国家药品监督管理局　NMPA主管全国药品注册管理工作，负责建立药品注册管理工作体系和制度，制定药品注册管理规范，依法组织药品注册审评审批以及相关的监督管理工作。

（2）药品审评中心　负责药物临床试验申请、药品上市许可申请、补充申请和境外生产药品再注册申请等的审评。

（3）中国食品药品检定研究院　负责药品注册检验工作。

（4）国家药典委员会　负责药品通用名称核准工作。

（5）国家药品监督管理局食品药品审核查验中心　负责药品注册核查工作。

（6）国家药品监督管理局药品评价中心　负责药品上市后的不良反应监测与评价工作。

（7）国家药品监督管理局行政事项受理服务和投诉举报中心　负责制证送达工作。

（8）国家药品监督管理局信息中心　负责信息化建设与管理等工作。

（9）省、自治区、直辖市药品监督管理部门负责本行政区域内以下药品注册相关管理工作。

① 境内生产药品再注册申请的受理、审查和审批；
② 药品上市后变更的备案、报告事项管理；
③ 组织对药物非临床安全性评价研究机构、药物临床试验机构的日常监管及违法行为的查处；
④ 参与国家药品监督管理局组织的药品注册核查、检验等工作；
⑤ 国家药品监督管理局委托实施的药品注册相关事项。

（10）省、自治区、直辖市药品监督管理部门设置或者指定的药品专业技术机构　承担依法实施药品监督管理所需的审评、检验、核查、监测与评价等工作。

### 四、药品注册管理基本制度和要求

药品注册管理遵循公开、公平、公正原则，以临床价值为导向，鼓励研究和创制新药，积极推动仿制药发展。从事药物研制和药品注册活动，应当遵守有关法律、法规、规章、标准和规范；参照相关技术指导原则，采用其他评价方法和技术的，应当证明其科学性、适用性；应当保证全过程信息真实、准确、完整和可追溯。

**1.处方药和非处方药实行分类注册和转换管理**

药品审评中心根据非处方药的特点，制定非处方药上市注册相关技术指导原则和程序，并向社会公布。药品评价中心制定处方药和非处方药上市后转换相关技术要求和程序，并向社会公布。

**2. 沟通交流制度**

申请人在药物临床试验申请前、药物临床试验过程中以及药品上市许可申请前等关键阶段，可以就重大问题与药品审评中心等专业技术机构进行沟通交流。药品注册过程中，药品审评中心等专业技术机构可以根据工作需要组织与申请人进行沟通交流。

**3. 专家咨询制度**

药品审评中心等专业技术机构根据工作需要建立专家咨询制度，成立专家咨询委员会，在审评、核查、检验、通用名称核准等过程中就重大问题听取专家意见，充分发挥专家的技术支撑作用。

**4. 化学药品目录集**

国家药品监督管理局建立收载新批准上市以及通过仿制药质量和疗效一致性评价的化学药品目录集，载明药品名称、活性成分、剂型、规格、是否为参比制剂、持有人等相关信息，及时更新并向社会公开。

**5. 中药传承和创新**

国家药品监督管理局支持中药传承和创新，建立和完善符合中药特点的注册管理制度和技术评价体系，鼓励运用现代科学技术和传统研究方法研制中药，加强中药质量控制，提高中药临床试验水平。中药注册申请人应当进行临床价值和资源评估，突出以临床价值为导向，促进资源可持续利用。

**6. 药品品种档案和安全信用管理制度**

信息中心负责建立药品品种档案，对药品实行编码管理，汇集药品注册申报、临床试验期间安全性相关报告、审评、核查、检验、审批以及药品上市后变更的审批、备案、报告等信息，并持续更新。国家药品监督管理局建立药品安全信用管理制度，药品核查中心负责建立药物非临床安全性评价研究机构、药物临床试验机构药品安全信用档案，记录许可颁发、日常监督检查结果、违法行为查处等情况，依法向社会公布并及时更新。药品监督管理部门对有不良信用记录的，增加监督检查频次，并可以按照国家规定实施联合惩戒。

## 五、药品上市许可路径

**1. 完整上市路径**

申请人在完成支持药品上市注册的药学、药理毒理学和药物临床试验等研究，确定质量标准，完成商业规模生产工艺验证，并做好接受药品注册核查检验的准备后，提出的药品上市许可申请。

**2. 直接上市路径**

仿制药、按照药品管理的体外诊断试剂以及其他符合条件的情形，经申请人评估，认为无需或者不能开展药物临床试验，符合豁免药物临床试验条件的，申请人可以直接提出药品上市许可申请。

**3. 非处方药直接上市路径**

符合以下情形之一的，可以直接提出非处方药上市许可申请。

① 境内已有相同活性成分、适应证（或者功能主治）、剂型、规格的非处方药上市的药品；

② 经国家药品监督管理局确定的非处方药改变剂型或者规格，但不改变适应证（或者功能主治）、给药剂量以及给药途径的药品；

③ 使用国家药品监督管理局确定的非处方药的活性成分组成的新的复方制剂;
④ 其他直接申报非处方药上市许可的情形。

## 活动3　药品审评审批

### 一、药品审评审批的程序及要求

**1. 药品上市许可审批程序及工作时限**

见图4-1。

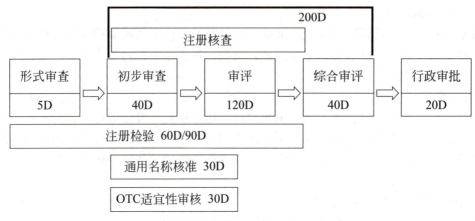

图4-1　药品上市许可审评程序及工作时限

（D：工作日）

**2. 关联审评审批**

药品审评中心在审评药品制剂注册申请时，对药品制剂选用的化学原料药、辅料及直接接触药品的包装材料和容器进行关联审评。

（1）原辅包生产企业登记信息　化学原料药、辅料及直接接触药品的包装材料和容器生产企业应当按照关联审评审批制度要求，在化学原料药、辅料及直接接触药品的包装材料和容器登记平台登记产品信息和研究资料。药品审评中心向社会公示登记号、产品名称、企业名称、生产地址等基本信息，供药品制剂注册申请人选择。

（2）制剂申请人关联申报　药品制剂申请人提出药品注册申请，可以直接选用已登记的化学原料药、辅料及直接接触药品的包装材料和容器；选用未登记的化学原料药、辅料及直接接触药品的包装材料和容器的，相关研究资料应当随药品制剂注册申请一并申报。

（3）关联审评　药品审评中心在审评药品制剂注册申请时，对药品制剂选用的化学原料药、辅料及直接接触药品的包装材料和容器进行关联审评，需补充资料的，按照补充资料程序要求药品制剂申请人或者化学原料药、辅料及直接接触药品的包装材料和容器登记企业补充资料，可以基于风险提出对化学原料药、辅料及直接接触药品的包装材料和容器企业进行延伸检查。仿制境内已上市药品所用的化学原料药的，可以申请单独审评审批。

（4）平台更新登记状态标识　化学原料药、辅料及直接接触药品的包装材料和容器关联审评通过的或者单独审评审批通过的，药品审评中心在化学原料药、辅料及直接接触药品的包装材料和容器登记平台更新登记状态标识，向社会公示相关信息。其中，化学原料药同时发给化学原料药批准通知书及核准后的生产工艺、质量标准和标签，化学原料药批准通知书中载明登记号。

**3. 药品注册核查**

药品注册核查，是指为核实申报资料的真实性、一致性以及药品上市商业化生产条件，检查药品研制的合规性、数据可靠性等，对研制现场和生产现场开展的核查活动，以及必要时对药品注册申请所涉及的化学原料药、辅料及直接接触药品的包装材料和容器生产企业、供应商或者其他受托机构开展的延伸检查活动。药品审评中心应当在药品注册申请受理后四十日内通知药品核查中心启动核查，并同时通知申请人；药品核查中心原则上在审评时限届满四十日前完成药品注册生产现场核查，并将核查情况、核查结果等相关材料反馈至药品审评中心。

药品审评中心根据药物创新程度、药物研究机构既往接受核查情况等，基于风险决定是否开展药品注册研制现场核查。药品审评中心根据申报注册的品种、工艺、设施、既往接受核查情况等因素，基于风险决定是否启动药品注册生产现场核查。对于创新药、改良型新药以及生物制品等，应当进行药品注册生产现场核查和上市前药品生产质量管理规范检查。对于仿制药等，根据是否已获得相应生产范围药品生产许可证且已有同剂型品种上市等情况，基于风险进行药品注册生产现场核查、上市前药品生产质量管理规范检查。需要上市前药品生产质量管理规范检查的，由药品核查中心协调相关省、自治区、直辖市药品监督管理部门与药品注册生产现场核查同步实施。

药品审评中心在审评过程中，发现申报资料真实性存疑或者有明确线索举报等，需要现场检查核实的，应当启动有因检查，必要时进行抽样检验。

**4. 药品注册检验**

（1）药品注册检验　包括标准复核和样品检验。标准复核，是指对申请人申报药品标准中设定项目的科学性、检验方法的可行性、质控指标的合理性等进行的实验室评估。样品检验，是指按照申请人申报或者药品审评中心核定的药品质量标准对样品进行的实验室检验。

（2）只进行样品检验的情形　与国家药品标准收载的同品种药品使用的检验项目和检验方法一致的，可以不进行标准复核，只进行样品检验。其他情形应当进行标准复核和样品检验。

（3）职责划分　中检院或者经国家药品监督管理局指定的药品检验机构承担以下药品注册检验：创新药；改良型新药（中药除外）；生物制品、放射性药品和按照药品管理的体外诊断试剂；国家药品监督管理局规定的其他药品。境外生产药品的药品注册检验由中检院组织口岸药品检验机构实施。其他药品的注册检验，由申请人或者生产企业所在地省级药品检验机构承担。

（4）启动时间　申请人完成支持药品上市的药学相关研究，确定质量标准，并完成商业规模生产工艺验证后，可以在药品注册申请受理前向中检院或者省、自治区、直辖市药品监督管理部门提出药品注册检验；申请人未在药品注册申请受理前提出药品注册检验的，在药品注册申请受理后四十日内由药品审评中心启动药品注册检验。原则上申请人在药品注册申请受理前只能提出一次药品注册检验，不得同时向多个药品检验机构提出药品注册检验。申请人提交的药品注册检验资料应当与药品注册申报资料的相应内容一致，不得在药品注册检验过程中变更药品检验机构、样品和资料等。

境内生产药品的注册申请，申请人在药品注册申请受理前提出药品注册检验的，向相关省、自治区、直辖市药品监督管理部门申请抽样，受理后需要药品注册检验的，药品审评中心应当在受理后四十日内向药品检验机构和申请人发出药品注册检验通知。省、自治区、直辖市药品监督管理部门组织进行抽样并封签,由申请人将抽样单、样品、检验所需资料及标准物质等送至相应药品检验机构。

境外生产药品的注册申请,申请人在药品注册申请受理前提出或者申请受理后需要药品注册检验的,申请人应当按规定要求抽取样品,并将样品、检验所需资料及标准物质等送至中检院。

在药品审评、核查过程中,发现申报资料真实性存疑或者有明确线索举报,或者认为有必要进行样品检验的,可抽取样品进行样品检验。审评过程中,药品审评中心可以基于风险提出质量标准单项复核。

### 5. 补充资料的要求

(1)按要求补充资料　申报资料不齐全或者不符合法定形式的,应当当场或者在五日内一次告知申请人需要补正的全部内容。申请人应当在三十日内完成补正资料。申请人无正当理由逾期不予补正的,视为放弃申请,无需作出不予受理的决定。逾期未告知申请人补正的,自收到申请材料之日起即为受理。

药品注册申请受理后,需要申请人在原申报资料基础上补充新的技术资料的,药品审评中心原则上提出一次补充资料要求,列明全部问题后,以书面方式通知申请人在八十日内补充提交资料。申请人应当一次性按要求提交全部补充资料,补充资料时间不计入药品审评时限。

不需要申请人补充新的技术资料,仅需要申请人对原申报资料进行解释说明的,药品审评中心通知申请人在五日内按照要求提交相关解释说明。

(2)自行补充资料　药品注册申请受理后,有药品安全性新发现的,申请人应当及时报告并补充相关资料。

(3)不得补充资料　药物临床试验申请、药物临床试验期间的补充申请,在审评期间,不得补充新的技术资料;如需要开展新的研究,申请人可以在撤回后重新提出申请。

### 6. 药品注册证书

综合审评结论通过的,批准药品上市,发给药品注册证书,有效期五年,有效期届满前六个月申请药品再注册。药品注册证书载明药品批准文号、持有人、生产企业等信息。非处方药的药品注册证书还应当注明非处方药类别。

经核准的药品生产工艺、质量标准、说明书和标签作为药品注册证书的附件一并发给申请人,必要时还应当附药品上市后研究要求。上述信息纳入药品品种档案,并根据上市后变更情况及时更新。

药品批准上市后,持有人应当按照国家药品监督管理局核准的生产工艺和质量标准生产药品,并按照药品生产质量管理规范要求进行细化和实施。

---

**资料卡**

**药品批准文号格式**

①境内生产药品批准文号格式为:国药准字H(Z、S)+四位年号+四位顺序号。

②中国香港、澳门和台湾地区生产药品批准文号格式为:国药准字H(Z、S)C+四位年号+四位顺序号。

③境外生产药品批准文号格式为:国药准字H(Z、S)J+四位年号+四位顺序号。其中,H代表化学药,Z代表中药,S代表生物制品。

## 二、药品加快上市注册程序

### （一）突破性治疗药物程序

**1. 申请条件**

药物临床试验期间，用于防治严重危及生命或者严重影响生存质量的疾病，且尚无有效防治手段或者与现有治疗手段相比有足够证据表明具有明显临床优势的创新药或者改良型新药等，申请人可以申请适用突破性治疗药物程序。

**2. 政策支持**

对纳入突破性治疗药物程序的药物临床试验，给予以下政策支持：申请人可以在药物临床试验的关键阶段向药品审评中心提出沟通交流申请，药品审评中心安排审评人员进行沟通交流；申请人可以将阶段性研究资料提交药品审评中心，药品审评中心基于已有研究资料，对下一步研究方案提出意见或者建议，并反馈给申请人。

对纳入突破性治疗药物程序的药物临床试验，申请人发现不再符合纳入条件时，应当及时向药品审评中心提出终止突破性治疗药物程序。药品审评中心发现不再符合纳入条件的，应当及时终止该品种的突破性治疗药物程序，并告知申请人。

### （二）附条件批准程序

药物临床试验期间，符合以下情形的药品，可以申请附条件批准：

① 治疗严重危及生命且尚无有效治疗手段的疾病的药品，药物临床试验已有数据证实疗效并能预测其临床价值的；

② 公共卫生方面急需的药品，药物临床试验已有数据显示疗效并能预测其临床价值的；

③ 应对重大突发公共卫生事件急需的疫苗或者国家卫生健康委员会认定急需的其他疫苗，经评估获益大于风险的。

申请附条件批准的，申请人应当就附条件批准上市的条件和上市后继续完成的研究工作等与药品审评中心沟通交流，经沟通交流确认后提出药品上市许可申请。经审评，符合附条件批准要求的，在药品注册证书中载明附条件批准药品注册证书的有效期、上市后需要继续完成的研究工作及完成时限等相关事项。

审评过程中，发现纳入附条件批准程序的药品注册申请不能满足附条件批准条件的，药品审评中心应当终止该品种附条件批准程序，并告知申请人按照正常程序研究申报。

对附条件批准的药品，持有人逾期未按照要求完成研究或者不能证明其获益大于风险的，国家药品监督管理局应当依法处理，直至注销药品注册证书。

### （三）优先审评审批程序

**1. 申请条件**

药品上市许可申请时，以下具有明显临床价值的药品，可以申请适用优先审评审批程序：

① 临床急需的短缺药品、防治重大传染病和罕见病等疾病的创新药和改良型新药；

② 符合儿童生理特征的儿童用药品新品种、剂型和规格；

③ 疾病预防、控制急需的疫苗和创新疫苗；

④ 纳入突破性治疗药物程序的药品；

⑤ 符合附条件批准的药品；

⑥ 国家药品监督管理局规定其他优先审评审批的情形。

申请人在提出药品上市许可申请前，应当与药品审评中心沟通交流，经沟通交流确认后,在提出药品上市许可申请的同时,向药品审评中心提出优先审评审批申请。符合条件的,药品审评中心按照程序公示后纳入优先审评审批程序。审评过程中,发现纳入优先审评审批程序的药品注册申请不能满足优先审评审批条件的,药品审评中心应当终止该品种优先审评审批程序,按照正常审评程序审评,并告知申请人。

**2.政策支持**

① 药品上市许可申请的审评时限为一百三十日;
② 临床急需的境外已上市境内未上市的罕见病药品,审评时限为七十日;
③ 需要核查、检验和核准药品通用名称的,予以优先安排;
④ 经沟通交流确认后,可以补充提交技术资料。

### (四)特别审批程序

在发生突发公共卫生事件的威胁时以及突发公共卫生事件发生后,国家药品监督管理局可以依法决定对突发公共卫生事件应急所需防治药品实行特别审批。

对实施特别审批的药品注册申请,国家药品监督管理局按照统一指挥、早期介入、快速高效、科学审批的原则,组织加快并同步开展药品注册受理、审评、核查、检验工作。特别审批的情形、程序、时限、要求等按照药品特别审批程序规定执行。对纳入特别审批程序的药品,发现其不再符合纳入条件的,应当终止该药品的特别审批程序,并告知申请人。

对纳入特别审批程序的药品,可以根据疾病防控的特定需要,限定其在一定期限和范围内使用。

## 三、仿制药一致性评价要求

2015年8月,国务院关于改革药品医疗器械审评审批制度的意见(国发〔2015〕44号)发布,仿制药一致性评价开始启动。2016年3月5日,国务院办公厅印发的《关于开展仿制药质量和疗效一致性评价的意见》(国办发〔2016〕8号),标志着我国已上市仿制药质量和疗效一致性评价工作全面展开。随后,原国家食品药品监管总局出台《总局关于发布仿制药质量和疗效一致性评价参比制剂备案与推荐程序的公告》(2016年第99号)、《总局关于发布仿制药质量和疗效一致性评价工作程序的公告》(2016年第105号)《总局关于落实〈国务院办公厅关于开展仿制药质量和疗效一致性评价的意见〉有关事项的公告》(2016年第106号)、《国家食品药品监督管理局关于仿制药质量和疗效一致性评价有关事项的公告》(2018年第102号)等一系列文件,对仿制药一致性评价工作进行了部署。

开展仿制药一致性评价,可以使仿制药在质量和疗效上与原研药一致,在临床上可替代原研药,这不仅可以节约医疗费用,同时也可提升我国的仿制药质量和制药行业的整体发展水平,保证公众用药安全有效。

**1.仿制药和仿制药一致性评价**

仿制药,是指具有与参比制剂相同的活性成分、剂型、规格、适应证、给药途径和用法用量,并证明质量和疗效与参比制剂一致。

仿制药一致性评价,是指对已经批准上市的仿制药,按与原研药品质量和疗效一致的原则,分期分批进行质量一致性评价。

**2.评价对象和实施阶段**

① 化学药品新注册分类实施前批准上市的仿制药,包括国产仿制药、进口仿制药和原研药品地产化品种,均需开展一致性评价。

② 凡 2007 年 10 月 1 日前批准上市的列入国家基本药物目录（2012 年版）中的化学药品仿制药口服固体制剂，原则上应在 2018 年底前完成一致性评价。其中需开展临床有效性试验和存在特殊情形的品种，应在 2021 年底前完成一致性评价；逾期未完成的，不予再注册。

③ 上述第②款以外的化学药品仿制药口服固体制剂，企业可以自行组织一致性评价；自第一家品种通过一致性评价后，三年后不再受理其他药品生产企业相同品种的一致性评价申请。

④ 2020 年 5 月 14 日发布了《国家药监局关于开展化学药品注射剂仿制药质量和疗效一致性评价工作的公告》（2020 年第 62 号），要求已上市的化学药品注射剂仿制药，未按照与原研药品质量和疗效一致原则审批的品种均需开展一致性评价。

**3. 参比制剂的遴选与确定**

药品生产企业对拟进行一致性评价的品种，首先应参照《普通口服固体制剂参比制剂选择和确定指导原则》（食品药品监管总局公告 2016 年第 61 号）的要求选择参比制剂。参比制剂首选国内上市的原研药品，若原研药品未在国内上市或有证据证明原研药品不符合参比制剂的条件，也可以选用在国内上市国际公认的同种药物作为参比制剂，其产品应与被列为参比制剂国家的上市药品一致。若原研药品和国际公认的同种药物均未在国内上市，可选择在欧盟、美国、日本上市并被列为参比制剂的药品。

药品生产企业按照《仿制药质量和疗效一致性评价参比制剂备案与推荐程序》（食品药品监管总局公告 2016 年第 99 号），将选择的参比制剂向国家药监局仿制药质量一致性评价办公室（简称"一致性评价办公室"）备案。行业协会可向一致性评价办公室推荐参比制剂，原研药品生产企业、国际公认的同种药物生产企业可向一致性评价办公室申报参比制剂。对企业备案的、行业协会推荐选择的以及企业主动申报的参比制剂，由一致性评价办公室组织专家审核确定。一致性评价办公室可以将企业备案的、行业协会推荐选择的以及企业主动申报的参比制剂信息向社会公开，供药品生产企业参考。国家药监局及时公布确定的参比制剂信息，药品生产企业原则上应选择公布的参比制剂开展一致性评价。

**4. 一致性评价的内容**

在开展一致性评价的过程中，药品生产企业需以参比制剂为对照，全面深入地开展比对研究，包括处方、质量标准、晶型、粒度和杂质等主要药学指标的比较研究，以及固体制剂溶出曲线的比较研究，以提高体内生物等效性试验的成功率，并为将药品特征溶出曲线列入相应的质量标准提供依据。对符合《人体生物等效性试验豁免指导原则》的品种，由药品生产企业申报，一致性评价办公室组织审核后公布，允许该药品生产企业采取体外溶出试验的方法进行一致性评价。

开展生物等效性试验的品种，应根据《关于化学药生物等效性试验实行备案管理的公告》规定的程序备案，并按照《以药动学参数为终点评价指标的化学药物仿制药人体生物等效性研究技术指导原则》等的有关要求进行试验研究。

"视同"通过一致性评价的两种情况：一是在中国境内用同一条生产线生产上市并在欧盟、美国或日本获准上市的药品，二是国内药品生产企业已在欧盟、美国或日本获准上市的仿制药，按照《关于发布化学药品注册分类改革工作方案的公告》的有关要求申报仿制药注册申请，由药审中心审评，批准上市后视为通过一致性评价。

**5. 政策支持**

通过一致性评价的药品品种，由药监局向社会公布。药品生产企业可在药品说明书、标签中予以标注。通过一致性评价的药品品种，在医保支付方面予以适当支持，医疗机构应优先采购并在临床中优先选用。同品种药品通过一致性评价的生产企业达到三家以上的，在药品集中采购等方面不再选用未通过一致性评价的品种。通过一致性评价药品生产企业的技术改造，在符合有关条件的情况下，可以向发展改革、工信和财政等部门申请中央基建投资、产业基金等资金支持。

### 四、药品上市后研究和再注册

**1. 上市后研究**

持有人应当主动开展药品上市后研究，对药品的安全性、有效性和质量可控性进行进一步确证，加强对已上市药品的持续管理。药品批准上市后，持有人应当持续开展药品安全性和有效性研究，根据有关数据及时备案或者提出修订说明书的补充申请，不断更新完善说明书和标签。药品监督管理部门依职责可以根据药品不良反应监测和药品上市后评价结果等，要求持有人对说明书和标签进行修订。

药品注册证书及附件要求持有人在药品上市后开展相关研究工作的，持有人应当在规定时限内完成并按照要求提出补充申请、备案或者报告。

**2. 上市后变更**

药品上市后的变更，按照其对药品安全性、有效性和质量可控性的风险和产生影响的程度，实行分类管理，分为审批类变更、备案类变更和报告类变更。

（1）审批类变更　持有人应当以补充申请方式申报，经批准后实施，包括：药品生产过程中的重大变更；药品说明书中涉及有效性内容以及增加安全性风险的其他内容的变更；持有人转让药品上市许可；国家药品监督管理局规定需要审批的其他变更。

（2）备案类变更　持有人应当在变更实施前，报所在地省、自治区、直辖市药品监督管理部门备案，包括：药品生产过程中的中等变更；药品包装标签内容的变更；药品分包装；国家药品监督管理局规定需要备案的其他变更。境外生产药品发生上述变更的，应当在变更实施前报药品审评中心备案。

（3）报告类变更　持有人应当在年度报告中报告，包括：药品生产过程中的微小变更；国家药品监督管理局规定需要报告的其他变更。

**3. 药品再注册**

（1）时限　持有人应当在药品注册证书有效期届满前六个月申请再注册。

（2）审批部门　境内生产药品再注册申请由持有人向其所在地省、自治区、直辖市药品监督管理部门提出，境外生产药品再注册申请由持有人向药品审评中心提出。

（3）审查内容　药品再注册申请受理后，省、自治区、直辖市药品监督管理部门或者药品审评中心对持有人开展药品上市后评价和不良反应监测情况，按照药品批准证明文件和药品监督管理部门要求开展相关工作情况，以及药品批准证明文件载明信息变化情况等进行审查，符合规定的，予以再注册，发给药品再注册批准通知书。不符合规定的，不予再注册，并报请国家药品监督管理局注销药品注册证书。

（4）不予再注册的情形　有效期届满未提出再注册申请的；药品注册证书有效期内持有人不能履行持续考察药品质量、疗效和不良反应责任的；未在规定时限内完成药品批准证明文件和药品监督管理部门要求的研究工作且无合理理由的；经上市后评价，属于疗效不确切、不良反应大或者因其他原因危害人体健康的；法律、行政法规规定的其他不予再注册情形。对不予再注册的药品，药品注册证书有效期届满时予以注销。

# 任务三　药品上市许可持有人

## 任务目标

**知识目标**
1. 掌握药品上市许可持有人的权利和义务。
2. 熟悉药品上市许可持有人的资质和能力要求。
3. 了解药品上市许可持有人制度。

**能力目标**
1. 能区分药品上市许可持有人和生产企业。
2. 能列举药品上市许可持有人的权利和义务。

### 活动1　药品上市许可持有人制度

药品上市许可持有人（Marketing Authorization Holder，MAH）制度（以下简称持有人制度），指拥有药品技术的企业和药品研发机构，通过提出药品上市许可申请，获得药品注册证书，以自己的名义将产品投向市场，并对药品质量在其整个生命周期内承担主要责任的制度。在该制度下，上市许可持有人和生产许可持有人是两个相互独立的主体。根据自身条件，上市许可持有人可以自行生产药品，也可以委托其他生产企业进行生产。

2015年8月，国务院印发《关于改革药品医疗器械审评审批制度的意见》（国发〔2015〕44号，简称国务院44号文件），提出开展上市许可持有人制度试点。2015年11月，第十二届全国人大常委会第十七次会议通过《全国人民代表大会常务委员会关于授权国务院在部分地方开展药品上市许可持有人制度试点和有关问题的决定》，标志着我国药品上市许可持有人制度开始建立。2016年5月26日国务院办公厅发布《药品上市许可持有人制度试点方案》（国办发〔2016〕41号），在北京、天津、河北、上海、江苏、浙江、福建、山东、广东、四川等10个省（市）开展药品上市许可持有人制度试点，至2018年11月4日试点结束。2019年12月1日，上市许可持有人制度首次纳入新修订的《药品管理法》。持有人制度实现了药品上市许可和生产许可的分离，落实药品全生命周期的主体责任，有利于鼓励新药的研发和创新，激发市场活力；有利于优化产业结构和资源配置，减少重复建设；有利于提高监管效能和监管水平；有利于保证公众用药安全和合法权益。

### 活动2　药品上市许可持有人的资质和能力要求

#### 一、药品上市许可持有人的资质

药品上市许可持有人是指取得药品注册证书的企业或者药品研制机构等。

药品上市许可持有人为境外企业的，应当由其指定的在中国境内的企业法人履行药品上市许可持有人义务，与药品上市许可持有人承担连带责任。

#### 二、药品上市许可持有人的能力要求

对申请注册的药品，国家要审查药品的安全性、有效性和质量可控性以及申请人的质量管理、风险防控和责任赔偿等能力，符合条件的，颁发药品注册证书。药品注册申请人取得药品注册证书后，即成为药品上市许可持有人。

持有人要承担起药品全生命周期责任，要求持有人建立药品质量管理体系，配备专人负责药品的质量管理；具备对药品全生命周期进行风险识别、风险预警、风险评估和风险控制的能力；药品是特殊商品，消费者大多数是患者，上市许可持有人是药品市场活动的责任主体和直接获益者，其对消费者的赔偿能力自然成为其责任能力的重要组成部分之一。责任赔偿实行首负责任制，因药品质量问题受到损害的，受害人可以向药品上市许可持有人、药品生产企业请求赔偿损失，也可以向药品经营企业、医疗机构请求赔偿损失。接到受害人赔偿请求的，应当实行首负责任制，先行赔付；先行赔付后，可以依法追偿。

### 活动3　药品上市许可持有人的权利和义务

药品上市许可持有人是药品质量的第一责任人，依法对药品研制、生产、经营、使用全过程中药品的安全性、有效性和质量可控性负责。对药品的非临床研究、临床试验、生产经营、上市后研究、不良反应监测及报告与处理等承担责任。其他从事药品研制、生产、经营、储存、运输、使用等活动的单位和个人依法承担相应责任。药品上市许可持有人的法定代表人、主要负责人对药品质量全面负责。因此，持有人具有以下权利和义务。

#### 一、建立药品质量保证体系

药品上市许可持有人应当建立药品质量保证体系，配备专门人员独立负责药品质量管理。药品上市许可持有人应当对受托药品生产企业、药品经营企业的质量管理体系进行定期审核，监督其持续具备质量保证和控制能力。

#### 二、依法自行生产或委托生产药品

药品上市许可持有人可以自行生产药品，也可以委托药品生产企业生产。药品上市许可持有人自行生产药品的，应当取得药品生产许可证；委托生产的，应当委托符合条件的药品生产企业。药品上市许可持有人和受托生产企业应当签订委托协议和质量协议，并严格履行协议约定的义务。

血液制品、麻醉药品、精神药品、医疗用毒性药品、药品类易制毒化学品不得委托生产；但是，国务院药品监督管理部门另有规定的除外。

#### 三、建立药品上市放行规程

药品上市许可持有人应当建立药品上市放行规程，对药品生产企业出厂放行的药品进行审核，经质量受权人签字后方可放行。不符合国家药品标准的，不得放行。

#### 四、依法自行销售或委托销售药品

药品上市许可持有人可以自行销售其取得药品注册证书的药品，也可以委托药品经营企业销售。药品上市许可持有人从事药品零售活动的，应当取得药品经营许可证。

药品上市许可持有人自行销售药品的，应当具备《药品管理法》第五十二条规定的条件；委托销售的，应当委托符合条件的药品经营企业。药品上市许可持有人和受托经营企业应当签订委托协议，并严格履行协议约定的义务。

#### 五、依法委托储存、运输药品

药品上市许可持有人、药品生产企业、药品经营企业委托储存、运输药品的，应当对受托方的质量保证能力和风险管理能力进行评估，与其签订委托协议，约定药品质量责任、

操作规程等内容，并对受托方进行监督。

## 六、建立并实施药品追溯制度

药品上市许可持有人应当建立并实施药品追溯制度，按照规定提供追溯信息，保证药品可追溯。

## 七、建立年度报告制度

药品上市许可持有人应当建立年度报告制度，每年将药品生产销售、上市后研究、风险管理等情况按照规定向省、自治区、直辖市人民政府药品监督管理部门报告。

## 八、中药饮片生产企业履行药品上市许可持有人的相关义务

中药饮片生产企业履行药品上市许可持有人的相关义务，对中药饮片生产、销售实行全过程管理，建立中药饮片追溯体系，保证中药饮片安全、有效、可追溯。

## 九、依法转让药品上市许可

经国务院药品监督管理部门批准，药品上市许可持有人可以转让药品上市许可。受让方应当具备保障药品安全性、有效性和质量可控性的质量管理、风险防控和责任赔偿等能力，履行药品上市许可持有人义务。

## 十、依法对上市后药品进行管理

药品上市许可持有人应当制定药品上市后风险管理计划，主动开展药品上市后研究，对药品的安全性、有效性和质量可控性进行进一步确证，加强对已上市药品的持续管理。

对附条件批准的药品，药品上市许可持有人应当采取相应风险管理措施，并在规定期限内按照要求完成相关研究。

药品上市许可持有人应当开展药品上市后不良反应监测，主动收集、跟踪分析疑似药品不良反应信息，对已识别风险的药品及时采取风险控制措施。药品存在质量问题或者其他安全隐患的，药品上市许可持有人应当立即停止销售，告知相关药品经营企业和医疗机构停止销售和使用，召回已销售的药品，及时公开召回信息，必要时应当立即停止生产，并将药品召回和处理情况向省、自治区、直辖市人民政府药品监督管理部门和卫生健康主管部门报告。药品生产企业、药品经营企业和医疗机构应当配合。

药品上市许可持有人应当对已上市药品的安全性、有效性和质量可控性定期开展上市后评价。必要时，国务院药品监督管理部门可以责令药品上市许可持有人开展上市后评价或者直接组织开展上市后评价。经评价，对疗效不确切、不良反应大或者因其他原因危害人体健康的药品，应当注销药品注册证书。

## 十一、遵守国家有关价格规定

药品上市许可持有人应当遵守国务院药品价格主管部门关于药品价格管理的规定，制定和标明药品零售价格，禁止暴利、价格垄断和价格欺诈等行为。依法向药品价格主管部门提供其药品的实际购销价格和购销数量等资料。

## 十二、保障药品的生产和供应

药品上市许可持有人、药品生产企业、药品经营企业应当按照规定保障药品的生产和供应。药品上市许可持有人停止生产短缺药品的，应当按照规定向国务院药品监督管理部门或者省、自治区、直辖市人民政府药品监督管理部门报告。

# 任务四  药品进口管理

## 任务目标

### 知识目标
1. 熟悉药品进口备案程序。
2. 了解药品进口的有关概念。
3. 了解特殊情形进口药品的管理。

### 能力目标
1. 能根据药品选择进口药品的口岸。
2. 能进行药品进口备案申报。

## 活动1  药品进口管理的基本要求

### 一、案例分析

**案例4-3**　陆勇代购印度仿制药案

2002年，陆勇被确诊慢性白血病，需要终身服药才能保住性命。陆勇最初吃的是瑞士诺华公司生产的格列卫，一个月一盒，一盒23500元。2004年，陆勇意外知道了印度有仿制格列卫，当时一盒4000元。几年后，印度药再次降价，每盒只要200元。因为陆勇懂英语又了解贸易规则，上千位病友委托他代购印度仿制药。为了方便给印度公司汇款，他在网上购买了3张信用卡，使用其中一张，帮病友代购药物，陆勇在中间没有任何牟利的行为。

2013年秋天，湖南沅江警方在侦办网络贩卖银行卡案件时，发现陆勇违法购买了三张银行卡，且在3个月内有300万元资金的流水。进一步调查后，警方发现陆勇有倒卖印度仿制抗癌药的行为，这些印度药没有在中国药监部门注册，也没有销售许可。随后，陆勇被沅江警方跨省采取刑事强制措施，之后因涉嫌构成销售假药罪和妨害信用卡管理罪，被沅江检察院批准逮捕。2015年1月，湖南省沅江市检察院撤回了对陆勇的起诉。（资料来源：今日说法，2015年2月16日）

讨论：1. 案发当时，印度仿制药为什么是假药？
　　　2. 如果此案发生在2019年12月1日新版《药品管理法》生效之后，是什么结果？

### 二、基本概念

**1. 进口备案**

进口备案是指进口单位向允许药品进口的口岸所在地药品监督管理部门（以下称口岸药品监督管理局）申请办理《进口药品通关单》的过程。

**2. 口岸检验**

口岸检验是指国家药品监督管理局确定的药品检验机构（以下称口岸药品检验所）对抵达口岸的进口药品依法实施的检验工作。

### 三、进口备案的程序

**1. 报送资料**

办理进口备案，报验单位应当填写《进口药品报验单》，持《进口药品注册证》（或者《医药产品注册证》)（正本或者副本）原件，进口麻醉药品、精神药品还应当持麻醉药品、精神药品《进口准许证》原件，向货物到岸地口岸药品监督管理局报送所进口品种的有关资料一式两份。

①《进口药品注册证》（或者《医药产品注册证》)（正本或者副本）复印件；麻醉药品、精神药品的《进口准许证》复印件。

②报验单位的《药品经营许可证》和《企业法人营业执照》复印件。

③原产地证明复印件。

④购货合同复印件。

⑤装箱单、提运单和货运发票复印件。

⑥出厂检验报告书复印件。

⑦药品说明书及包装、标签的式样（原料药和制剂中间体除外）。

⑧国家药品监督管理局规定批签发的生物制品，需要提供生产检定记录摘要及生产国或者地区药品管理机构出具的批签发证明原件。

⑨除《药品进口管理办法》第十条规定情形以外的药品，应当提交最近一次《进口药品检验报告书》和《进口药品通关单》复印件。药品生产企业自行进口本企业生产所需原料药和制剂中间体的进口备案，第②项资料应当提交其《药品生产许可证》和《企业法人营业执照》复印件。经其他国家或者地区转口的进口药品，需要同时提交从原产地到各转口地的全部购货合同、装箱单、提运单和货运发票等。上述各类复印件应当加盖进口单位公章。

**2. 审查资料**

口岸药品监督管理局接到《进口药品报验单》及相关资料后，按照下列程序的要求予以审查。

（1）逐项核查所报资料是否完整、真实。

（2）查验《进口药品注册证》（或者《医药产品注册证》)（正本或者副本）原件，或者麻醉药品、精神药品的《进口准许证》原件真实性。

（3）审查无误后，将《进口药品注册证》（或者《医药产品注册证》)（正本或者副本）原件，或者麻醉药品、精神药品的《进口准许证》原件，交还报验单位，并于当日办结进口备案的相关手续。

**3. 发出《进口药品通关单》**

口岸药品监督管理局审查全部资料无误后，准予进口备案，发出《进口药品通关单》。同时向负责检验的口岸药品检验所发出《进口药品口岸检验通知书》，附申报资料一份。对麻醉药品、精神药品，口岸药品监督管理局审查全部资料无误后，应当只向负责检验的口岸药品检验所发出《进口药品口岸检验通知书》，附申报资料一份，无需办理《进口药品通关单》。

**4. 海关放行**

口岸药品检验所抽样完成后，应当在进口单位持有的《进口药品通关单》原件上注明"已抽样"的字样，并加盖抽样单位的公章。对麻醉药品、精神药品，抽样完成后，应当在《进口准许证》原件上注明"已抽样"的字样，并加盖抽样单位的公章。海关凭药品监督管理部门出具的进口药品通关单办理通关手续。

**资料卡**

《药品进口管理办法》第十条规定

下列情形的进口药品，必须经口岸药品检验所检验符合标准规定后，方可办理进口备案手续。检验不符合标准规定的，口岸药品监督管理局不予进口备案。

① 国家药品监督管理局规定的生物制品；
② 首次在中国境内销售的药品；
③ 国务院规定的其他药品。

以上三种情形药品，其到岸地只能为北京、上海、广州、重庆四个城市所辖口岸。

### 四、禁止进口的药品

禁止进口疗效不确切、不良反应大或者因其他原因危害人体健康的药品。

#### 活动2　特殊情形药品进口管理

### 一、医疗机构进口少量临床急需药品

医疗机构因临床急需进口少量药品的，经国务院药品监督管理部门或者国务院授权的省、自治区、直辖市人民政府批准，可以进口。进口的药品应当在指定医疗机构内用于特定医疗目的。

### 二、个人自用携带少量药品入境

个人自用携带入境少量药品，应当以自用、合理数量为限，并接受海关监管。应尽量携带好正规医疗机构出具的医疗诊断书，以证明其确因身体需要携带，方便海关凭医生有效处方原件确定携带药品的合理数量。除医生专门注明理由外，处方一般不得超过7日用量。麻醉药品与一类精神药品注射剂处方为1次用量，其他剂型一般不超过3日用量。超过自用合理数量范围的药品应通过货物渠道报关。

未经批准进口少量境外已合法上市的药品，情节较轻的，可以依法减轻或者免予处罚。

## 任务五　我国药品知识产权保护

### 任务目标

**知识目标**
1. 熟悉知识产权的概念及特征。
2. 熟悉药品专利和商标的相关规定。
3. 了解我国知识产权保护的现状。

**能力目标**
1. 能列举医药知识产权的种类。
2. 会画出专利申报的流程。
3. 会进行专利查询。

#### 活动1　我国知识产权保护的现状及医药知识产权保护

### 一、案例分析

**案例4-4**　某制药公司侵害发明专利权纠纷案

北京A制药有限公司（以下简称A制药公司）系第201110006357.7号（以下简称357号）

及第 200910176994.1 号（以下简称 994 号）发明专利的权利人。A 制药公司认为 B 制药有限公司（以下简称 B 制药公司）生产并在内蒙古自治区范围内销售的马来酸桂哌齐特注射液产品落入了第 357 号专利的保护范围，且 B 制药公司在生产马来酸桂哌齐特注射液产品和原料液产品的过程中使用了桂哌齐特氮氧化物作为对照品，侵害了该公司第 994 号专利。A 制药公司诉至法院，请求判令 B 制药公司停止侵害并支付赔偿金及 A 制药公司为制止侵权支出的合理费用共计 300 万元。B 制药公司认为其实施的系现有技术，未侵犯 A 制药公司的专利权；且 A 制药公司未尽到披露义务，亦未按照"公平、合理、无歧视"的原则与 B 制药公司进行许可谈判，A 制药公司的诉请不应得到支持。

2016 年一审法院判决：B 制药公司停止侵权，支付制止侵权的合理支出 50 万元。B 制药公司不服，提起上诉。2017 年二审法院判决：B 制药公司停止侵权，赔偿损失及制止侵权的合理支出共计 100 万元。B 制药公司申请再审，再审法院驳回其再审申请。（资料来源：内蒙古自治区高级人民法院，2019 年 7 月 3 日）

从上述案例可以看出，我国对专利权的保护越来越严格，对专利侵权的打击力度也在加大。在当今知识经济时代，世界各国普遍重视对知识产权的保护，知识产权在国际经济竞争中的地位和作用越来越重要，知识产权的数量和质量在一定程度上反映一个国家的创新程度。谁在某一领域拥有知识产权，谁在这一领域就拥有控制权。那么什么是知识产权？药品领域有哪些知识产权保护呢？什么是专利和专利权？我们将在以下的学习中找到答案。

## 二、知识产权的概念及特征

知识产权英文为 Intellectual Property（IP），也称知识财产权、智慧财产权或智力成果权。知识产权指法律规定公民、法人对其科学、技术、文化等知识领域中的创造性智力成果所享有的专有权。我国的知识产权包括著作权、专利权、商标权、发明权、发现权、商业秘密、植物新品种权、集成电路布图设计权、商号权、地理标记权等。知识产权通常被称为无形资产，与动产、不动产并称为人类财产的三大形态。知识产权具有无形性、法定性、专有性、地域和时间的有限性、可复制性（公开性）等特征。

## 三、我国知识产权保护的现状

我国的知识产权保护起步比较晚，但起点高，目前还处于发展中阶段，中国知识产权的保护范围和保护水平正在逐步与国际惯例接轨。

我国于 1980 年 6 月 3 日加入世界知识产权组织，成为它的第 90 个成员国。

1982 年通过《中华人民共和国商标法》，1984 年通过《中华人民共和国专利法》，1990 年通过《中华人民共和国著作权法》，中国知识产权保护法律体系逐步建立。

1978 年、1980 年、1985 年，工商行政管理局商标局、国家知识产权局专利局、中华人民共和国国家版权局先后成立，中国知识产权行政管理与执法体系渐趋完善。1996 年 10 月，最高人民法院成立知识产权审判庭，负责审理各类知识产权案件。

2001 年 12 月 11 日，中国加入世界贸易组织，开始履行《与贸易有关的知识产权协定》（TRIPS）项下的义务。这是标志中国知识产权保护水平与国际接轨的里程碑。此外，多年来，中国还相继加入了《保护工业产权巴黎条约》《专利合作条约》《商标国际注册马德里协定》《国际植物新品种保护公约》《保护文学和艺术作品伯尔尼公约》《世界版权公约》等十多个国际公约、条约、协定或议定书。

《专利法》于 1992 年、2000 年和 2008 年历经三次修正，新修订的《专利法》自 2021 年 6 月 1 日起施行。《商标法》先后于 1993 年、2001 年和 2013 年进行三次修正，《著作权法》于

2001年和2010年进行两次修正。目前，我国已基本形成了以《专利法》《商标法》《著作权法》为主的知识产权保护体系，逐步提高知识产权保护的水平，缩小与知识产权强国的差距。

## 四、医药知识产权保护

医药知识产权是人们对在医药领域中所创造的一切智力劳动成果依法享有的权利的统称。医药知识产权包括专利权、商标权、商业秘密、著作权和植物新品种权五大类。

### （一）医药专利保护

**1. 专利的概念**

专利是指由政府机关根据发明人的申请，认为其发明符合法律规定的条件而授予发明人的一种独占的权利。

**2. 医药专利的类型**

《专利法》明确规定，专利分发明、实用新型及外观设计三类。

（1）发明　医药领域可授予专利权的发明也分为产品发明和方法发明，主要有合成药及合成方法发明，药物制剂及制备工艺、配方发明，生化药及生物技术发明，天然药物及提取方法发明，以及医疗器械、设备发明等。

（2）实用新型　医药领域中的实用新型专利，主要有：某些与功能有关的药物剂型、形状、结构的改变，如新的药物剂型，尤以避孕药物及药具居多；诊断用药的试剂盒与功能有关的形状、结构；生产药品的专用设备；某些药品的包装容器的形状、结构；某些医疗器械的新构造等。

制剂方面的实用新型，指某些与功能相关的药物剂型、形状、结构的改变，某些医疗器械的新构造等。

（3）外观设计　医药外观设计可授予专利权的主要是药品外观或包装容器外观等，包括有形药品的新造型或其与图案、色彩的搭配与组合；新的盛放容器，如药瓶、药袋、药品瓶盖等；富有美感和特色的说明书、容器等；包装盒等。

**3. 专利权的内容**

专利权人是享有专利权的主体。专利权人包括专利权所有人和持有人，可以是个人也可以是单位。

（1）专利权人的主要权利

① 独占权：指只有专利权人才有实施其发明创造的制造、使用、销售的权利，除法律另有规定外，任何单位或者个人未经专利权人许可，都不得实施其专利，即不得为生产经营目的制造、使用、许诺销售、销售、进口其专利产品，或者使用其专利方法以及使用、许诺销售、销售、进口依照该专利方法直接获得的产品。

② 许可权：任何单位或者个人实施他人专利的，应当与专利权人订立实施许可合同，向专利权人支付专利使用费。被许可人无权允许合同规定以外的任何单位或者个人实施该专利。

③ 转让权：《专利法》规定专利申请权和专利权可以转让。中国单位或者个人向外国人、外国企业或者外国其他组织转让专利申请权或者专利权的，应当依照有关法律、行政法规的规定办理手续。转让专利申请权或者专利权的，当事人应当订立书面合同，并向国务院专利行政部门登记，由国务院专利行政部门予以公告。专利申请权或者专利权的转让自登记之日起生效。

④ 标记权：发明人或者设计人有权在专利文件中写明自己是发明人或者设计人。专利权人有权在其专利产品或者该产品的包装上标明专利标识。

（2）专利权人的义务　专利权人在享有权利的同时，负有实施其专利发明创造的义务和缴纳年费的义务。

**4. 授予专利权的条件**

（1）授予发明和实用新型专利权的条件

① 新颖性：是指该发明或者实用新型不属于现有技术；也没有任何单位或者个人就同样的发明或者实用新型在申请日以前向国务院专利行政部门提出过申请，并记载在申请日以后公布的专利申请文件或者公告的专利文件中。

② 创造性：是指与现有技术相比，该发明具有突出的实质性特点和显著的进步，该实用新型具有实质性特点和进步。

③ 实用性：是指该发明或者实用新型能够制造或者使用，并且能够产生积极效果。

（2）授予外观设计专利权的条件　新颖性，授予专利权的外观设计应当不属于现有设计；也没有任何单位或者个人就同样的外观设计在申请日以前向国务院专利行政部门提出过申请，并记载在申请日以后公告的专利文件中。授予专利权的外观设计与现有设计或者现有设计特征的组合相比，应当具有明显区别。授予专利权的外观设计不得与他人在申请日以前已经取得的合法权利相冲突。

**5. 不能授予专利权的情形**

对下列各项，不授予专利权：①科学发现；②智力活动的规则和方法；③疾病的诊断和治疗方法；④动物和植物品种；⑤原子核变换方法以及用原子核变换方法获得的物质；⑥对平面印刷品的图案、色彩或者二者的结合作出的主要起标识作用的设计。对前款第④项所列产品的生产方法，可以依照《专利法》规定授予专利权。

**6. 专利权的申请与审批**

（1）专利申请的原则

① 单一性原则：即一件发明或实用新型专利的申请应仅限于一项发明或实用新型，一件外观设计专利的申请应当限于一种产品所使用的一项外观设计。

② 先申请原则：两个以上的人就同一发明创造提出专利授权申请的，专利权授予最先提出申请的人。

③ 优先权原则：分为国际优先权和国内优先权，申请人自发明或者实用新型在外国第一次提出专利申请之日起十二个月内，或者自外观设计在外国第一次提出专利申请之日起六个月内，又在中国就相同主题提出专利申请的，依照该外国同中国签订的协议或者共同参加的国际条约，或者依照相互承认优先权的原则，可以享有优先权。申请人自发明或者实用新型在中国第一次提出专利申请之日起十二个月内，又向国务院专利行政部门就相同主题提出专利申请的，可以享有优先权。

④ 书面申请原则。

（2）专利申请　申请发明或者实用新型专利的，应当提交请求书、说明书及其摘要和权利要求书等文件。申请外观设计专利的，应当提交请求书、该外观设计的图片或者照片以及对该外观设计的简要说明等文件。申请人提交的有关图片或者照片应当清楚地显示要求专利保护的产品的外观设计。

（3）专利申请的审批

① 发明专利的审批程序

a. 受理：国务院专利行政部门收到发明专利申请后，确定申请号和申请日，对符合要求的申请，两周左右会下发申请受理通知书，不符合受理条件的，将发出文件不受理通知书。国务院专利行政部门收到专利申请文件之日为申请日。如果申请文件是邮寄的，以寄出的邮戳日为申请日。

b. 初步审查：也称为"形式审查"或"格式审查"，是国务院专利行政部门对专利申请是否具备形式条件进行的审查。审查的内容主要包括：申请文件是否完备，申请人身份是否合法，是否属于不授予专利权的范围，是否缴纳申请费等。

c. 公布：国务院专利行政部门经初步审查认为符合要求的，自申请日起满十八个月，即行公布。国务院专利行政部门可以根据申请人的请求早日公布其申请。公布以后，申请人就获得了临时保护的权利。

d. 实质审查：发明专利申请自申请日起三年内，国务院专利行政部门可以根据申请人随时提出的请求，对其申请进行实质审查；申请人无正当理由逾期不请求实质审查的，该申请即被视为撤回。国务院专利行政部门认为必要的时候，可以自行对发明专利申请进行实质审查。实质审查主要看专利是否具备新颖性、创造性和实用性。

e. 授权与公告：发明专利申请经实质审查没有发现驳回理由的，由国务院专利行政部门作出授予发明专利权的决定，发给发明专利证书，同时予以登记和公告。发明专利权自公告之日起生效。

② 实用新型和外观设计专利的审批程序：我国对实用新型和外观设计专利申请实行初步审查制度。审批程序是：受理→初步审查→授权和公告。实用新型和外观设计专利申请经初步审查没有发现驳回理由的，由国务院专利行政部门作出授予实用新型专利权或者外观设计专利权的决定，发给相应的专利证书，同时予以登记和公告。实用新型专利权和外观设计专利权自公告之日起生效。

（4）专利复审　专利申请人对国务院专利行政部门驳回申请的决定不服的，可以自收到通知之日起三个月内，向国务院专利行政部门请求复审。国务院专利行政部门复审后，作出决定，并通知专利申请人。专利申请人对国务院专利行政部门的复审决定不服的，可以自收到通知之日起三个月内向人民法院起诉。

**7. 专利权的期限、终止和无效**

（1）期限　《专利法》规定：医药发明专利权的期限为20年，实用新型专利权的期限为10年，外观设计专利权的期限为15年，均自申请之日起计算。

（2）终止情形　有下列情形之一的，专利权在期限届满前终止：没有按照规定缴纳年费的；专利权人以书面声明放弃其专利权的。

（3）无效情形　自国务院专利行政部门公告授予专利权之日起，任何单位或者个人认为该专利权的授予不符合本法有关规定的，可以请求国务院专利行政部门宣告该专利权无效。宣告无效的专利权视为自始即不存在。

**8. 专利权的保护**

（1）保护范围　发明或者实用新型专利权的保护范围以其权利要求的内容为准，说明书及附图可以用于解释权利要求的内容。外观设计专利权的保护范围以表示在图片或者照片中的该产品的外观设计为准，简要说明可以用于解释图片或者照片所表示的该产品的外观设计。

（2）专利侵权的法律责任　未经专利权人许可，实施其专利，即侵犯其专利权。

① 民事责任：因专利侵权引起纠纷的，由当事人协商解决；不愿协商或者协商不成的，专利权人或者利害关系人可以向人民法院起诉，也可以请求管理专利工作的部门处理。管

理专利工作的部门处理时，认定侵权行为成立的，可以责令侵权人立即停止侵权行为，当事人不服的，可以自收到处理通知之日起十五日内依照《中华人民共和国行政诉讼法》向人民法院起诉；进行处理的管理专利工作的部门应当事人的请求，可以就侵犯专利权的赔偿数额进行调解；调解不成的，当事人可以依照《中华人民共和国民事诉讼法》向人民法院起诉。

② 行政责任：管理专利工作的部门有权责令侵权人改正并予公告，没收违法所得，可以并处违法所得四倍以下的罚款；没有违法所得的，可以处二十万元以下的罚款。

③ 刑事责任：构成犯罪的，依法追究刑事责任。

### （二）药品的商标保护

我国《商标法》第五条规定："国家规定必须使用注册商标的商品，必须申请商标注册，未经核准注册的，不得在市场销售"。《商标法实施细则》规定，"国家规定并由国家工商行政管理局公布的人用药品和烟草制品，必须使用注册商标"。由此可见，对药品实行商标保护，是我国法律强制性的规定。

**案例4-5** 东阿某公司与山东某某生物科技有限公司、东阿县某某有限公司侵害商标权纠纷案

2012年6月14日，东阿某公司取得第9503182号商标，核定使用商品第30类：可可制品；龟苓膏；非医用营养粉；非医用营养液；非医用营养膏；以谷物为主的零食小吃；果胶（软糖）；谷类制品；食用淀粉。商标注册有效期自2012年6月14日至2022年6月13日。2019年东阿某公司发现山东某某生物科技有限公司、东阿县某某有限公司销售的阿胶产品使用与其注册商标近似的商标，而且产品包装的整体布局和色彩图案搭配均与东阿某公司生产的阿胶产品极其近似，容易导致消费者混淆。

东阿某公司以侵害商标权及不正当竞争为由，将山东某某生物科技有限公司、东阿县某某有限公司诉至山东省德州市中级人民法院，于2020年1月15日立案。一审判决山东某某生物科技有限公司、东阿县某某有限公司停止侵犯东阿某股份有限公司第9503182号注册商标专用权的行为；停止生产、销售使用涉案侵权包装、装潢的阿胶糕产品；赔偿东阿某公司经济损失及为制止侵权的合理费用15万元。（资料来源：中国裁判文书网，2020年8月25日）

**讨论：** 1.商标有何意义？

2.如何处理商标侵权？

**1.商标的概念**

商标是商品生产者或经营者为了使自己销售的商品在市场上同其他商品生产者或经营者的商品相区别，而使用的一种标记。这种标记通常用文字、图形或文字、图形的组合构成。

**2.商标的分类**

包括商品商标、服务商标和集体商标、证明商标。集体商标，是指以团体、协会或者其他组织名义注册，供该组织成员在商事活动中使用，以表明使用者在该组织中的成员资格的标志。证明商标，是指由对某种商品或者服务具有监督能力的组织所控制，而由该组织以外的单位或者个人使用于其商品或者服务，用以证明该商品或者服务的原产地、原料、制造方法、质量或者其他特定品质的标志。

**3.商标权**

商标权是商标所有人依法对自己注册的商标享有的专用权，又称商标专用权。商标专用权包括：独占使用权、禁止权、转让权、许可使用权。

**4. 商标注册的原则**

《商标法》对规定商标注册的原则包括：在先申请原则、自愿注册与强制注册相结合原则、集中注册原则。

**5. 下列标志不得作为商标注册**

① 仅有本商品的通用名称、图形、型号的。
② 仅直接表示商品的质量、主要原料、功能、用途、重量、数量及其他特点的。
③ 其他缺乏显著特征的。

前款所列标志经过使用取得显著特征，并便于识别的，可以作为商标注册。

**6. 商标权的保护期**

我国《商标法》规定，注册商标的有效期为十年，自核准注册之日起计算。注册商标有效期满，需要继续使用的，应当在期满前六个月内申请续展注册；在此期间未能提出申请的，可以给六个月的宽展期。宽展期满仍未提出申请的，注销其注册商标。每次续展注册的有效期为十年。

### 活动2　WTO与医药知识产权保护

1985年，以美国、瑞士为代表的20个国家提出将"知识产权与贸易""服务贸易""投资保护"作为三个新议题列入原贸易总协定（GATT）多边谈判范围，引发1986年开始的乌拉圭回合谈判。1991年发达国家与有关发展中国家最终就知识产权问题达成协议，签订了"与贸易有关的知识产权协议"（TRIPS），从而把知识产权与贸易相联系，使货物贸易、服务贸易与贸易有关的知识产权一起成为世界贸易组织（WTO）的三大支柱，促成了WTO于1995年1月1日正式成立，取代了原关贸总协定。WTO是世界各国、地区间管理贸易政策的国际机构，在商品、服务以及知识产权等的国际贸易、交流与协作方面发挥着经济联合国的作用，是20世纪以来新的世界性多边贸易体制的典型体现。

与贸易有关的知识产权协议（TRIPS）的目标和宗旨是：减少对国际贸易的扭曲和阻塞，促进对知识产权国际范围内更充分、有效的保护，确保知识产权的实施及程序不会对合法贸易构成壁垒。其特点是：内容涉及广（几乎涉及知识产权的各个领域），保护水平高，把履行协议保护产权与贸易制裁紧密结合在一起，已成为知识产权国际保护体系的核心。

与贸易有关的知识产权协议（TRIPS）对制药生产企业影响最大，TRIPS协定几乎涵盖了制药业在全球所有类型的知识产权保护的最低标准，包括基本准则、技术标准、专利使用、强制性执行、争端的解决等。

## 实训4-1　我国新药研发现状调查

**【实训目标】**

1. 了解我国新药研发的现状，并能针对存在的问题提出改进意见。
2. 提高学生社会调查、团队合作及书面表达的能力。

**【实训内容】**

1. 3~4人为一组，熟悉我国有关新药研发的法律法规。
2. 小组讨论，列出调查提纲。

3. 通过网络、书籍、报刊、实地考察等方式调查我国新药研发的现状，内容主要包括我国上市新药的数量、适应证、生产厂家等，在研药物的基本情况，新药研发存在的问题，与欧美发达国家的比较等。

4. 根据调查结果，撰写调查报告，并制作 PPT 进行汇报。

5. 小组展示结果，互动交流。

【考核评价】

小组互评和教师点评相结合。各小组根据调查报告的准确性、完备性和 PPT 汇报表现进行评分。教师结合小组互评结果，对各小组完成调查报告和 PPT 的质量以及汇报情况进行总评。

## 实训 4-2　模拟药品注册申请

【实训目标】

1. 能准确判断药品注册分类。
2. 能根据不同的药品注册分类说出注册申请程序。
3. 提高学生归纳总结、团队合作及语言表达的能力。

【实训内容】

1. 学生分组，4~6 人为一组，熟悉我国有关药品注册管理的法律法规。
2. 教师给出不同注册分类的药品，小组抽签。
3. 小组内讨论确定抽到的药品注册分类。
4. 通过网络、书籍等搜集、整理资料，组内分工确定不同组员扮演的角色，小组内演练药品注册程序。
5. 以小组为单位展示结果，互动交流。

【考核评价】

小组互评和教师点评相结合。小组间根据判断药品注册分类的准确性及注册申请程序和提交相应资料的完整性、表达能力进行评分。教师结合小组互评结果，对各小组的准备情况及演练结果进行总评。

## 实训 4-3　药品专利检索

【实训目标】

1. 知道常用的专利检索工具，能准确检索药品相关专利。
2. 了解专利检索的意义。
3. 提高学生数据检索、团队合作及书面表达的能力。

【实训内容】

1. 3~4 人为一组，熟悉我国《专利法》等有关专利的法律法规。
2. 小组讨论，拟定检索课题。
3. 根据专利检索工具和检索课题，编写专利检索式。
4. 撰写专利检索报告，并对检索结果进行分析。
5. 小组展示结果，互动交流。

【考核评价】

小组互评和教师点评相结合。小组互评根据检索课题的新颖性、可行性，专利检索报告的准确性、完备性和语言表达能力进行评分。教师结合小组互评、实训态度和专利检索报告的质量进行总评。

## 项目检测

一、最佳选择题（每题的备选项中，只有1个最符合题意）

1. 属于临床前研究工作，应遵循GLP规范的是（　　）
A. 药品再评价　　　B. Ⅳ期临床试验　　C. Ⅰ期临床试验　D. 药理毒理研究

2. 属于上市后研究工作，应遵循GCP规范的是（　　）
A. 药品再评价　　　B. Ⅳ期临床试验　　C. Ⅰ期临床试验　D. 药理毒理研究

3. 不可申请专利的是（　　）
A. 新化合物　　　　B. 新药制备方法　　C. 科学发现　　　D. 药品外观设计

二、配伍选择题（题目分为若干组，每组题目对应同一组备选项，备选项可重复选用，也可不选用。每题只有1个备选项最符合题意）

[1~4]
A. 上市后研究　　　　　　　　　　B. 确证性临床试验
C. 临床药理学研究　　　　　　　　D. 探索性临床试验

1. Ⅰ期临床试验（　　）
2. Ⅱ期临床试验（　　）
3. Ⅲ期临床试验（　　）
4. Ⅳ期临床试验（　　）

[5~8]
A. 药品注册检验　　　　　　　　　B. 主管全国药品注册管理工作
C. 药品上市许可申请的审批　　　　D. 药品注册核查

5. 国家药监局负责（　　）
6. 药品审评中心负责（　　）
7. 药品核查中心负责（　　）
8. 中检院负责（　　）

[9~12]
A. 实行特别审批　　　　　　　　　B. 适用突破性药物治疗程序
C. 适用优先审评审批程序　　　　　D. 附条件批准

9. 药物临床试验期间，用于防治严重危及生命或者严重影响生存质量的疾病，且尚无有效防治手段或者与现有治疗手段相比有足够证据表明具有明显临床优势的创新药或者改良型新药等，申请人可以申请（　　）

10. 药物临床试验期间，治疗严重危及生命且尚无有效治疗手段的疾病的药品，药物临床试验已有数据证实疗效并能预测其临床价值的，申请人可以申请（　　）

11. 药品上市许可申请时，符合儿童生理特征的儿童用药品新品种、剂型和规格，申请人可以申请（　　）

12. 在发生突发公共卫生事件的威胁时以及突发公共卫生事件发生后，国家药品监督管理局可以依法决定对突发公共卫生事件应急所需防治药品实行（　　）

[13～15]

A. 国药准字H（Z、S）J＋四位年号＋四位顺序号
B. 国药准字H（Z、S）C＋四位年号＋四位顺序号
C. 国药准字H（Z、S）＋四位年号＋四位顺序号
D. 国药试字H（Z、S）＋四位年号＋四位顺序号

13. 境内生产药品批准文号格式（　　）
14. 境外生产药品批准文号格式（　　）
15. 港澳台生产药品批准文号格式（　　）

### 三、多项选择题（每题的备选项中，有2个或2个以上符合题意）

1. 中药注册分类包括（　　）
   A. 中药创新药　　　　　　　　B. 古代经典名方中药复方制剂
   C. 中药改良型新药　　　　　　D. 同名同方药

2. 化学药注册分类包括（　　）
   A. 化学药创新药　　　　　　　B. 境外上市国内未上市药
   C. 化学药改良型新药　　　　　D. 仿制药

3. 符合豁免药物临床试验条件的有（　　）
   A. 仿制药　　　　　　　　　　B. 按照药品管理的体外诊断试剂
   C. 中药改良型新药　　　　　　D. 其他符合条件的情形

4. 《药品注册管理办法》制定的依据有（　　）
   A. 《药品管理法》　　　　　　B. 《疫苗管理法》
   C. 《中医药法》　　　　　　　D. 《药品管理法实施条例》

5. 专利权人的权利是（　　）
   A. 禁止他人未经专利权人许可实施其专利的权利
   B. 许可他人实施专利权的权利
   C. 转让其专利权的权利
   D. 注明标记的权利

6. 发明专利和实用新型专利的授予条件包括（　　）
   A. 新颖性　　　B. 创造性　　　C. 实用性　　　D. 专有性

7. 可以授予专利权的包括（　　）
   A. 制药设备及药物分析仪器　　　B. 药品的合成、制备、提取、纯化等方法
   C. 新型缓释及控释制剂　　　　　D. 药物剂型、性状、结构的改变

### 四、思考题

1. 简述新药研发的过程。
2. 简述药物临床试验的分期和目的。
3. 什么是药品注册检验？何时启动药品注册检验？
4. 药品的上市路径有哪些？
5. 新药和仿制药有何区别？

6. 符合哪些情形，可以申请非处方药上市许可申请？
7. 药品注册事项包括哪些？
8. 化学药品注册分类包括哪几种？
9. 什么是关联审评审批？
10. 药品加快上市注册程序有哪些？
11. 药品上市许可持有人的权利和义务有哪些？
12. 简述药品进口备案的程序。
13. 专利权包括哪些？专利权的期限是多少年？
14. 商标权有哪些？商标权的期限是多少年？

（何方方）

# 项目五 药品生产管理

## 项目说明

本项目共完成四个任务：任务一了解药品生产的特点及药品生产企业，使同学们初步感受药品生产与其他行业不同的地方，建立药品质量的概念，由此引发学生对保证药品质量方法的探索，即 GMP 的定义和重要性；任务二学习 GMP，使同学们了解 GMP 由来与发展趋势、我国 GMP 的简况、GMP 基本概念和有关规定；任务三熟知药品生产管理许可制度，药品生产管理与风险管理等内容；任务四为案例分析，通过案例分析使同学们联系实际，熟知 GMP 的应用。

## 任务一  药品生产的特点及药品生产企业

### 任务目标

**知识目标**
1. 熟悉药品生产的特点以及生产企业的特征。
2. 了解药品生产企业厂区布局。

**能力目标**
能绘制药品生产企业厂区布局图。

### 活动1  药品生产及药品生产管理的特点

组织观看有关药品生产企业课件或 GMP 模拟车间，然后让学生讨论：
① 什么是药品？复习药品管理法对药品的定义。
② 药品生产企业的定义。
③ 药品的生产过程（原料按照规定的方法制备成药品的过程。这个过程中有很多因素会对其质量产生影响）。

根据表 5-1 的提示，讨论哪些方面会对药品生产和质量产生影响（提示：可以从药品生产的全过程进行考虑。）

表5-1  药品生产质量的影响因素

| 影响因素 | 举例 |
| --- | --- |
| 人员 | 如：制药工人 |
| 设备 |  |
| 方法和工艺 |  |
| 物料 |  |
| 环境 |  |

（1）药品生产  指将原料加工制备成能供医疗用的药品的过程，包括原料药生产和药物

制剂的生产。扫码观看数字资源 5-1　什么是药品生产。

（2）药品生产的特点　药品生产属于工业生产，具有一般工业生产的共性，同时，由于药品的特殊性，法律控制严格，其生产更关注质量管理。①药品生产质量要求严格，要求产品标准化、管理规范化；②药品生产对象的复杂性和多样性，对设备设施往往有特殊要求，对可能有影响药品质量的因素都应有预防和控制的技术手段，生产技术水平要求高；③对生产药品的环境卫生、工艺卫生、人员卫生均有严格的要求；④药品与人们的健康和生命息息相关，在药品的生产过程中，必须进行全面质量管理，保证药品安全有效。

（3）药品生产管理的特点　就是全过程的质量管理，通过对人员、制药环境、厂房设施和设备、物料（原料、辅料、包装材料）、介质（空气、气体、制药用水）、制药过程的标准化生产操作和质量控制、定期对整个生产过程进行验证、产品有效期内进行稳定性考察和上市后不良反应监测等涉及药品质量的每一个环节都作出规定，从而保证药品的质量。

### 活动2　药品生产企业

观察某制药企业厂区图（图 5-1～图 5-3）。

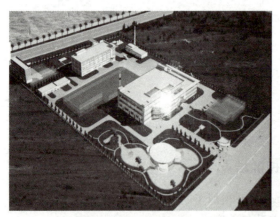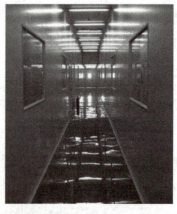

图5-1　制药企业布局　　　　　　　　图5-2　洁净厂房

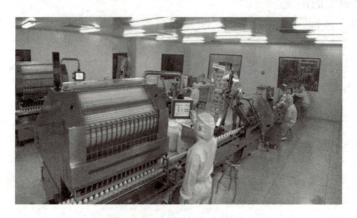

图5-3　制药企业生产线

说明：该厂区布局图为华南地区某中药生产企业，主建筑物是制剂车间，次建筑是提取车间，右上角为动力区，左下角建筑是行政区。主入口在大路边，次入口在河边。该地区的主风向是东南风。

请从厂房布局和厂房内部特点方面,分析一下哪些方面可以防止污染、混杂?

药品生产企业:是指药品生产的专营企业或者兼营企业,是应用现代科学技术,自主地进行药品生产经营活动,实行独立核算,自负盈亏,具有法人资格的基本经济组织。

药品生产企业具有以下几方面特征:①药品生产企业是技术密集型兼资本密集型企业;②药品生产企业属于流程型制造企业;③药品生产企业兼顾社会效益和经济效益;④药品生产企业机会风险并存;⑤药品生产企业质量管理与环境保护相结合。

## 任务二　学习GMP

### 任务目标

**知识目标**

1. 熟悉 GMP 基本概念,GMP 的有关规定。
2. 了解 GMP 由来与发展趋势及我国 GMP 的简况。

**能力目标**

会辨别药品生产是否符合 GMP 规定。

### 活动1　GMP由来与发展趋势及我国GMP的简况

**1. GMP由来与发展趋势**

"反应停"药难事件发生后,美国 FDA 派专家到企业调查,发现造成这些药难事件的原因是多方面的。一是先天性不足,没有对新药及其杂质进行足够的安全试验,缺乏严格的审批制度;二是后天性缺陷,即生产过程造成混杂、交叉污染或微生物污染,生产药品的环境条件触目惊心,不能保证药品质量,显然,作为制药企业的共性问题是缺乏有效的质量保证体系,由此提出了药品生产必须有质量管理规范。1963 年,美国国会将《药品生产质量管理规范》(Good Manufacturing Practice,GMP)颁布为法令,要求国内所有制药企业遵照执行,从此产生了世界上第一部 GMP。凡是向美国出口药品和在美国生产的制药企业,必须符合现行 GMP(current GMP,cGMP)的要求。

1969 年世界卫生组织(WHO)也颁布了 GMP,向各成员国推荐,经过几次修订,成为国际性 GMP 基础。欧共体是在 1972 年颁布了 GMP,日本在 1974 年颁布了 GMP;其他如东南亚国家联盟、德国、澳大利亚等国也先后制定了 GMP。目前,世界上已有 100 多个国家和地区制定了自己的 GMP。

**2. 我国GMP的简况**

我国提出在制药企业中推行 GMP 是在 20 世纪 80 年代初。1982 年,中国医药工业公司参照一些先进国家的 GMP 制订了《药品生产管理规范》(试行稿),并开始在一些制药企业试行。

1988 年,根据《药品管理法》,卫生部颁布了我国第一部《药品生产质量管理规范》(1988 年版),作为正式法规执行。

1992 年,卫生部又对《药品生产质量管理规范》(1988 年版)进行修订,颁布了《药品生产质量管理规范》(1992 年修订)。

1998 年,国家药品监督管理局总结几年来实施 GMP 的情况,对 1992 年修订的 GMP

再次进行修订，于1999年6月18日颁布了《药品生产质量管理规范》（1998年修订），1999年8月1日起施行。

到1998年完成对血液制品生产企业的药品GMP认证；2000年底，粉针剂、大容量注射剂和基因工程产品实现全部在符合药品GMP的条件下生产；2002年底，小容量注射剂药品实现全部在符合药品GMP的条件下生产。实现从2004年7月1日起所有的药品制剂和原料药均必须在符合GMP的条件下生产的目标，未通过认证的企业全部停产。当年全国有2000多家药品生产企业从2004年7月1日已停止生产。2008年1月1日起，所有未通过GMP的中药饮片厂也停止了生产。这是我国第一次全面实施GMP。

2011年2月25日，国家食品药品监督管理局（SFDA）根据1998年后实施GMP的情况，颁布了《药品生产质量管理规范（2010年修订）》（中华人民共和国卫生部令第79号），自2011年3月1日起施行。标志着我国GMP管理又迈上了一个新的台阶。此后，根据本规范第三百一十条规定，国务院药品监督管理部门以附录方式制定了无菌药品、原料药、生物制品、血液制品、中药制剂、放射性药品、中药饮片、医用氧、取样、计算机化系统、确认与认证、生化药品等12个文件，作为GMP的配套文件，与GMP具有同等效力。

通过实施药品GMP，我国药品生产企业生产环境和生产条件发生了根本性转变，制药工业总体水平显著提高，规范了药品生产秩序，有力地保证了人民群众的用药安全有效。

## 活动2　GMP基本概念

### 1. 什么是GMP

GMP即《药品生产质量管理规范》的简称。GMP是世界各国对药品生产全过程监督管理普遍采用的法定技术规范，是国内外公认的确保药品安全、有效的根本性制度。

GMP不是告诉我们如何生产药品的，因为每一种药品都有每一种规定的制法，GMP是规定我们在生产药品时如何保证质量的。GMP对影响药品生产质量的各种因素提出了最基本的要求，从根本上把握住影响质量的各个环节，最终实现生产质量的万无一失。GMP是生产合格药品的最低要求。

### 2. 为什么要执行GMP

GMP是对药品生产过程中的质量进行全面的保证。药品生产是工厂化的大批量生产，应保证不同时间、不同人、不同设备生产出的同一品种质量是相同的，达到的效果也是一样的，同时还要保证一次生产的同一批号的产品应该是相同的，例如活性强、剂量小的药品，如果均一性不好，可能会导致这一次服药没有疗效，另一次服药就出现毒副反应，危及生命安全。

药品追求的质量以每一瓶、每一粒药为保证单位，目的在于真正实现万无一失，保证使用者的安全和健康。如何满足这样的质量要求呢？世界各国都选择了GMP——药品生产质量管理规范。

药品的质量是生产出来的，不是检验出来的。药品质量看似质量管理部门的责任，产品合格还是不合格是由质量管理部门判定的。但是，产品质量是在生产过程中形成的。由于质量标准发展的阶段性，我们还不能完完全全通过检验控制药品的质量，这就造成了质量控制的漏洞。况且药品的抽样检验存在着一定的概率性，个别药品中存在的质量问题并不一定能抽检到，这与药品质量必须万无一失的GMP目标相比，差距是显而易见的。我们现在按照GMP要求，对生产的每一个过程都进行监控，就可以弥补质量标准和检验的不足。

所以，GMP 的规定要求都是为了保证质量，最大限度地降低药品生产过程中的污染、交叉污染、混淆和差错等风险，这也就是 GMP 的核心。

> **资料卡**
>
> **现行 GMP（cGMP）**
>
> cGMP（current GMP，即现行 GMP），在美国，FDA 并不向企业颁发 GMP 证书，因为评价企业实现 GMP 的标准要看它的产品质量是否真正做到万无一失。美国从 20 世纪 60 年代开始推行 GMP，至今每年都有新要求，他们崇尚动态的"现行 GMP"，不搞标新立异的花架子，强调持续推行。只有深刻领会 GMP 创导的理念，寻找差距和薄弱环节，持续不断深化 GMP 的实施，才能真正诠释 GMP 的真谛，实施 GMP 是一项只有起点而无止境的工作。
>
> 一家国外著名制药企业在介绍他们实施 GMP 情况时曾肯定地说，如今他们的产品可以不经过检验即可出厂，因为实施 GMP 后产品质量均一、有效，成品检验只是履行程序而已。一些发达国家对无菌药品实施以"参数放行"取代传统的产品最终检验放行的程序，并纳入 GMP 管理；这是鉴于他们用经过验证批准的灭菌程序，对无菌药品生产进行有效质量控制、监测的结果。这些落在实处的 GMP 实施经验值得我们借鉴。

## 活动3　GMP 的有关规定

### 1.GMP 正文基本内容

正文共有 14 章 313 条。

（1）总则　明确制定 GMP 的依据是《药品管理法》和《药品管理法实施条例》，规定企业应当建立药品质量管理体系。明确了 GMP 作为质量管理体系的一部分，是药品生产管理和质量控制的基本要求。实施 GMP 的目的是最大限度地降低药品生产过程中污染、交叉污染以及混淆、差错等风险，确保持续稳定地生产出符合预定用途和注册要求的药品。

（2）质量管理　规定了原则、质量保证、质量控制、质量风险管理的要求。质量管理的原则是企业应当建立符合药品质量管理要求的质量目标，由企业的不同层次管理人员以及供应商、经销商共同贯彻完成，必要条件是配备足够的、符合要求的人员、厂房、设施和设备。企业必须建立质量保证系统，确保药品从研发、原材料采购、生产管理过程、质量管理过程、验证以及放行销售贮存等一系列过程符合管理要求。质量控制包括相应的组织机构、文件系统以及取样、检验等，确保物料或产品在放行前完成必要的检验，确认其质量符合要求。规定企业要进行产品质量风险管理，将质量管理提高了一个新的高度；质量风险管理是在整个产品生命周期中采用前瞻或回顾的方式，对质量风险进行评估、控制、沟通、审核的系统过程。通过风险管理，力求把风险导致的各种不利后果减少到最低程度。
扫码观看数字资源 5-2　质量管理——质量管理体系。

（3）机构与人员　对机构与人员的设置原则、关键人员素质要求、培训、人员卫生做出明确要求。人是生产中最活跃的因素，设备是人操作的，制度是人执行的，在 GMP 体系的三大要素——人、硬件、软件中，人是 GMP 组成的第一要素。所以人员管理是 GMP 实施的重点，

扫一扫

对人员和机构做出如下规定。

① 药品生产企业必须建立生产管理机构和质量管理机构。配备足够数量并具有适当资质（含学历、培训和实践经验）的管理和操作人员，明确规定每个部门和每个岗位的职责对企业各级各类人员的学历、所学专业、生产或质量管理的经验、解决生产实际问题的能力，不同岗位的专业技术培训和考核上岗等都进行了规定。

② 关键人员应当为企业的全职人员，至少应当包括企业负责人、生产管理负责人、质量管理负责人和质量受权人。明确规定了关键人员的资质、职责。质量管理负责人和生产管理负责人不得互相兼任。质量管理负责人和质量受权人可以兼任。扫码观看数字资源5-3 关键人员。

③ 质量管理工作具有独立性和权威性。质量管理部门应当参与所有与质量有关的活动，负责审核所有与GMP有关的文件。

④ 培训：与药品生产、质量有关的所有人员都应当经过培训，培训的内容应当与岗位的要求相适应并定期评估培训效果。高风险操作区的工作人员要接受专门的培训。

⑤ 人员卫生：包括人员卫生操作要求（健康、卫生习惯及人员着装）、健康管理、生产区域人员卫生要求等，最大限度地降低人员对药品生产造成污染的风险。个人卫生方面，规定了不得化妆，不得佩戴饰物和手表、手机，不得裸手接触药品。

图 5-4 为组织机构设置模式。

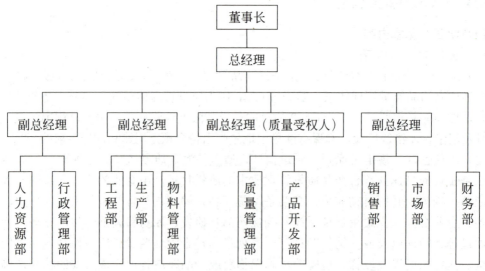

图5-4 组织机构设置模式（表示质量与生产的关系）

（4）厂房与设施

① 厂房是药品生产企业的硬件，为药品生产提供良好的生产环境。本章规定了厂房、设施的原则，对生产区、仓储区、质量控制区、辅助区分别做出明确要求。厂房的选址、设计、布局、建造、改造和维护必须符合药品生产要求，应当能够最大限度地避免污染、交叉污染、混淆和差错，便于清洁、操作和维护。生产区根据所生产药品的特性、工艺流程及相应洁净级别要求合理设计、布局和使用，对洁净厂房的布局、设施、净化、压差、温湿度、照明应符合要求。生产具有特殊性质的药品厂房要求以及仓储区有足够的空间，

有序存放待验、合格、不合格、退货或召回的原辅料、包装材料、中间产品、待包装产品和成品等各类物料和产品。有通风和照明设施。能够满足物料或产品的贮存条件（如温湿度、避光）和安全贮存的要求，并进行检查和监控。待验区应当有醒目的标识，不合格、退货或召回的物料或产品应当隔离存放。有单独的物料取样区。质量控制实验室通常应当与生产区分开，用于样品处置、留样和稳定性考察样品的存放以及记录的保存。实验室、仪器室、动物房等要求进行了规定。对辅助区包括休息室、更衣室、盥洗室、维修间等也作出明确规定。扫码观看数字资源5-4　生产区。

② 设施是附属于厂房的如给排水、空调、管道、照明等。按生产要求分为一般区和洁净区。要求应布局合理。洁净区有温度、湿度控制和空气净化过滤，有适度的照明；洁净区与非洁净区之间、不同级别洁净区之间的压差应当不低于10Pa。应防止昆虫、动物进入。设施如墙面、水池、地漏等应便于清洁，便于操作，便于贮存。产尘操作间采取专门的措施防止粉尘扩散等，不可避免时要有消除污染的措施。

对生产特殊产品的要求：污染性、高活性、高致敏性的药品生产应使用独立厂房和设施，排风需要净化；房间应相对负压等规定，防止污染其他生产线。

（5）设备　也属于硬件要求。GMP对设备的原则要求、设计安装、维护和维修、使用和清洁、校准、制药用水方面进行了明确的规定。原则要求：设备的设计、选型、安装、改造和维护必须符合预定用途，应当尽可能降低产生污染、交叉污染、混淆和差错的风险，便于操作、清洁、维护以及必要时进行的消毒或灭菌。生产设备及其维护和维修不得影响产品质量，设备的使用和清洁有明确的操作规程，生产设备有明显的状态标识。应定期对生产和检验用衡器、量具、仪表、记录和控制设备以及仪器进行校准和检查，确保关键衡器、量具、仪表、记录和控制设备以及仪器经过校准，使用范围和精密度应符合生产和检验要求，有明显的合格标志，所得出的数据准确、可靠。设备的使用、保养、检修有制度与记录，有状态标志，有设备清洁规程等管理制度。制药用水的制备、储存、分配应能防止微生物的滋生和污染。纯化水可采用循环，注射用水可采用70℃以上保温循环。扫码观看数字资源5-5　制药用水。

（6）物料与产品　本章对原辅料、中间产品和待包装产品、包装材料、成品、特殊管理的物料和产品、其他物料做出明确要求。要求药品生产所用的原辅料、与药品直接接触的包装材料应当符合相应的质量标准。应建立物料和产品的操作规程，确保物料和产品的正确接收、贮存、发放、使用和发运，防止污染、交叉污染、混淆和差错。物料供应商的确定及变更应当进行质量评估，并经质量管理部门批准后方可采购。物料均应有适当的标识；只有经质量管理部门批准放行并在有效期或复验期内的原辅料方可使用。物料和产品应根据其性质分批贮存，发放及发运应当符合先进先出和近效期先出的原则。应建立印刷包装材料设计、审核、批准的操作规程，确保印刷包装材料印制的内容与药品监督管理部门核准的一致，并建立专门的文档，保存经签名批准的印刷包装材料原版实样。印刷包装材料应当设置专门区域妥善存放，印刷包装材料应当由专人保管，并按照操作规程和需求量发放。扫码观看数字资源5-6　物料和产品基础知识、5-7　物料接收、5-8　配料。简单总结如下。

① 物料购入要求：应符合标准，从合法单位购进。物料供应商经质量部门审计，保持相对的稳定。

② 管理要求：待检、合格、不合格物料要严格管理，标记明显；麻醉药品、精神药品、医疗用毒性药品（包括药材）、放射性药品、药品类易制毒化学品及易燃、易爆和其他危险品的验收、贮存、管理应当执行国家有关的规定。

③ 贮存要求：贮存条件按物料的贮存规定；贮存期限按各物料贮存使用期限；已加工净药材与未加工的严格分开。

④ 产品回收要求：需经预先批准，并对相关的质量风险进行充分评估，根据评估结论决定是否回收。

⑤ 重新加工：制剂产品不得进行重新加工。只有不影响产品质量，对相关风险充分评估后，允许返工处理并进行额外相关项目的检验和稳定性考察。

⑥ 退货：经检查、检验和调查，退货质量未受影响，且经质量管理部门根据操作规程评价后，方可考虑将退货重新包装、重新发运销售。退货处理的过程和结果应当有相应记录。

### 案例5-1　广西玉林市某中药饮片有限公司违法生产药品

2020年6月2日，广西壮族自治区药品监督管理局发布对广西玉林市某中药饮片有限公司当场行政处罚决定书，广西玉林市某中药饮片有限公司因未遵守《药品生产质量管理规范》，违反了《药品管理法》相关规定，被广西壮族自治区药品监督管理局责令改正并警告。

其违法行为如下：①生产管理负责人和质量管理负责人未能有效履行职责对《药品生产质量管理规范》执行状况进行监督。②标示已清洁的部分生产设备未清洁到位。如：多功能切药机（设备编号 SC-019）和转盘式切药机（设备编号 SC-005）表面有大量灰尘、传送带有药屑，热风循环烘箱（设备编号 SC-018）内部有大量药屑，蒸煮间的电加热夹层锅内有积水及大量黑色沉淀物。③《大血藤生产工艺规程》没有确定原材料的投料量。④未按照经批准的操作规程进行生产操作。如：大血藤（批号 200501）中间品干燥、筛选未按照《中间品检验管理规程》要求凭中间品检验合格报告单进行物料流转，中间品的水分测定方法未按照《中间品检验操作规程》的要求用《中国药典》方法进行测定。⑤数据记录不完整不可追溯。如：大血藤（批号 200501）批生产记录领料单无领取数量、成品仓部分货位卡无经办人和仓管员填写签名，原药材检验记录无复核人签名和复核日期。⑥直接盛装中间品大血藤（批号 200501）、待包装品白术（批号 200501）的包装材料未达到至少符合食品包装材料标准的要求。⑦操作人员裸手筛选荆芥（批号 200501）。⑧成品仓天花板渗水，裂缝处产生脱落物。⑨部分生产设备和检验仪器无使用记录或使用时间。如：蒸煮间的电加热夹层锅、化验室的磁力加热搅拌器等无使用记录，生产、检验所用设备和仪器无使用时间。（资料来源：广西壮族自治区药品监督管理局官网，2020年6月2日）

（7）确认与验证　要求企业应确定需要进行的确认或验证工作，以证明有关操作的关键要素能够得到有效控制。确认或验证的范围和程度应当经过风险评估来确定。需要确认的是厂房、设施、设备和检验仪器，需要验证的是生产工艺、操作规程和检验方法，并能以文件和记录证明达到以下预定的目标。采用新的生产处方或生产工艺前和清洁方法均需验证，当影响产品质量的主要因素，如原辅料、与药品直接接触的包装材料、生产设备、生产环境（或厂房）、生产工艺、检验方法等发生变更时，应当进行确认或验证。必要时，还应当经药品监督管理部门批准。确认和验证不是一次性的行为，首次确认或验证后，还需根据产品质量回顾分析情况进行再确认或再验证。

（8）文件管理　文件是质量保证系统的基本要素，是软件系统。通过文件系统可以完整追溯药品生产的每一个过程，所以文件对企业非常重要。本章包含文件管理的原则、质量标准、工艺规程、批生产记录、批包装记录、操作规程和记录六个部分。企业必须有内容正确的书面质量标准、生产处方和工艺规程、操作规程以及记录等文件。建立文件管理的操作规程，对设计、制定、审核、批准和发放文件以及起草、修订、审核、批准、替换或撤销、复制、保管和销毁等进行管理，文件的内容与药品生产许可、药品注册等相关要求一致；分发、使用的文件应当为批准的现行文本，已撤销的或旧版文件不得在工作现场出现。与GMP有关的每项活动均应当有记录，记录应及时填写，内容真实、字迹清晰、易读，保持清洁，不得撕毁和任意涂改。每批药品应当有批记录，批记录应当由质量管理部门负责管理，至少保存至药品有效期后一年。扫码观看数字资源5-9　文件基础知识、5-10　记录、5-11　药品批次的划分。

> **资料卡**
>
> ### 文件的种类及举例
>
> 文件包括质量标准、工艺规程、操作规程、记录、报告等。
>
> 文件分为两类：标准和记录。
>
> 标准分为管理标准（如取样管理制度）、技术标准（如产品内控标准、工艺规程）、操作标准（即SOP，如压片机清洁规程）。
>
> GMP文件原则：要求事事有章可循，按章办事；做到事事有依据，事事有人做，事事有记录，事事有检查。
>
> 文件举例：管理标准（附记录）。
>
> #### 取样管理制度
>
> 1　目的　建立取样管理制度，保证取样均匀、具有代表性。
>
> 2　适用范围　用于中药材、原辅料、包装材料、中间产品、成品的取样。
>
> 3　职责　检验员、中心检验室主任负责本制度的实施。
>
> 4　关键词定义　"取样"系指从一批产品中，按取样办法抽取一定数量并具有代表性的样品。
>
> 5　内容
>
> 5.1　中药材、原辅料、包装材料、中间产品、成品的取样皆应在收到各相关部门的请验单后，准备相应的取样器材，及时按规定进行取样。
>
> 5.2　进厂的中药材按批（包装单位：件）取样；原辅料、中间产品按批（包装单位：桶、袋）取样；成品按批（包装单位：箱）取样；包装材料及有特殊要求的物料等，按其相应的取样办法项下规定进行取样。
>
> 5.3　取样要有代表性（全批取样，分部位取样），一次取得的样品最少可供三次检验用量。
>
> 5.4　取样原则

5.4.1 一般中药材批总包件数在100以下的，取样5件；100～1000件的按5%取样；超过1000件的，超过部分按1%取样；不足5件的，逐件取样；贵重药材，不论包件多少均需逐件取样。

5.4.2 原料、中间产品、成品以一个批号的总件数为计算单位，设总批件数为$n$，当$n<3$时，每件取；$300>n>3$时，按$\sqrt{n}+1$数量开封取样，当$n>300$时按$\sqrt{n}/2+1$取样并仔细比较同批各桶外观性状有无差异，将同批号各桶取样均匀混合。若为不同批号则分别取样。

5.5 取样时首先应核对货物标签及实物与请验单注明内容是否一致。

5.5.1 西药原辅料应核对品名、批号、数量、规格、来源。

5.5.2 中药材应核对品名、批号、数量、来源、产地。

5.5.3 中间产品应核对品名、批号、数量。

5.5.4 成品应核对品名、批号、数量、规格。

请验单上的品名应为药品的通用名，也可在通用名后用括号括起商品名。如是进口药品，应检查口岸药品检验所报告，无误后方可取样。

5.6 取样部位 当一批抽检数量=1时，必须在整个包装单位上、中、下不同部位取样混匀，当一批抽检数量>1时，可把不同包装不同部位的取样混合均匀即可。

5.7 取样用具及容器应清洁、干燥。在使用或贮藏过程中，要防止受潮和异物混入。

5.8 凡需作微生物限度检查用的样品，必须采用消毒的洁净容器；引湿性强的、易风化的样品必须采用适宜措施进行密封，若使用塑料袋盛装，应将塑料袋口扎紧；对光不稳定样品必须采用棕色瓶取样；易氧化变质样品，即取即检，取完样后要及时扎好袋口并恢复原包装，贴上"取样证"（附件一）。

5.9 取样后应填写"取样记录"（附件二），内容包括：品名、批号、取样件数、取样量、取样人、取样日期，核对检查情况。

5.10 取样过程如有异常现象或不清楚的情况应及时向领导请示和汇报，并在取样记录上注明。

5.11 需要重新取样时，亦应按各取样办法进行取样。

6 附件

附件一 取样证（图5-5）

```
记录编码：MS-QU-10-004-R01-00
         取 样 证
品名 _____
批号 _____ 数量 _____
物料进厂编号 _____
取样人 _____
取样日期 _____
```

图5-5 取样证

附件二　取样记录（图 5-6）

记录编码：MS-QU-10-004-R02-00

**取 样 记 录**

品　名＿＿＿＿＿＿　　批　号＿＿＿＿＿＿

取样件数＿＿＿＿＿＿　取 样 量＿＿＿＿＿＿

取 样 人＿＿＿＿＿＿　取 样 日 期＿＿＿＿＿＿

取样说明：

1 核对检查情况：

2 其他情况：

图5-6　取样记录

（9）生产管理　本章对生产管理的原则、防止生产过程中的污染和交叉污染、生产操作、包装操作有明确的规定，核心还是为了保证质量。要求所有药品的生产和包装均应当按照批准的工艺规程和操作规程进行操作并有相关记录，并符合药品生产许可和注册批准的要求。建立划分产品生产批次的操作规程；每批药品均应当编制唯一的批号；每批产品应当检查产量和物料平衡，确保无潜在质量风险；不得在同一生产操作间同时进行不同品种和规格药品的生产操作；有防止微生物、粉尘污染的措施；生产期间所有物料、设备、容器、工序、操作间标识清楚；每次生产结束后应当进行清场，下次生产前必须再次确认；生产中出现偏差，应当按照偏差处理规程进行。在防止生产过程中的污染和交叉污染、生产操作、包装操作中细化各种要求，使生产管理紧紧围绕保证质量进行。扫码观看数字资源5-12　生产管理。

（10）质量控制与质量保证　本章对质量管理部门的职责、配置进行了明确要求。首先对质量控制实验室（化验室）的基本条件进行了规定，要求人员、设施、设备要求与产品性质和生产规模相适应。质量控制负责人应具有足够的管理实验室的资质和经验，质量控制实验室的检验人员至少应具有相关专业中专或高中以上学历，并经过与所从事的检验操作相关的实践培训且通过考核。对文件、取样、不同阶段检验、留样、试剂、试液、标准品、检定菌等都作出具体要求。同时规定了质量管理部门的其他八大职责：物料和产品放行、持续稳定性考察、变更控制、偏差处理、纠正措施和预防措施、供应商的评估和批准、产品质量回顾分析、投诉与不良反应报告。质量控制与质量保证均为质量管理，是相辅相成的两个方面，质量保证的理论依据由质量控制实验得来。质量管理部门的网络结构如图 5-7 所示。扫码观看数字资源5-13　质量管理——QA 和 QC。

**案例5-2**　某制药有限公司质量管理失职被收回《药品GMP证书》

原国家食品药品监督管理总局组织对焦作某制药有限公司进行跟踪检查，经查发现该企业涉嫌存在违法违规生产问题，主要有：该企业的质量控制系统不能有效运行，检验数据

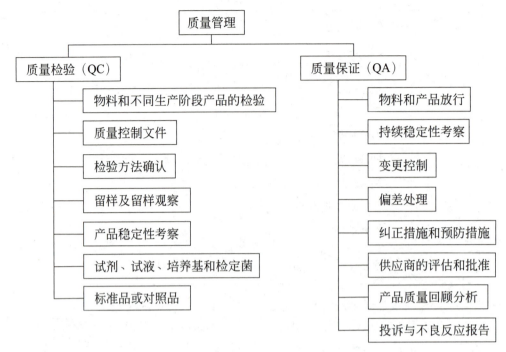

图5-7　质量管理机构网络

未能溯源,辅料质量控制不符合要求,部分分析方法未经验证,未对分析仪器的计算机系统进行权限管理和有效管控。无菌保证系统不符合要求,生产过程中无菌操作关键区域尘埃粒子监测频繁超限,未采取措施;无菌区使用的消毒剂在 D 级洁净区进行除菌过滤、装瓶;除菌过滤工艺验证不符合要求;培养基模拟灌装试验不符合要求。

上述行为均违反《药品生产质量管理规范》有关规定。国家药品监督管理局要求企业所在地省级食品药品监督管理局收回涉事企业的相关《药品 GMP 证书》,对企业涉嫌违法行为依法处理。(资料来源:国家药品监督管理局官网,2018 年 4 月 3 日)

(11) 委托生产与委托检验　随着生产力的迅速发展,社会分工越来越细,企业需要进一步降低成本和提高产品质量,委托生产与委托检验发展迅速。但是 GMP 对委托生产与委托检验有严格的控制:对委托方、受托方、合同要求都进行了规定。如委托方应对受托方进行评估,对受托方的条件、技术水平、质量管理情况进行现场考核,签订书面合同,对受托生产或检验的全过程进行监督。

(12) 产品发运与召回　本章规定了产品发运与召回的原则和具体要求。企业应建立产品召回系统,必要时可迅速、有效地从市场召回任何一批存在安全隐患的产品。因质量原因退货和召回的产品,均应当按照规定监督销毁。每批产品均应有发运记录,必要时应当能够及时全部追回;因产品存在安全隐患决定从市场召回的,应当立即向当地药品监督管理部门报告。

(13) 自检　质量管理部门应当定期组织对企业进行自检,监控 GMP 的实施情况,评估企业是否符合本规范要求,并提出必要的纠正和预防措施。自检应有计划,由企业指定人员进行独立、系统、全面的自检,自检应有记录,完成后有自检报告,包含观察到的所有情况、评价的结论以及提出纠正和预防措施的建议。

自检也叫内部质量审计,是一项自我检查纠正的活动,企业通过自检可以发现管理过程中的不足和漏洞，及时加以改进，是主动的 GMP。

（14）附则　主要解释了《规范》中的名词的定义，如包装、包装材料、物料、批、待验、物料平衡、标准操作规程、工艺规程、验证等用语的含义。

**2. GMP 附录的主要内容**

根据卫生部令第 79 号《药品生产质量管理规范（2010 年修订）》第三百一十条规定，对无菌药品、生物制品、血液制品等药品或生产质量管理活动的特殊要求，由国家食品药品监督管理局以附录方式另行制定。附录共有 12 个部分：无菌药品、原料药、生物制品、血液制品、中药制剂、放射性药品、中药饮片、医用氧、取样、计算机化系统、确认与认证、生化药品等。具体内容如下。

（1）无菌药品（2011 年 3 月 1 日起施行）　无菌药品是指法定药品标准中列有无菌检查项目的制剂和原料药，包括无菌制剂和无菌原料药。无菌药品按生产工艺可分为两类：采用最终灭菌工艺的为最终灭菌产品；部分或全部工序采用无菌生产工艺的为非最终灭菌产品。适用于无菌制剂生产全过程以及无菌原料药的灭菌和无菌生产过程，规定了无菌药品的范围、原则、洁净度要求以及人员、工艺、设备、厂房设施、生产、质量管理的要求。

洁净度概念：为了防止空气污染导致的药品污染，药品生产常在经过净化的空气中进行。无菌药品生产需根据产品特性、工艺和设备等因素，确定生产用洁净区的级别。每一步生产操作的环境必须达到包括"静态"和"动态"的洁净度标准。洁净区可分为以下 4 个级别。

A 级：高风险操作区，如灌装区、放置胶塞桶和与无菌制剂直接接触的敞口包装容器的区域及无菌装配或连接操作的区域，应当用单向流操作台（罩）维持该区的环境状态。

B 级：指无菌配制和灌装等高风险操作 A 级洁净区所处的背景区域。

C 级和 D 级：指无菌药品生产过程中重要程度较低操作步骤的洁净区。

扫码观看数字资源 5-14　洁净度级别。

以上各级别空气悬浮粒子的标准规定见表 5-2。

表 5-2　空气悬浮粒子的标准规定

| 洁净度级别 | 悬浮粒子最大允许数 /m³ | | | |
| --- | --- | --- | --- | --- |
| | 静态 | | 动态 | |
| | ≥0.5μm | ≥5.0μm | ≥0.5μm | ≥5.0μm |
| A 级 | 3520 | 20 | 3520 | 20 |
| B 级 | 3520 | 29 | 352000 | 2900 |
| C 级 | 352000 | 2900 | 3520000 | 29000 |
| D 级 | 3520000 | 29000 | 不作规定 | 不作规定 |

（2）原料药（2011 年 3 月 1 日起施行）　规定了原料药的范围是适用于非无菌原料药生产及无菌原料药生产中非无菌生产工序的操作。非无菌原料药精制、干燥、粉碎、包装等生产操作的暴露环境应当按照 D 级洁净区的要求设置。其厂房、设备等硬件及生产、质量管理要求进行细致的规范，例如关于连续生产的原料药、间歇生产的原料药批的划分原则、发酵工艺的特殊要求、不合格的中间产品和原料药的处理等。

（3）生物制品（2020 年 7 月 1 日起施行）　规定了生物制品的范围，以制备方法划分微生物和细胞培养，包括 DNA 重组或杂交瘤技术；生物组织提取；通过胚胎或动物体内的活生物体繁殖。生物制品包括：疫苗、抗毒素及抗血清、血液制品、细胞因子、生长因子、酶、按药品管理的体内及体外诊断制品，以及其他生物活性制剂如毒素、抗原、变态反应原、单克隆抗体、抗原抗体复合物、免疫调节剂及微生态制剂等。生物制品性质特殊，需对生物制品的生产过程和中间产品的检验进行特殊控制。在人员、厂房设施、生产质量管理等方面更加侧重于防止污染和交叉污染、人员的技能要求和健康保护。生物制品生产环境的空气洁净度级别应当与产品和生产操作相适应。

（4）血液制品（2020年10月1日起施行） 特指人血浆蛋白类制品。规定了血液制品的范围是适用于人血液制品的生产管理、质量控制、贮存、发放、运输和处理。血液制品生产包括从原料血浆接收、入库贮存、复检、血浆组分分离、血液制品制备、检定到成品入库的全过程。原料血浆可能含有经血液传播疾病的病原体（如 HAV、HBV、HCV 和其他血源性传播肝炎病毒、HIV 及目前所知的其他病原体）的疾病以及克-雅病或变异型新克-雅病（CJD 或 vCJD），为确保产品的安全性，必须确保原料血浆的质量和来源的合法性，必须对生产过程进行严格控制，特别是病毒的去除和（或）灭活工序，必须对原辅料及产品进行严格的质量控制。本附录对生产人员、厂房设施设备、原料血浆、生产和质量控制及不合格原料血浆、中间产品、成品的处理都做了详尽的规定。

（5）中药制剂（2011年3月1日起施行） 适用于中药材前处理、中药提取和中药制剂的生产、质量控制、贮存、发放和运输。民族药参照本附录执行。对中药材和中药饮片的质量以及中药材前处理、中药提取工艺严格控制。要求中药材来源应当相对稳定。根据中药制剂生产的特殊性，对机构人员、厂房设施、物料及生产质量管理做出明确规定。特别对委托生产有明确的阐述。

（6）放射性药品（2012年12月6日起施行） 适用于含放射性核素的用于临床诊断或者治疗的制剂及其标记药物，包括医用放射性核素发生器及其配套药盒、正电子类放射性药品、放射性体内植入制品、即时标记放射性药品、放射免疫分析药盒、其他反应堆和加速器放射性药品。放射性药品的生产管理、质量管理、储存、运输、安全、防护等应当符合相关规定和要求，其中涉及放射性药品特殊要求的，以本附录为准。产品有效期或所含核素半衰期小于30天的放射性药品，根据国家食品药品监督管理部门制定的相关放射性药品质量控制指导原则，经企业质量管理部门对生产过程和影响质量的关键参数进行风险评估后，可边检验边放行。根据放射性药品生产的特殊性，对机构人员、厂房设施、物料及生产质量管理做出明确规定。特别规定企业应当按照国务院《放射性同位素与射线装置安全和防护条例》的要求，依法取得《辐射安全许可证》；对相关人员应按规定进行职业健康体检；生产过程中产生的放射性废物、废液、废气的贮存应配备放射性废物专用容器，贮存和处理应符合国家有关规定。

（7）中药饮片（2014年7月1日起施行） 适用于中药饮片（包括产地趁鲜加工中药饮片和民族药）生产管理和质量控制的全过程。应当对中药材质量、炮制工艺严格控制；在炮制、贮存和运输过程中，应当采取措施控制污染，防止变质，避免交叉污染、混淆、差错；生产直接口服中药饮片的，应对生产环境及产品微生物进行控制。在人员、厂房设施、设备、确认与验证、生产质量管理等方面进行了详细的规范。

（8）医用氧（2014年7月1日起施行） 医用氧是指空气经低温分离制备的液态氧、气态氧。适用于医用氧工业化生产过程，不包括医疗机构内部医用氧的处置。医用氧的生产、贮存、运输、销售应符合国家有关部门的规定，并取得相关证件。其生产和质量控制需满足其质量及预定用途的要求，应当最大限度降低污染、交叉污染、混淆及差错的风险。在人员、厂房设施、生产质量管理等方面进行了详细的规范。特别强调医用氧储存条件，气瓶应避免存放于高温、暴晒区域，运输期间应防止混淆、差错、污染及交叉污染，并保证安全。产品应全检合格，经质量受权人员审核放行后，方可销售。

（9）取样（2014年7月1日起施行） 适用于药品生产所涉及的物料和产品的取样操作。应有书面的取样规程，使用适当的设备与工具按取样规程操作。取样操作要保证样品的代表性，一般情况下所取样品不得重新放回原容器中。规范取样设施、器具、人员和防护、具体操作以及样品的容器转移贮存等内容。

（10）计算机化系统（2015年12月1日起施行） 适用于在药品生产质量管理过程中应用的计算机化系统。计算机化系统代替人工操作时，应当确保不对产品的质量、过程控制和其质量保证水平造成负面影响，不增加总体风险。进行风险管理，应当根据书面的风险评估结果确定验证和数据完整性控制的程度。规范了人员、计算机系统验证等内容。特别强调了系统的安装与安全运行，企业应当建立应急方案，电子数据可以采用电子签名的方式，电子签名应当遵循相应法律法规的要求等。

（11）确认与验证（2015年12月1日起施行） 适用于在药品生产质量管理过程中涉及的所有确认与验证活动。企业应当确定需要进行的确认或验证工作，以证明有关操作的关键要素能够得到有效控制。确认和验证的范围和程度应根据风险评估的结果确认。确认与验证应当贯穿于产品生命周期的全过程。

（12）生化药品（2017年9月1日起施行） 生化药品是指从动物的器官、组织、体液、分泌物中经前处理、提取、分离、纯化等制得的安全、有效、质量可控的药品。主要包括：蛋白质、多肽、氨基酸及其衍生物、多糖、核苷酸及其衍生物、脂、酶及辅酶等（不包括生物制品附录所列产品）。适用于原材料的前处理、提取、分离、纯化等原料（原液）及其制剂的制备和质量控制的全过程。来源于人的组织、尿液的产品按照本附录执行。生化药品具有特殊性，应对原材料的来源及质量、生产过程、中间产品的检验进行特殊控制；建立完善的质量管理体系。对人员、厂房设施、病毒去除/灭活及验证、供应链管理、生产质量管理做出明确规定。

# 任务三　药品生产管理

## 任务目标

**知识目标**

1. 熟悉药品生产许可证申请办理的条件，药品生产许可证正副本的内容。
2. 了解药品生产管理与风险管理的具体内容。

**能力目标**

1. 能画出药品生产许可证申请办理流程。
2. 会辨别药品生产许可证正副本的内容。

### 活动1　案例分析

**案例5-3**　某药业有限公司违法违规生产药品被吊销《药品生产许可证》

2019年11月25日，甘肃省药监局发布了一则注销《药品生产许可证》的公告。公告内容中指出：武威市某药业有限公司因违反《药品管理法》《药品生产质量管理规范》，被吊销《药品生产许可证》。依据《行政许可法》第七十条规定，现予以注销武威市某药业有限公司的《药品生产许可证》。

据了解，该药企此前曾有多次违规被处罚的记录：2019年1月因生产劣药佛手被罚货值金额3倍罚款5850元，2019年8月该公司违反《药品生产质量管理规范》生产生姜等中药饮片，多次违法生产假药劣药，惩戒措施为责令停产、停业整顿；行政处罚4.345万元；将违法生产假药案件移送司法机关查处。（资料来源：甘肃省药品监督管理局官网，2020年11月25日）

【案例思考】

在这个案例中，武威市某药业有限公司因多次违反《药品管理法》《药品生产质量管理规范》，被处罚，甚至被吊销《药品生产许可证》，案件移送司法机关查处。我们可以看到，药品监督管理部门和司法机关坚决打击违法生产假药劣药等违法犯罪行为，维护社会安全稳定、保障人民群众合法权益。那么，《药品生产许可证》在药品生产企业的作用和地位是什么呢？药品生产企业应如何取得？在什么情况下又会被吊销呢？通过本项目的学习活动，我们可以解决这些疑问。

## 活动2　药品生产许可

扫码观看数字资源5-15　药品生产许可。

### 一、药品生产许可证申请办理

《药品管理法》规定，从事药品生产活动，应当取得药品生产许可证；这是从事药品生产的起点，也是必要条件。《药品生产监督管理办法》对生产许可证的核发条件、办理程序时限、现场检查要求等环节进行了规定。

**1. 取得生产许可证的条件**

从事药品生产，应当具备机构人员、设施设备、质量管理、检验仪器设备、质量保证规章制度等五方面条件。

① 有依法经过资格认定的药学技术人员、工程技术人员及相应的技术工人，法定代表人、企业负责人、生产管理负责人、质量管理负责人、质量受权人及其他相关人员符合《药品管理法》《疫苗管理法》规定的条件；

② 有与药品生产相适应的厂房、设施、设备和卫生环境；

③ 有能对所生产药品进行质量管理和质量检验的机构、人员；

④ 有能对所生产药品进行质量管理和质量检验的必要的仪器设备；

⑤ 有保证药品质量的规章制度，并符合药品生产质量管理规范要求。

同时，对疫苗生产企业进行了特殊规定，从事疫苗生产活动的，还应当具备下列条件：

① 具备适度规模和足够的产能储备；

② 具有保证生物安全的制度和设施、设备；

③ 符合疾病预防、控制需要。

从事制剂、原料药、中药饮片生产活动，申请人应当按照《药品生产监督管理办法》和国家药品监督管理局规定的申报资料要求，向所在地省、自治区、直辖市药品监督管理部门提出申请。

**2. 许可程序和时限要求**

申请人应当按照申报资料要求，向所在地省级药品监管部门提出申请。省级药品监管部门收到申请后，根据不同情形，在规定时限内作出是否受理、是否予以批准的决定。明确了药品生产许可中所有时间都是以工作日计，技术审查和评定、现场检查、企业整改等所需时间不计入期限。同时，药品监管部门应当公开审批结果，并提供条件便利申请人查询审批进程。

**3. 许可证变更内容**

对登记事项和许可事项的变更内容进行了规定，明确了许可证变更的办理时限等。对于不予变更的，省级药品监管部门应当书面说明理由，并告知申请人享有依法申请行政复议或者提起行政诉讼的权利。

**4. 许可证有效期届满发证**

许可证有效期届满，需要继续生产药品的，应当在有效期届满前六个月，向原发证机关申请重新发放药品生产许可证。原发证机关在综合评定后，在药品生产许可证有效期届满前作出是否准予其重新发证的决定，逾期未作出决定的，视为同意重新发证，并予补办相应手续。

**5. 许可证补发、吊销、撤销、注销等**

按程序要求办理。

## 二、药品生产许可证内容

药品生产许可证有效期为五年，分为正本和副本（图5-8～图5-11）。药品生产许可证样式由国家药品监督管理局统一制定。药品生产许可证电子证书与纸质证书具有同等法律效力。

① 药品生产许可证应当载明许可证编号、分类码、企业名称、统一社会信用代码、住所（经营场所）、法定代表人、企业负责人、生产负责人、质量负责人、质量受权人、生产地址和生产范围、发证机关、发证日期、有效期限等项目。

② 企业名称、统一社会信用代码、住所（经营场所）、法定代表人等项目应当与市场监督管理部门核发的营业执照中载明的相关内容一致。

③ 药品生产许可证载明事项分为许可事项（生产地址和生产范围等）和登记事项［企业名称、住所（经营场所）、法定代表人、企业负责人、生产负责人、质量负责人、质量受权人等］。

图5-8  药品生产许可证正本

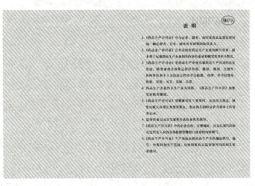

图5-9  药品生产许可证副本（一）

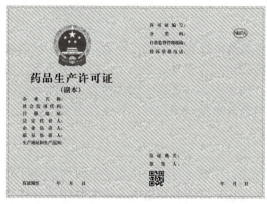
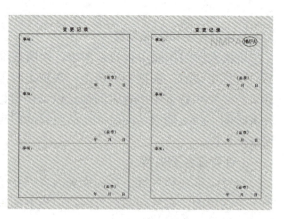

图5-10 药品生产许可证副本（二）　　图5-11 药品生产许可证副本（三）

### 活动3　药品生产管理与风险管理

**1. 药品生产管理**

药品生产管理是指药品监督管理部门依法对药品生产条件和生产过程进行审查、许可、监督检查等管理活动。药品生产过程对药品的安全、有效具有直接的、重要的影响，要求药品生产过程实行规范化管理，要按国家药品监督管理部门批准的基本生产工艺进行，并严格按《药品生产质量管理规范》组织药品的生产。

① 从事药品生产活动，应当遵守药品生产质量管理规范，建立健全药品生产质量管理体系，涵盖影响药品质量的所有因素，保证药品生产全过程持续符合法定要求。

② 药品上市许可持有人应当建立药品质量保证体系，配备专门人员独立负责药品质量管理，对受托药品生产企业、药品经营企业的质量管理体系进行定期审核，监督其持续具备质量保证和控制能力。

③ 药品生产的监督管理由各级药品监管部门负责。监督的形式有多种，如日常跟踪检查、专项检查、产品抽检、驻点检查、飞行检查等，通过检查，帮助指导和督促生产企业按照 GMP 要求，不断完善内部管理，最大限度保证产品质量，保证人民用药安全，同时也降低了企业的市场风险。

**2. 药品风险管理**

质量风险管理是全面的持续的系统化的过程，用于评估、控制、沟通和回顾药品质量风险。应贯彻风险管理的原则，守住药品质量安全的底线，强化风险管理措施，保障药品的质量安全。

（1）坚持风险管理理念　《药品管理法》《药品生产质量管理规范》《药品生产监督管理办法》都充分体现了药品风险管理的理念。《药品生产质量管理规范》对质量风险的管理流程和原则作了概要性的要求，鼓励药品生产企业在整个产品生命周期中采用基于风险的方法来对质量风险进行评估，保证产品质量。①质量风险管理是在整个产品生命周期中采用前瞻或回顾的方式，对质量风险进行评估、控制、沟通、审核的系统过程。②应当根据科学知识及经验对质量风险进行评估，以保证产品质量。③质量风险管理过程所采用的方法、措施、形式及形成的文件应当与存在风险的级别相适应。

（2）落实企业主体责任　药品上市许可持有人、药品生产企业在药品生产中，应当开展风险评估、控制、验证、沟通、审核等质量管理活动，对已识别的风险及时采取有效的风险控制措施，以保证产品质量。药品上市许可持有人的法定代表人、主要负责人应当对药品质量全面负责，发生与药品质量有关的重大安全事件，应当及时报告并按持有人制定的风险管理计划开展风险处置，确保风险得到及时控制；药品生产企业的法定代表人、主要负责人应当对本企业的药品生产活动全面负责，发生与药品质量有关的重大安全事件，应当及时报告并按企业制定的风险管理计划开展风险处置，确保风险得到及时控制。

(3) 加强监督检查　作为药品监管部门，应从坚持风险管理原则、基于风险制定检查计划、对风险综合研判和报告、建立药物警戒机构、推动建立药品追溯体系、采取风险控制措施等方面加强风险管理，强化问责处置、风险处置。

> **资料卡**
>
> **药品GMP飞行检查**
>
> 国家食品药品监督管理局于2006年4月24日印发了《药品GMP飞行检查暂行规定》。药品GMP飞行检查是指药品监督管理部门根据监管需要随时对药品生产企业所实施的现场检查。①国家药品监督管理局根据药品生产监督管理的需要组织实施飞行检查，飞行检查主要针对涉嫌违反药品GMP或有不良行为记录的药品生产企业。②飞行检查组一般由2~3名药品GMP检查员组成，根据检查工作需要可以邀请有关专家参加检查。③被检查企业所在地省、自治区、直辖市药品监督管理局应选派药品监管人员担任观察员，协助检查组完成飞行检查工作。④检查组成员应到指定地点集中，检查组抵达被检查企业后，应向企业出示飞行检查书面通知，通报检查要求，并及时实施现场检查。⑤飞行检查结束时，检查组应及时撰写药品GMP飞行检查报告，国家药品监督管理局对药品GMP飞行检查报告进行审核并做出处理决定。

> **案例5-4　未按照规定备案仓库、违法生产药品**

2019年12月，广东省药品监督管理局收到国家药品监督管理局转交的广东某药业有限公司的举报后，于2019年12月30日、31日对广东某药业有限公司和该公司在清远市高新技术产业开发区仓库进行了现场检查，查明有以下违法事实：

一、广东某药业股份有限公司与清远某食品有限公司于2019年8月签订《临时租赁协议》，广东某药业股份有限公司租赁清远某食品有限公司的一个空闲车间用于存放药品、中药材和药品包装材料等。至2019年11月11日，该公司先后在该仓库存放了肾石通颗粒、风热感冒颗粒、小儿咳喘灵颗粒等药品和金钱草等中药材、牛黄解毒片浸膏等一批浸膏以及药品包装材料。经查，广东某药业股份有限公司在2019年未向我局申请办理过仓库发生变化的关键生产条件变更备案。该公司使用存放在该仓库的中药材金钱草、板蓝根分别生产了肾石通颗粒（批号191201）和板蓝根颗粒（批号191202），并在生产191001批号腹可安片中使用了存放在该仓库的20mL塑料瓶作为内包材。

二、2019年3月7日，广东某药业股份有限公司从安徽某药业有限公司购进中药材金银花1866千克（药材批号20190301），直至2019年11月10日，该公司才对安徽某药业有限公司进行物料供应商审计。

三、广东某药业股份有限公司于 2018 年 8 月 25 日从亳州市某药业有限责任公司购进金银花 5854 千克（药材批号 20180801）。该公司提供的付款发票中 2036kg 的发票销售方为亳州市某药业有限责任公司，剩余的 3818kg 的发票销售方为安徽某药业有限公司。票据的销售方与实际销售方不一致。

四、广东某药业股份有限公司的《风热感冒颗粒生产工艺规程》（文件编号 JB09.01028-A/3）规定"混好的颗粒放入用塑料薄膜衬垫的塑料桶中，密封后交车间贮存，"该工艺规程中未明确"塑料薄膜"的具体名称。该公司提供的《验证文件》（文件编号 JB10.06009-A/0）的"验证结果评价和建议"记录"通过验证，表明使用聚酯/聚乙烯药用复合袋盛装的产品（风热感冒颗粒）符合法定质量标准和企业内控质量标准要求"。该工艺规程中的相关规定与验证文件不一致。

广东某药业有限公司未按照规定备案仓库、违反《药品生产质量管理规范》生产药品，将依法处理。（资料来源：广东省药品监督管理局官网，2020 年 9 月 29 日）

## 任务四　案例分析

### 任务目标

**知识目标**

通过案例分析，使同学们联系实际，巩固 GMP 的相关内容。

**能力目标**

能运用 GMP 的相关知识分析案例，解决实际问题。

### 案例5-5　长春某生物科技有限责任公司疫苗违法生产案

国家药品监督管理局根据线索，于 2018 年 7 月 6 日至 8 日，会同吉林省食品药品监督管理局对长春某生物科技有限责任公司（以下简称长春某公司）进行飞行检查；7 月 15 日，国家药监局会同吉林省局组成调查组进驻企业全面开展调查；10 月 16 日，国家药品监督管理局和吉林省食品药品监督管理局依法从严对长春某公司违法违规生产狂犬病疫苗作出行政处罚。

行政处罚决定书载明，长春某公司存在以下八项违法事实：
① 将不同批次的原液进行勾兑配制，再对勾兑合批后的原液重新编造生产批号；
② 更改部分批次涉案产品的生产批号或实际生产日期；
③ 使用过期原液生产部分涉案产品；
④ 未按规定方法对成品制剂进行效价测定；
⑤ 生产药品使用的离心机变更未按规定备案；
⑥ 销毁生产原始记录，编造虚假的批生产记录；
⑦ 通过提交虚假资料骗取生物制品批签发合格证；
⑧ 为掩盖违法事实而销毁硬盘等证据。

行政处罚决定书认定，上述行为违反了《中华人民共和国药品管理法》及其实施条例，以及《药品生产质量管理规范》《药品生产监督管理办法》《生物制品批签发管理办法》等法律法规和规章。

依据行政处罚管辖有关规定，国家药品监督管理局和吉林省食品药品监督管理局分别对长春某公司作出多项行政处罚。

① 国家药品监督管理局撤销长春某公司狂犬病疫苗（国药准字S20120016）药品批准证明文件；撤销涉案产品生物制品批签发合格证，并处罚款1203万元。

② 吉林省食品药品监督管理局吊销其《药品生产许可证》；没收违法生产的疫苗、违法所得18.9亿元，处违法生产、销售货值金额三倍罚款72.1亿元，罚没款共计91亿元。

③ 对涉案的高某等十四名直接负责的主管人员和其他直接责任人员作出依法不得从事药品生产经营活动的行政处罚。涉嫌犯罪的，由司法机关依法追究刑事责任。（资料来源：国家药品监督管理局官网，2018年10月16日）

【案例思考】

请同学们根据以上案例中提到的违法事实，分析这家公司在哪些方面违反了GMP。

## 实训5　参观符合GMP要求的药品生产车间

【实训目标】

1. 熟悉药品生产过程中GMP的相关要求。
2. 能绘制出参观车间的一种产品或剂型的生产流程图。

【实训内容】

1. 参观前准备

（1）复习GMP的相关知识，收集参观车间（企业）的相关资料。

（2）对学生进行安全教育，强调参观的秩序。

2. 现场认真观察药品生产过程，有秩序、有目的进行参观学习。

3. 参观结束后，独立绘制出所参观的一种产品或剂型的生产流程图。

4. 将参观车间（企业）生产环节与GMP相应条款进行比较，分析其差异程度，完成表5-3。

表5-3　企业生产环节与GMP相应条款差异程度分析表

| 序号 | 车间（企业）生产环节 | GMP相应条款 | 差异程度 |
| --- | --- | --- | --- |
| 1 | | | |
| 2 | | | |
| 3 | | | |

【考核评价】

教师根据学生绘制出所参观的一种产品或剂型的生产流程图、企业生产环节与GMP相应条款差异程度分析完成情况进行评价。指出学生在实训过程中出现的问题，对存在问题进行分析，总结实训收获。

## 项目检测

**一、最佳选择题（每题的备选项中，只有1个最符合题意）**

1.《药品生产质量管理规范》的英文缩写为（　　）

A.GLP　　　　B.GSP　　　　C.GCP　　　　D.GMP

2.制药用水的制备、储存、分配应能防止微生物的滋生和污染。纯化水可采用循环，注

射用水可采用（　　）以上保温循环

  A.50℃     B.60℃     C.70℃     D.80℃

  3.药品生产每批药品应当有批记录，批记录应当由质量管理部门负责管理，至少保存至药品有效期后（　　）年

  A.1     B.2     C.3     D.4

  4.药品生产许可证有效期届满，需要继续生产药品的，应当在有效期届满前（　　），向原发证机关申请重新发放药品生产许可证

  A. 三个月     B. 四个月     C. 五个月     D. 六个月

  二、配伍选择题（题目分为若干组，每组题目对应同一组备选项，备选项可重复选用，也可不选用。每题只有1个备选项最符合题意）

  [1～3]

  A.A级     B.B级     C.C级     D.E级

  1.高风险操作区，如灌装区、放置胶塞桶和与无菌制剂直接接触的敞口包装容器的区域及无菌装配或连接操作的区域，应当用单向流操作台（罩）维持该区的环境状态，洁净区为（　　）

  2.无菌配制和灌装等高风险操作A级洁净区所处的背景区域为（　　）

  3.无菌药品生产过程中重要程度较低操作步骤的洁净区为（　　）

  三、多项选择题（每题的备选项中，有2个或2个以上符合题意）

  1.药品生产指将原料加工制备成能供医疗用的药品的过程，包括（　　）

  A. 原料药生产   B. 药品包装   C. 药物制剂的生产   D. 药品研制

  2.药品生产企业的特征有（　　）

  A. 药品生产企业是技术密集型兼资本密集型企业

  B. 药品生产企业属于流程型制造企业

  C. 药品生产企业兼顾社会效益和经济效益

  D. 药品生产企业机会风险并存

  3.GMP的规定要求都是为了保证质量，最大限度地降低药品生产过程中的（　　）等风险

  A. 污染     B. 交叉污染     C. 混淆     D. 差错

  4.物料和产品应根据其性质分批贮存，发放及发运应当符合（　　）的原则

  A. 量大先出     B. 先进先出     C. 近货位先出     D. 近效期先出

（曾凡林）

# 项目六 药品经营管理

## 项目说明

本项目共完成四个任务，任务一使同学们了解药品经营的特征与要求；任务二使同学们熟知药品经营许可与行为管理，会检查药品经营许可证和辨别合法药品经营企业；任务三使同学们认识实施《药品经营质量管理规范》(GSP)的重要性，并了解GSP的产生与发展，掌握GSP的主要内容；任务四使同学们了解互联网药品信息服务和交易服务的规定。

## 任务一 药品经营的特征与要求

### 任务目标

**知识目标**

1. 掌握药品经营和药品流通的概念。
2. 熟悉药品经营方式与药品流通渠道。
3. 了解药品经营企业的管理。

**能力目标**

1. 能说出药品流通过程。
2. 会列举不同经营方式的药品经营企业。
3. 能说出药品经营环节的法律法规。

### 活动1 药品经营和药品流通的概念

**案例6-1 疫情期间非法经营案**

2020年1月，在新型冠状病毒肺炎疫情期间，被告人杨某某、刘某某为谋取利益，在河北省新安县一厂房通过韩某（另案处理）分两批购进印有3M商标的口罩，明知为假冒3M注册商标的口罩，仍大幅度加价后销售给多家药房、诊所及个人。经取样鉴定，二被告人销售的印有3M商标型号为9001、9002的口罩为假冒注册商标商品。现已查明二被告人将上述口罩以7元至9元不等的价格出售给多家药店及诊所，销售金额共计76170元。

2019年6月至2020年1月间，被告人杨某某、刘某某在未取得药品经营许可证的情况下，通过微信朋友圈非法购进药品，再通过微信朋友圈对外宣传、销售。销售金额共计856617.25元。2020年1月30日，被告人杨某某因涉嫌销售侵犯注册商标专用权的口罩被天津市静海区市场监督管理局调查，期间主动交代了非法经营药品的事实，执法人员根据其交代的事实在天津市静海区沿庄镇东滩头村口陈大公路北侧一仓库内查扣二被告人非法购进尚未销售的阿卡波糖片、阿莫西林胶囊、阿奇霉素片等344种药品，共计价值391525.1元。

日前，天津市静海区人民法院通过远程视频方式依法公开宣判了被告人杨某某、刘某某涉疫情非法经营一案。以非法经营罪、销售假冒注册商标的商品罪判处被告人刘某某有期徒刑六年四个月，并处罚金人民币20万元；以非法经营罪、销售假冒注册商标的商品罪判处被告人杨某某有期徒刑五年六个月，并处罚金人民币20万元。

法院认为，被告人杨某某、刘某某违反国家药品管理法律法规，非法经营药品，扰乱市场秩序，情节特别严重，其行为均构成非法经营罪。二被告人又销售明知是假冒注册商标的口罩，销售金额数额较大，其行为均构成销售假冒注册商标的商品罪。综上，静海法院遂作出上述判决。（资料来源：天津法院网，2020年7月13日）

**讨论**：什么是药品经营？

## 一、药品经营的概念

药品经营是指以药品上市许可持有人为核心的医药企业从满足消费需求出发，综合运用各种科学的市场经营手段，将药品生产企业生产出来的药品，通过购进、销售、调拨、储运（即购、销、调、运、存）等经营活动，把药品和服务整体地销售给求购者（医疗单位或消费者），实现药品的使用价值，以达到提高经济效益、促进医药企业不断发展的过程。

药品经营活动具有一般商品经营活动的共性，但由于药品质量与公众生命健康直接相关，属于特殊的商品，因此国家对药品经营环节实行严格的监督管理。对药品进行信息化追溯，以保证经营环节药品质量安全。

## 二、药品流通的概念

药品流通是指药品从生产者转移到消费者的全过程（图6-1）。包括药品生产企业到药品批发企业、再到药品零售企业或者药品使用组织（医疗机构），最后到达消费者手中的过程。

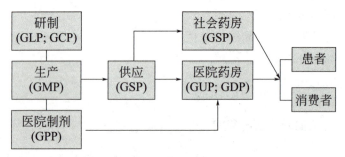

图6-1 药品的流通过程

## 活动2 药品经营方式与药品流通渠道

### 一、药品经营方式

药品经营方式可分为药品批发和药品零售，划分的依据是药品销售对象，与药品销售数量无关。药品批发是指将药品销售给符合购进药品资质的药品上市许可持有人、药品生产企业、药品经营企业和药品使用单位的药品经营方式。药品零售是指将药品直接销售给个人消费者的药品经营方式。

药品现代经营形式发展为多种多样，如药品批发公司、社会零售药店、药品零售连锁公司总部及其零售门店、各商业企业的药品专柜（只限乙类非处方药）等。2019年12月1日起施行的《中华人民共和国药品管理法》中新增了药品上市许可持有人制度，药品上市许可持有人是指取得药品注册证书的企业或者药品研制机构等。药品上市许可持有人可以自行销售其取得药品注册证书的药品,也可以委托药品经营企业销售。

## 二、药品流通渠道

药品流通渠道又称为药品销售渠道,是指药品从生产者转移到消费者手中所经过的途径。药品生产企业生产的药品,是为了满足医疗保健市场的需要,只有通过流通过程,通过市场,才能保证药品生产企业生产过程的顺利进行。由于现代社会商品经济的发展,药品流通渠道已成为沟通生产者和消费者之间必不可少的纽带。流通环节的重点是整顿流通秩序,推进药品流通体制改革。

> **资料卡**
>
> **药品集采常态化之后,医药行业新格局即将形成**
>
> 自2018年11月国家启动"4+7"药品集采试点工作以来,已经进行了两批三轮药品集采工作,第三批药品集采也已进入实操阶段。药品集采从试点到全国扩围再到马上进入常态化运作阶段,改革呈现全面推进之势,不可避免会对医药企业乃至整个行业发展带来深刻影响,一个适应时代发展新要求的医药行业新格局即将形成。
>
> 目前,我国医药行业存在着中小企业数量多、行业集中度低的现状,国家组织药品集采和使用工作的全面开展将有力促进国内医药企业转型升级、推进药品供给侧结构改革、提高行业集中度。总的来说,试点扩围将给医药行业带来以下几方面影响。
>
> 一是引导企业产品结构转型升级。试点扩围坚持将"一致性评价"作为仿制药参加集中带量采购的入围标准,允许通过一致性评价的仿制药与原研药公平竞争,并规定对同品种药品通过一致性评价的生产企业达到3家以上的,不再选用未通过一致性评价的品种,将市场容量腾出给通过一致性评价药品。上述政策规定将有力地促进企业提高药品质量,加快开展一致性评价工作,引导产品结构升级。
>
> 二是改善医药行业生态。试点扩围坚持量价挂钩、保证使用、及时回款,将在全国范围内推动改进药品购销模式,减少企业公关、销售及压款等交易成本,引导医生和患者理性用药,净化医药流通环境,改善医药行业生态,不仅有利于医院药品采购使用行为的规范化,也有利于行业内药品企业之间的公平竞争。
>
> 三是推动行业规模化发展。试点扩围后,所有国家组织的集采药品将覆盖全国所有地区,对企业的产品质量、产能供给和成本控制的要求更高,企业面临更大竞争压力,将有利于推进行业优化重组,逐步改变行业规模偏小、品质偏低的局面,推动行业规模化、集约化和现代化发展。(资料来源:中国食品药品网,2020年7月9日)

## 活动3 药品经营企业的管理

### 一、药品经营企业的分类

根据药品经营方式不同,药品经营企业分为药品批发企业和药品零售企业。药品批发企业是指将购进的药品销售给药品上市许可持有人、药品生产企业、药品经营企业、医疗机构的药品经营企业。药品零售企业是指将购进的药品直接销售给消费者的药品经营企业。

药品零售企业主要为单体药店和零售连锁门店。药品零售企业是直接向患者提供其所需药品和保健服务的机构。

国家药品监督管理局《2019年度药品监管统计年报》显示,截至2019年底,全国共有

《药品经营许可证》持证企业54.4万家,其中批发企业1.4万家;零售连锁企业6701家,零售连锁企业门店29.0万家;零售药店23.4万家。

## 二、药品经营活动的特点

药品是特殊商品。药品经营活动的特点主要体现为其具有专业性、政策性及综合性。

**1. 专业性**

药品经营企业经营的品种多、规格多、数量大、流动性大,其过程较一般商品复杂。由于药品购进、储存、销售、运输过程中易出现差错和产生污染,所以对药品经营企业提出了严格的要求,必须具备符合GSP要求的经营场所、仓储条件、运输条件及一系列质量管理制度,同时必须配备具有依法经过资格认定的药学技术人员,确保药品在流通过程中的质量。

**2. 政策性**

药品经营必须符合国家政策。国家对药品经营活动实施严格的监督管理,制定法律、法规和标准对药品经营行为和过程进行规范和引导。2019年第十三届全国人民代表大会常务委员会第十二次会议审议通过的新修订《药品管理法》,对药品经营活动及其监督管理作出新的规定。为全面落实新修订的《药品管理法》,加强药品经营环节监管,规范药品经营活动,国家药品监督管理局整合《药品经营许可证管理办法》和《药品流通监督管理办法》,形成《药品经营监督管理办法(征求意见稿)》,向社会公开征求意见,进一步细化和明确药品经营环节的监管事权、工作要求和各方责任,确保经营环节药品质量安全。

**3. 综合性**

药品经营企业开展经营活动,除药品购进、储存、销售等专业技术性工作外,还要与金融、交通运输、医院药房等各行业以及医师、药师、患者等联系,做好事务性工作。

## 三、药品经营企业的管理

从事药品经营活动,应当遵守药品经营质量管理规范,建立健全药品经营质量管理体系,保证药品经营全过程持续符合法定要求。

药品经营企业的法定代表人、主要负责人对本企业的药品经营活动全面负责。

# 任务二 药品经营许可与行为管理

## 任务目标

**知识目标**

1. 掌握药品经营许可证有效期、经营范围的规定。
2. 熟悉药品经营许可条件、药品经营企业开办流程。
3. 熟悉药品经营行为管理规定。
4. 了解药品经营许可证变更、换发、注销和遗失补发的要求。

**能力目标**

1. 能说出药品经营许可证上的内容。
2. 会查询、辨别药品经营企业是否合法。
3. 能画出药品经营企业开办流程图。
4. 能找出违法案例中不符合规定的情形,并说出应承担的法律责任。

## 活动1　药品经营和许可管理

### 一、药品经营许可证管理规定

**1. 国家对药品经营实行许可制度**

《中华人民共和国药品管理法》第五十一条规定，从事药品批发活动，应当经所在地省、自治区、直辖市人民政府药品监督管理部门批准，取得药品经营许可证。从事药品零售活动，应当经所在地县级以上地方人民政府药品监督管理部门批准，取得药品经营许可证。无药品经营许可证的，不得经营药品。

《中华人民共和国药品管理法》第三十四条规定，药品上市许可持有人从事药品零售活动的，应当取得药品经营许可证。

药品经营许可证分为正本和副本，有效期为5年。药品经营许可证样式由国家药品监督管理局统一制定。药品经营许可证电子证书与纸质证书具有同等法律效力。

**2. 药品经营许可证应当载明的内容**

药品经营许可证应当载明许可证编号、企业名称、社会信用代码、注册地址、法定代表人、主要负责人、质量负责人、仓库地址、经营范围、经营方式、发证机关、发证日期、有效期限等内容。

企业名称、社会信用代码、法定代表人等项目应当与市场监督管理部门核发的营业执照中载明的相关内容一致。

对药品经营企业经营范围进行核定。药品经营企业经营范围包括：麻醉药品、第一类精神药品、第二类精神药品、药品类易制毒化学品、医疗用毒性药品、生物制品、体外诊断试剂、中药饮片、中成药、化学药。

从事药品零售的，应当核定经营类别，并在经营范围中予以明确。经营类别分为：处方药、甲类非处方药、乙类非处方药。

麻醉药品、精神药品、药品类易制毒化学品、医疗用毒性药品等经营范围的核定，按照国家有关规定执行。经营冷藏、冷冻药品或者蛋白同化制剂、肽类激素的，应当在经营范围予以明确。

> **资料卡**
>
> **药品经营许可证编号规则**
>
> 药品经营许可证证书编号统一由各省（区、市）的汉字简称，加2位大写英文字母，加3位设区市代号，加4位流水证号组成。具体编排如下：
>
> 第1位为各省（区、市）的汉字简称；
>
> 第2位为大写英文字母，用于区别批发、连锁、零售形式，A表示批发企业，B表示药品零售连锁经营企业总部，C表示零售连锁门店，D表示单体零售企业；
>
> 第3位为大写英文字母，用于区别法人和非法人，A表示法人企业，B表示非法人企业；
>
> 第4、5、6位为3个阿拉伯数字，为地（市、州）代码，用于区别企业所在地区（市、州），按照国内电话区号编写（区号为4位的去掉第一个0，区号为3位的全部保留）；
>
> 第7、8、9、10位为4个阿拉伯数字，为发证机关自行编制的发放许可证流水号。

### 3.无证经营药品应承担的法律责任

《中华人民共和国药品管理法》第一百一十五条规定,未取得药品经营许可证销售药品的,责令关闭,没收违法销售的药品和违法所得,并处违法生产、销售的药品(包括已售出和未售出的药品)货值金额十五倍以上三十倍以下的罚款;货值金额不足十万元的,按十万元计算。

《药品经营许可证》是企业从事药品经营活动的法定凭证,任何单位和个人不得伪造、变造、买卖、出租和出借。《中华人民共和国药品管理法》第一百二十二条规定,伪造、变造、出租、出借、非法买卖许可证的,没收违法所得,并处违法所得一倍以上五倍以下的罚款;情节严重的,并处违法所得五倍以上十五倍以下的罚款,吊销药品经营许可证,对法定代表人、主要负责人、直接负责的主管人员和其他责任人员,处二万元以上二十万元以下的罚款,十年内禁止从事药品生产经营活动,并可以由公安机关处五日以上十五日以下的拘留;违法所得不足十万元的,按十万元计算。

> **案例6-2**　无证经营药品者使用他人证照销售药品

2019年6月至10月28日期间,巫某协在未取得《药品经营许可证》的情况下与海南某药业有限公司达成合作关系,海南某药业有限公司依巫某协需求提供资金购买中药饮片后,由巫某协使用该公司的资质证照和票据将该中药饮片销售至三亚市29家药品经营企业和使用单位。海南某药业有限公司收到上述中药饮片的销售回款后,获取回款金额的95%,巫某协获取剩余的5%。

随后,海南省药监局经对海南某药业有限公司调查发现,2019年6月至10月28日期间,该公司出租、出借《药品经营许可证》给巫某协使用,并提供资金为其购买中药饮片后,由巫某协销售给药品经营企业和使用单位。

近日,根据《药品流通监督管理办法》《药品管理办法》《海南省食品药品监督管理局药品行政处罚裁量基准》之相关规定,海南省药监局给予该药业公司处10万元罚款的行政处罚;给予巫某协没收被查扣的93个批次中药饮片,处货值金额(114550.26元)五倍的罚款,罚款金额为572751.30元。(资料来源:海网,2020年5月10日)

讨论:如果此案例发生在2019年12月1日新版《药品管理法》施行之后,应当怎样处罚?

## 二、药品经营许可条件

### 1.药品零售企业许可条件

从事药品零售的企业,应当具备以下条件。

① 经营处方药、甲类非处方药的,应当按规定配备执业药师或者其他依法经过资格认定的药学技术人员;经营乙类非处方药的,应当根据省、自治区、直辖市药品监督管理部门的规定配备药学技术人员;企业法定代表人、主要负责人、质量管理负责人(以下称质量负责人)无《药品管理法》规定的禁止从事药品经营活动的情形。

② 具有与所经营药品相适应的营业场所、设备、计算机系统、陈列(仓储)设施设备以及卫生环境;在超市等其他场所从事药品零售活动的,应当具有独立的经营区域。

③ 具有独立的计算机管理信息系统,能覆盖企业药品经营和质量控制全过程,并实现药品信息化追溯。

④ 具有保证药品质量的规章制度,并符合药品经营质量管理规范的要求。

**2. 药品零售连锁经营企业总部许可条件**

从事药品零售连锁经营活动的企业总部,应当具备以下条件。

① 企业质量负责人具有大学本科以上学历,质量负责人、质量管理部门负责人应当是执业药师;企业法定代表人、主要负责人、质量负责人、质量管理部门负责人无《药品管理法》规定的禁止从事药品经营活动的情形。

② 具有能够保证药品储存质量、与其经营品种和规模相适应的仓库,仓库中配备适合药品储存的专用货架和设施设备。

③ 具有独立的计算机管理信息系统,能覆盖企业药品经营和质量控制全过程,并实现药品信息化追溯。

④ 具有所经营药品相适应的质量管理机构和人员。

⑤ 具有保证药品质量的规章制度,并符合药品经营质量管理规范的要求。

**3. 药品批发企业许可条件**

从事药品批发的企业,应当具备对药品零售连锁经营企业总部规定的条件,其储存药品的仓库还应当具备实现药品入库、传送、分拣、上架、出库等操作的现代物流设施设备。

---

**资料卡**

**国家鼓励、引导药品零售连锁经营**

药品零售连锁企业,是指使用统一商号的若干零售门店,在同一药品零售连锁企业总部的管理下,采取统一采购、统一质量管理、统一配送、统一计算机系统、统一票据管理、统一药学服务标准,采购与销售分离,实行规模化管理的药品经营企业组织形式。

新修订的《药品管理法》明确指出:国家鼓励、引导药品零售连锁经营。从事药品零售连锁经营活动的企业总部,应当建立统一的质量管理制度,对所属零售企业的经营活动履行管理责任。

《麻醉药品和精神药品管理条例》中规定,经所在地设区的市级药品监督管理部门批准,实行统一进货、统一配送、统一管理的药品零售连锁企业可以从事第二类精神药品零售业务。

此外,商务部和多个省(自治区、直辖市)也分别出台文件,鼓励和引导药品零售连锁企业的发展。

---

## 三、药品经营企业开办流程

**1. 企业提交申请材料**

开办药品零售企业、开办药品零售连锁经营企业总部和药品批发企业的,应当依管理权限向企业所在地市县级或者省、自治区、直辖市药品监督管理部门提交下列材料:①药品经营许可证申请表;②企业法人营业执照(可联网核查);③企业组织机构情况;④企业法定代表人、主要负责人、质量负责人、质量管理部门负责人学历证明复印件及个人简历;⑤执业药师或者药学技术人员资格证书(证明文件)及聘书或者任命文件;⑥拟经营药品的范围；⑦企业质量管理体系文件及陈列、仓储的设施设备目录；⑧拟设营业场所、设施设备、仓储地址及周边卫生环境等情况，仓库平面布置图及房屋产权或使用权证明。

申请企业应当对其申请材料全部内容的真实性负责。提供虚假证明、资料或采取其他手段骗取药品经营许可证的，按照《药品管理法》第一百二十三条给予处罚。

**2. 药品监督管理部门受理**

药品监督管理部门收到药品经营许可证申请后，应当根据下列情况及时作出处理。

① 申请事项不属于本部门职权范围的，应当即时作出不予受理的决定，发给《不予受理通知书》，并告知申请人向有关部门申请。

② 申请材料存在可以当场更正错误的，应当允许申请人当场更正。

③ 申请材料不齐或者不符合法定形式的，应当当场或者在5个工作日内发给申请人《补正材料通知书》，一次性告知需要补正的全部内容；逾期不告知的，自收到申请材料之日起即为受理。

④ 申请事项属于本部门职权范围，材料齐全、符合法定形式，或者申请人按要求提交全部补正材料的，发给申请人《受理通知书》。《受理通知书》注明的日期为受理日期。

**3. 药品监督管理部门审核批准**

药品监督管理部门自受理申请之日起30个工作日内，对申请材料进行审查，并依据检查细则组织现场检查。

经材料审查和现场检查，符合条件的，予以批准，并自批准决定作出之日起5个工作日内核发药品经营许可证；不符合条件的，应当书面通知申请人并说明理由，同时告知申请人享有依法申请行政复议或提起行政诉讼的权利。

### 四、药品经营许可证变更、换发、注销和遗失补发

**1. 药品经营许可证变更**

药品经营许可证变更分为许可事项变更和登记事项变更。许可事项变更是指注册地址、主要负责人、质量负责人、经营范围、仓库地址（包括增减仓库）的变更。登记事项变更是指企业名称、社会信用代码、法定代表人等事项的变更。

药品经营企业变更许可事项的，应当向原发证机关提交药品经营许可证变更申请及相关材料。原发证机关应当自受理企业变更申请之日起15个工作日内作出准予变更或不予变更的决定。需现场检查的，原发证机关依据检查细则相关内容组织现场检查。现场检查、企业整改的时间，不计入审批时限。未经批准，企业不得擅自变更许可事项。

药品经营企业变更登记事项的，应当在市场监督管理部门核准变更后30日内，向原发证机关提交药品经营许可证变更申请。原发证机关应当自受理企业变更申请之日起10个工作日内完成变更事项。

企业分立、新设合并、改变经营方式、跨原管辖地迁移，需要重新办理药品经营许可证。药品零售连锁经营企业收购、兼并其他药品零售企业时，如实际经营地址、经营范围未发生变化的，可按变更药品经营许可证办理。

药品经营许可证登载事项发生变更的，由原发证机关在副本上记录变更的内容和时间，并按变更后的内容重新核发药品经营许可证正本，收回原药品经营许可证正本。新核发的药品经营许可证证号、有效期不变。

**2. 药品经营许可证换发**

药品经营许可证有效期届满、需要继续经营药品的，应当在有效期届满前6个月，向原

发证机关申请换发药品经营许可证。

原发证机关按照申请办理药品经营许可证的程序和要求进行审查,在药品经营许可证有效期届满前做出是否准予其换证的决定。符合规定准予换证的,收回原证,换发新证;不符合规定的,做出不予换证的书面决定,并说明理由,同时告知申请人享有依法申请行政复议或者提起行政诉讼的权利;逾期未做出决定的,视为同意换证,并予补办相应手续。

**3. 药品经营许可证注销和遗失补发**

有下列情形之一的,药品经营许可证由原发证机关注销,并予以公告。

① 申请人主动申请注销药品经营许可证的。
② 药品经营许可证有效期届满未申请换证的。
③ 药品经营企业终止经营药品的。
④ 药品经营许可证被依法撤销或吊销的。
⑤ 营业执照被依法吊销或注销的。
⑥ 法律、法规规定的应当注销行政许可的其他情形。

药品经营许可证遗失的,药品经营企业应当立即向原发证机关申请补发。原发证机关按照原核准事项在10个工作日内补发药品经营许可证。

**案例6-3　超经营范围经营药品案**

2019年7月10日,贵阳市观山湖区市场监督管理局执法人员在贵州某有限公司十二分店进行日常检查时,现场发现该店营业区销售有中药饮片,而该店的经营范围为中成药、化学药制剂、抗生素,无中药饮片的经营范围。当事人的行为违反了相关法规规定,构成了超经营范围经营药品的违法行为,依据相关法规,责令当事人立即停止违法行为,并进行相应处罚。(资料来源:贵阳市观山湖区人民政府网,2019年8月9日)

讨论:如果该企业想要合法销售中药饮片,应如何办理?

## 活动2　药品经营行为管理

### 一、药品上市许可持有人的经营行为管理

药品上市许可持有人可以自行销售其取得药品注册证书的药品,也可以委托药品经营企业销售。药品上市许可持有人自行以批发的方式销售药品的,无需取得药品经营许可证,但应当具备对开办药品批发企业规定的条件。药品上市许可持有人从事药品零售活动的,应当具备开办药品零售企业的条件,并依法取得药品经营许可证。零售药品行为严格执行药品GSP。

药品上市许可持有人销售药品时,应当向购进单位提供以下资料:①药品上市许可持有人证明文件和营业执照的复印件;②所销售药品批准证明文件和检验报告书的复印件;③派出销售人员授权书复印件;④标明供货单位名称、药品通用名称、上市许可持有人、生产企业、产品批号、产品规格、销售数量、销售价格、销售日期等内容的凭证;⑤销售进口药品的,按照国家有关规定提供相关证明文件。

上述资料均应当加盖本企业公章,通过网络核查、电子签章等方式确认的电子版具有同等效力。

药品上市许可持有人委托销售的,应当委托符合条件的药品经营企业。药品上市许可

持有人应当与受托方签订委托协议，约定药品质量责任等内容，并对受托方进行监督，对受托药品经营企业的质量管理体系进行定期审核，监督其持续具备质量保证和控制能力。接受药品上市许可持有人委托销售的药品经营企业，应当具有相应的经营范围。受托方不得再次委托销售。委托销售的，药品上市许可持有人应当向其所在地省、自治区、直辖市药品监督管理部门备案。

## 二、药品批发企业的经营行为管理

药品批发企业采购药品时，应当建立并执行进货检查验收制度，验明药品合格证明和其他标识；不符合规定要求的，不得购进和销售。应当索取、查验、留存供货企业有关证件资料、销售凭证，并保存至超过药品有效期1年，且不得少于5年。

药品批发企业应当严格审核药品购货单位资质，按照其药品生产范围、经营范围或诊疗范围向其销售药品。销售药品时，应当向购进单位提供以下资料：①药品经营许可证和营业执照的复印件；②所销售药品批准证明文件和检验报告书的复印件；③企业派出销售人员授权书复印件；④标明供货单位名称、药品通用名称、上市许可持有人、生产企业、产品批号、产品规格、销售数量、销售价格、销售日期等内容的凭证；⑤销售进口药品的，按照国家有关规定提供相关证明文件。

上述资料均应当加盖本企业公章，通过网络核查、电子签章等方式确认的电子版具有同等效力。

## 三、药品零售连锁企业的经营行为管理

药品零售连锁企业一般由总部、配送中心和若干零售门店构成。总部是药品零售连锁企业开展药品经营活动的管理核心，负责制定统一的质量管理制度并对下属零售连锁门店的经营活动履行管理责任。配送中心是药品零售连锁企业的物流机构，承担将总部购进的药品配送至各零售门店的职责。零售门店是药品零售连锁企业的基础，承担日常药品零售业务，并向个人消费者直接提供药学服务。药品零售连锁经营企业总部应当对所属零售门店建立统一的质量管理体系，在计算机系统、采购配送、票据管理、药学服务等方面统一管理。

药品零售连锁经营企业总部的药品经营活动应当符合药品批发企业管理的相关要求。

## 四、药品零售企业的经营行为管理

药品零售企业开展药品经营活动应当符合药品GSP要求。应当遵守国家处方药与非处方药分类管理制度，按规定凭处方销售处方药。处方保留不少于5年。

药品零售企业零售药品应当准确无误，并正确说明用法、用量和注意事项；调配处方应当经过核对，对处方所列药品不得擅自更改或者代用。对有配伍禁忌或者超剂量的处方，应当拒绝调配；必要时，经处方医师更正或者重新签字，方可调配。

药品零售企业销售药品时，应当开具标明药品通用名称、上市许可持有人、生产企业、产品批号、产品规格、销售数量、销售价格、销售日期等内容的凭证。

## 五、药品储存、运输的行为管理

药品上市许可持有人、药品生产企业、药品经营企业委托储存、运输药品的，应当对受托方的质量保证能力和风险管理能力进行评估，与其签订委托协议，约定药品质量责任、操作规程等内容，并对受托方进行监督。委托方应当向所在地省、自治区、直辖市药品监督管理部门备案，药品监督管理部门可根据需要开展延伸检查。

接受委托储存、运输药品的企业应当符合药品经营质量管理规范有关要求,并具备以下条件:①符合资质的人员,建立相应的药品质量管理体系文件,包括收货、验收、入库、储存、养护、出库、运输等操作规程;②与委托方实现数据对接的计算机系统,对药品储存、运输信息进行记录并可追溯,为委托方药品召回或追回提供支持;③符合现代物流条件及与经营规模相适应的药品储存场所和运输等设施设备,保证药品储存、运输质量安全。

受托方应当按照药品经营质量管理规范的要求开展药品储存、运输活动,按照委托协议履行义务,并且承担相应的法律责任和合同责任。受托方发现药品存在重大质量问题的,应当立即向委托方和所在地省、自治区、直辖市药品监督管理部门报告,并主动采取风险控制措施。受托方发现委托方存在违法违规行为的,应当立即向所在地省、自治区、直辖市药品监督管理部门报告,并主动采取风险控制措施。

### 六、网络销售药品的行为管理

通过网络销售的药品,应当依法取得药品注册证书;但是,未实施审批管理的中药饮片除外。药品网络销售的主体,应当是药品上市许可持有人、药品经营企业。药品网络销售应当符合药品经营质量管理规范有关要求。

疫苗、血液制品、麻醉药品、精神药品、医疗用毒性药品、放射性药品、药品类易制毒化学品等国家实行特殊管理的药品不得在网络上销售。

药品网络交易第三方平台提供者应当依法对申请进入平台经营的药品上市许可持有人、药品经营企业的资质等进行审核,保证其符合法定要求,并对发生在平台的药品经营行为进行管理。

第三方平台提供者发现进入平台经营的药品上市许可持有人、药品经营企业有违反规定行为的,应当及时制止并立即报告所在地县级人民政府药品监督管理部门;发现严重违法行为的,应当立即停止提供网络交易平台服务。

## 任务三 药品经营质量管理规范

### 任务目标

**知识目标**

1. 掌握药品采购、收货与验收、储存与养护、药品批发企业的销售、出库与运输、药品零售企业的陈列、销售与售后服务的要求。
2. 熟悉药品经营企业基本条件。
3. 了解 GSP 的产生。
4. 了解药品批发企业的质量管理体系。

**能力目标**

1. 会按照程序对药品进行采购,会对首营企业和首营品种进行审核。
2. 会对药品进行收货和验收,会填写相关记录。
3. 能说出药品储存条件要求和养护人员工作职责。
4. 会审核购货单位合法资格,会填写销售记录,会对药品进行出库复核。
5. 会对药品进行陈列,能按照要求零售药品。

## 活动1　GSP的产生

### 一、什么是GSP

GSP 是 Good Supply Practice 的缩写，直译为"良好的供应规范"，在我国，药品 GSP 是指"药品经营质量管理规范"，指在药品流通过程中针对药品采购、收货与验收、储存与养护、销售与出库及售后服务各环节而制定的保证药品符合质量标准的一系列管理制度。其核心是通过严格的管理制度约束企业的行为，对药品经营活动进行全过程的质量控制，保证向用户提供合格的药品。根据《药品管理法》第五十三条规定，从事药品经营活动，应当遵守药品经营质量管理规范，建立健全药品经营质量管理体系，保证药品经营全过程持续符合法定要求。

### 二、GSP的产生

1982年我国开始了 GSP 的起草工作，1984年中国医药公司组织制定的《医药商品质量管理规范（试行）》，由原国家医药管理局发文在全国医药商业范围内试行。我国第一套 GSP 的发布实施，引起了医药商业企业的广泛重视，许多药品经营企业逐步将 GSP 纳入企业发展管理体系，成为企业药品经营管理的重要组成部分。经历几年的试行后，1991年中国医药商业协会组织力量对1984年版 GSP 进行了修订，1992年由原国家医药管理局正式发布实施，使 GSP 成为政府施行医药行业管理的部门规章。

1998年，国家药品监督管理局成立后，总结了十几年来 GSP 的实施经验，在1992版 GSP 的基础上重新修订了《药品经营质量管理规范》，并于2000年4月30日以国家药品监督管理局令第20号颁布，2000年7月1日起正式施行。2000年版 GSP 对药品批发企业和零售企业进行了区分对待，内容更加具体、科学、丰富、实用。2000年11月16日，国家药品监督管理局发布了《药品经营质量管理规范实施细则》，对《药品经营质量管理规范》部分条款作出了具体说明。

2012年11月6日，卫生部发布了新版 GSP，于2013年6月1日起施行。新修订的药品 GSP 集现行药品 GSP 及其实施细则为一体。2013年10月23日，原国家食品药品监督管理总局发布了冷藏、冷冻药品的储存与运输管理，药品经营企业计算机系统，温湿度自动监测，药品收货与验收和验证管理5个附录，作为《药品经营质量管理规范》配套文件，与药品 GSP 正文条款具有同等效力。

2015年《药品经营质量管理规范》再次修订，于2015年5月18日经原国家食品药品监督管理总局局务会议审议通过，并予公布，自公布之日起施行。2016年6月30日《国家食品药品监督管理总局关于修改〈药品经营质量管理规范〉的决定》经国家食品药品监督管理总局局务会议审议通过，于7月20日公布修正后的《药品经营质量管理规范》，自公布之日起施行。

### 三、GSP的适用范围

药品经营企业应当严格执行 GSP。药品生产企业销售药品、药品流通过程中其他涉及储存与运输药品的，也应当符合 GSP 相关要求。将药品生产企业销售药品、涉药物流等相关活动纳入适用范围，是弥补监管工作空白，实现对药品流通全过程监管的重要修订。

由于使用环节药品质量管理的差异性，新修订的 GSP 规定了："医疗机构药房和计划生育服务机构的药品采购、储存、养护等质量管理规范有国家食品药品监督管理局另行制定"。

## 四、GSP的内容

现行版GSP共4章，包括总则（4条）、药品批发的质量管理（115条）、药品零售的质量管理（58条）、附则（7条），共计184条。见表6-1。

表6-1 GSP内容

| 章 | 节 |
|---|---|
| 第一章 总则（共4条） | |
| 第二章 药品批发的质量管理（共115条） | 第一节 质量管理体系（共8条） |
| | 第二节 组织机构与质量管理职责（共5条） |
| | 第三节 人员与培训（共13条） |
| | 第四节 质量管理体系文件（共12条） |
| | 第五节 设施与设备（共10条） |
| | 第六节 校准与验证（共4条） |
| | 第七节 计算机系统（共4条） |
| | 第八节 采购（共11条） |
| | 第九节 收货与验收（共11条） |
| | 第十节 储存与养护（共6条） |
| | 第十一节 销售（共5条） |
| | 第十二节 出库（共6条） |
| | 第十三节 运输与配送（共13条） |
| | 第十四节 售后管理（共7条） |
| 第三章 药品零售的质量管理（共58条） | 第一节 质量管理与职责（共4条） |
| | 第二节 人员管理（共9条） |
| | 第三节 文件（共10条） |
| | 第四节 设施与设备（共9条） |
| | 第五节 采购与验收（共7条） |
| | 第六节 陈列与储存（共6条） |
| | 第七节 销售管理（共8条） |
| | 第八节 售后管理（共5条） |
| 第四章 附则（共7条） | |

**资料卡**

### GSP附录

对于药品经营质量管理过程中的一些技术性、专业性较强的规定或者操作性要求需要更加详细、具体的内容，原国家食品药品监督管理局制定了细化的管理文件，于2013年10月23日以GSP附录的形式发布，作为GSP组成部分一并监督实施。

附录《冷藏、冷冻药品的储存与运输管理》共13条，对冷链药品的物流过程做出了具体规定，对冷链药品的设施设备配置、人员条件、制度建设、质量追溯提出了具体的工作要求，明确了冷库、冷藏车及冷藏箱的技术指标，细化了操作规程，强调了

项目六 药品经营管理

人员培训,是药品经营企业开展冷链药品储存、运输管理的基本准则和操作标准。

附录《药品经营企业计算机系统》共22条,是对药品流通各环节采用计算机管理的流程作业、功能设定、规范操作、质量控制进行的具体规定,详细地规定了系统的硬件设施和网络环境的要求,对关键岗位人员职责进行了明确,确保各环节人员严格按规范作业,杜绝违规操作,控制和防范质量风险,确保药品经营质量,并可以实现药品质量的全程有效追溯和企业经营行为的严格控制。

附录《温湿度自动监测》共17条,对药品储运温湿度自动监测系统的监测功能、数据安全管理、风险预警与应急、系统安装与操作等进行了具体规定,明确了系统的硬件组成、测点精度和布点密度,强调了系统的独立性,防止因断电等故障因素影响系统正常运行或造成数据丢失,确保了系统各项功能的有效实现和药品温湿度数据的有效追溯。

附录《药品收货与验收》共19条,明确了到货验收时检查的具体内容,强调了冷藏、冷冻药品到货时应当检查的项目,明确了到货药品与采购记录不符等情况的处理办法,细化了退货药品的管理措施,使企业在实际操作中,能更好地掌握和实施药品GSP。

附录《验证管理》共12条,对于验证的范围、参数标准、设备条件、实施项目、具体操作、数据分析、偏差处理及风险控制、质量控制文件编制、验证结果应用等都进行了具体规定。详细地提出了验证方案的制定、验证项目的确定、验证方案的实施等内容。

## 活动2　药品批发企业的质量管理体系

### 一、质量管理体系的要求

药品批发企业应当建立质量管理体系,确定质量方针,制定质量管理体系文件,开展质量策划、质量控制、质量保证、质量改进和质量风险管理等活动。制定的质量方针文件应当明确企业总的质量目标和要求,并贯彻到药品经营活动的全过程。

### 二、质量管理体系的内容

企业质量管理体系应当与其经营范围和规模相适应,包括组织机构、人员、设施设备、质量管理体系文件及相应的计算机系统等。

### 三、质量风险管理

企业应当采用前瞻或者回顾的方式,对药品流通过程中的质量风险进行评估、控制、沟通和审核。

### 四、全员质量管理

企业应当全员参与质量管理。各部门、岗位人员应当正确理解并履行职责,承担相应质量责任。

## 活动3　药品经营企业基本条件

药品经营企业应具备GSP中规定的基本条件方可进行药品经营活动,基本条件包括组织机构与人员、设施与设备、文件及计算机系统,这是药品经营企业正常开展药品经营活动的基础和保障。

## 一、组织机构与人员

### (一)组织机构

药品批发企业应当设立与其经营活动和质量管理相适应的组织机构或者岗位,明确规定其职责、权限及相互关系。

药品批发企业负责人是药品质量的主要责任人,全面负责企业日常管理,负责提供必要的条件,保证质量管理部门和质量管理人员有效履行职责,确保企业实现质量目标并按照 GSP 要求经营药品。企业质量负责人应当由高层管理人员担任,全面负责药品质量管理工作,独立履行职责,在企业内部对药品质量管理具有裁决权。企业应当设立质量管理部门,有效开展质量管理工作。质量管理部门的职责不得由其他部门及人员履行。

药品零售企业负责人是药品质量的主要责任人,负责企业日常管理,负责提供必要的条件,保证质量管理部门和质量管理人员有效履行职责,确保企业按照 GSP 要求经营药品。企业应当设置质量管理部门或者配备质量管理人员。

药品批发企业和药品零售企业质量管理部门(人员)职责见表6-2。

表6-2 药品批发企业和药品零售企业质量管理部门(人员)职责

| 项目 | 药品批发企业质量管理部门 | 零售企业质量管理部门或质量管理人员 |
| --- | --- | --- |
| 相同职责 | 1.督促相关部门和岗位人员执行药品管理的法律法规及GSP | |
| | 2.负责药品质量投诉和质量事故的调查、处理及报告 | |
| | 3.负责假劣药品的报告 | |
| | 4.负责药品不良反应的报告 | |
| 相似职责 | 5.组织制订质量管理体系文件,并指导、监督文件的执行 | 5.组织制订质量管理文件,并指导、监督文件的执行 |
| | 6.负责对供货单位和购货单位的合法性、购进药品的合法性以及供货单位销售人员、购货单位采购人员的合法资格进行审核,并根据审核内容的变化进行动态管理 | 6.负责对供货单位及其销售人员资格证明的审核;负责对所采购药品合法性的审核 |
| | 7.负责质量信息的收集和管理,并建立药品质量档案;负责药品质量查询 | 7.负责药品质量查询及质量信息管理 |
| | 8.负责药品的验收,指导并监督药品采购、储存、养护、销售、退货、运输等环节的质量管理工作 | 8.负责药品的验收,指导并监督药品采购、储存、陈列、销售等环节的质量管理工作 |
| | 9.负责不合格药品的确认,对不合格药品的处理过程实施监督 | 9.负责对不合格药品的确认及处理 |
| | 10.负责计算机系统操作权限的审核和质量管理基础数据的建立及更新 | 10.负责计算机系统操作权限的审核和质量管理基础数据的建立及更新 |
| | 11.组织验证、校准相关设施设备 | 11.负责组织计量器具的校准及检定工作 |
| | 12.协助开展质量管理教育和培训 | 12.开展药品质量管理教育和培训 |

续表

| 项目 | 药品批发企业质量管理部门 | 零售企业质量管理部门或质量管理人员 |
|---|---|---|
| 不同职责 | 13.负责指导设定计算机系统质量控制功能<br>14.负责药品召回的管理<br>15.组织质量管理体系的内审和风险评估<br>16.组织对药品供货单位及购货单位质量管理体系和服务质量的考察和评价<br>17.组织对被委托运输的承运方运输条件和质量保障能力的审查 | 13.指导并监督药学服务工作 |

## （二）人员

### 1.人员资质

药品经营企业从事药品经营和质量管理工作的人员，应当符合有关法律法规及GSP规定的资格要求，不得有相关法律法规禁止从业的情形。具体要求见表6-3。

表6-3　GSP对人员资质的要求

| 企业类型 | 工作岗位 | 资格要求 |
|---|---|---|
| 药品批发和零售连锁企业总部 | 企业负责人 | 大学专科以上学历或者中级以上专业技术职称 |
| | 企业质量负责人 | 大学本科以上学历、执业药师资格和3年以上药品经营质量管理工作经历 |
| | 质量管理部门负责人 | 执业药师资格和3年以上药品经营质量管理工作经历 |
| | 质量管理人员 | 药学中专或者医学、生物、化学等相关专业大学专科以上学历或者具有药学初级以上专业技术职称 |
| | 验收、养护人员 | 药学或者医学、生物、化学等相关专业中专以上学历或者具有药学初级以上专业技术职称 |
| | 中药材、中药饮片验收人员 | 中药学专业中专以上学历或者具有中药学中级以上专业技术职称 |
| | 中药材、中药饮片养护人员 | 中药学专业中专以上学历或者具有中药学初级以上专业技术职称 |
| | 采购人员 | 药学或者医学、生物、化学等相关专业中专以上学历 |
| | 销售、储存人员 | 高中以上文化程度 |
| | 经营疫苗的企业还应当配备2名以上专业技术人员专门负责疫苗质量管理和验收工作，专业技术人员应当具有预防医学、药学、微生物学或者医学等专业本科以上学历及中级以上专业技术职称，并有3年以上从事疫苗管理或者技术工作经历 ||
| 药品零售企业及连锁门店 | 企业法定代表人或者企业负责人 | 执业药师 |
| | 处方审核人员 | 执业药师 |
| | 质量管理、验收、采购人员 | 药学或者医学、生物、化学等相关专业学历或者具有药学专业技术职称 |
| | 中药饮片质量管理、验收、采购人员 | 中药学中专以上学历或者具有中药学专业初级以上专业技术职称 |
| | 营业员 | 高中以上文化程度或者符合省级药品监督管理部门规定的条件 |
| | 中药饮片调剂人员 | 中药学中专以上学历或者具备中药调剂员资格 |

**2. 人员在职在岗的要求**

药品批发企业从事质量管理、验收工作的人员应当在职在岗，不得兼职其他业务工作。

**3. 人员培训**

药品批发企业应当对各岗位人员进行与其职责和工作内容相关的岗前培训和继续培训。培训内容应当包括相关法律法规、药品专业知识及技能、质量管理制度、职责及岗位操作规程等。企业应当按照培训管理制度制定年度培训计划并开展培训，使相关人员能正确理解并履行职责。培训工作应当做好记录并建立档案。

药品批发企业从事特殊管理的药品和冷藏冷冻药品的储存、运输等工作的人员，应当接受相关法律法规和专业知识培训并经考核合格后方可上岗。

药品零售企业各岗位人员应当接受相关法律法规及药品专业知识与技能的岗前培训和继续培训。企业应当按照培训管理制度制定年度培训计划并开展培训，使相关人员能正确理解并履行职责。培训工作应当做好记录并建立档案。

药品零售企业应当为销售特殊管理的药品、国家有专门管理要求的药品、冷藏药品的人员接受相应培训提供条件，使其掌握相关法律法规和专业知识。

**4. 直接接触药品岗位人员的健康检查**

药品批发企业质量管理、验收、养护、储存等直接接触药品岗位的人员应当进行岗前及年度健康检查，并建立健康档案。患有传染病或者其他可能污染药品的疾病的，不得从事直接接触药品的工作。身体条件不符合相应岗位特定要求的，不得从事相关工作。

药品零售企业应当对直接接触药品岗位的人员进行岗前及年度健康检查，并建立健康档案。患有传染病或者其他可能污染药品的疾病的，不得从事直接接触药品的工作。

## 二、文件

### （一）药品批发企业的质量管理体系文件

**1. 质量管理体系文件的要求**

企业制定质量管理体系文件应当符合企业实际。文件包括质量管理制度、部门及岗位职责、操作规程、档案、报告、记录和凭证等。

文件的起草、修订、审核、批准、分发、保管以及修改、撤销、替换、销毁等应当按照文件管理操作规程进行，并保存相关记录。文件应当标明题目、种类、目的以及文件编号和版本号。文字应当准确、清晰、易懂。文件应当分类存放，便于查阅。

企业应当定期审核、修订文件，使用的文件应当为现行有效的文本，已废止或者失效的文件除留档备查外，不得在工作现场出现。企业应当保证各岗位获得与其工作内容相对应的必要文件，并严格按照规定开展工作。

**2. 质量管理制度**

药品批发企业的质量管理制度包括：质量管理体系内审的规定；质量否决权的规定；质量管理文件的管理；质量信息的管理；供货单位、购货单位、供货单位销售人员及购货单位采购人员等资格审核的规定；药品采购、收货、验收、储存、养护、销售、出库、运输的管理；特殊管理的药品的规定；药品有效期的管理；不合格药品、药品销毁的管理；药品退货的管理；药品召回的管理；质量查询的管理；质量事故、质量投诉的管理；药品不良反应报告的规定；环境卫生、人员健康的规定；质量方面的教育、培训及考核的规定；设施设备保管和维护的管理；设施设备验证和校准的管理；记录和凭证的管理；计算机系统的管理；

执行药品电子监管的规定;其他应当规定的内容。

**3. 部门及岗位职责**

部门及岗位职责包括:质量管理、采购、储存、销售、运输、财务和信息管理等部门职责;企业负责人、质量负责人及质量管理、采购、储存、销售、运输、财务和信息管理等部门负责人的岗位职责;质量管理、采购、收货、验收、储存、养护、销售、出库复核、运输、财务、信息管理等岗位职责;与药品经营相关的其他岗位职责。

**4. 操作规程**

企业应当制定药品采购、收货、验收、储存、养护、销售、出库复核、运输等环节及计算机系统的操作规程。

**5. 记录**

企业应当建立药品采购、验收、养护、销售、出库复核、销后退回和购进退出、运输、储运温湿度监测、不合格药品处理等相关记录,做到真实、完整、准确、有效和可追溯。

通过计算机系统记录数据时,有关人员应当按照操作规程,通过授权及密码登录后方可进行数据的录入或者复核;数据的更改应当经质量管理部门审核并在其监督下进行,更改过程应当留有记录。

书面记录及凭证应当及时填写,并做到字迹清晰,不得随意涂改,不得撕毁。更改记录的,应当注明理由、日期并签名,保持原有信息清晰可辨。记录及凭证应当至少保存5年。疫苗、特殊管理的药品的记录及凭证按相关规定保存。

### (二) 药品零售企业的文件

**1. 质量管理文件的要求**

药品零售企业应当按照有关法律法规及GSP规定,制定符合企业实际的质量管理文件。文件包括质量管理制度、岗位职责、操作规程、档案、记录和凭证等,并对质量管理文件定期审核、及时修订。

企业应当采取措施确保各岗位人员正确理解质量管理文件的内容,保证质量管理文件有效执行。

**2. 质量管理制度**

药品零售企业的质量管理制度包括:药品采购、验收、陈列、销售等环节的管理,设置库房的还应当包括储存、养护的管理;供货单位和采购品种的审核;处方药销售的管理;药品拆零的管理;特殊管理的药品和国家有专门管理要求的药品的管理;记录和凭证的管理;收集和查询质量信息的管理;质量事故、质量投诉的管理;中药饮片处方审核、调配、核对的管理;药品有效期的管理;不合格药品、药品销毁的管理;环境卫生、人员健康的规定;提供用药咨询、指导合理用药等药学服务的管理;人员培训及考核的规定;药品不良反应报告的规定;计算机系统的管理;执行药品电子监管的规定;其他应当规定的内容。

**3. 岗位职责**

企业应当明确企业负责人、质量管理、采购、验收、营业员以及处方审核、调配等岗位的职责,设置库房的还应当包括储存、养护等岗位职责。质量管理岗位、处方审核岗位的职责不得由其他岗位人员代为履行。

**4. 药品零售操作规程**

药品零售操作规程包括：药品采购、验收、销售；处方审核、调配、核对；中药饮片处方审核、调配、核对；药品拆零销售；特殊管理的药品和国家有专门管理要求的药品的销售；营业场所药品陈列及检查；营业场所冷藏药品的存放；计算机系统的操作和管理；设置库房的还应当包括储存和养护的操作规程。

**5. 记录**

企业应当建立药品采购、验收、销售、陈列检查、温湿度监测、不合格药品处理等相关记录，做到真实、完整、准确、有效和可追溯。记录及相关凭证应当至少保存5年。特殊管理的药品的记录及凭证按相关规定保存。

通过计算机系统记录数据时，相关岗位人员应当按照操作规程，通过授权及密码登录计算机系统，进行数据的录入，保证数据原始、真实、准确、安全和可追溯。电子记录数据应当以安全、可靠方式定期备份。

## 三、设施与设备

### （一）药品批发企业的设施与设备

**1. 库房总体要求**

库房的选址、设计、布局、建造、改造和维护应当符合药品储存的要求，防止药品的污染、交叉污染、混淆和差错。药品储存作业区、辅助作业区应当与办公区和生活区分开一定距离或者有隔离措施。

**2. 库房条件**

库房的规模及条件应当满足药品的合理、安全储存，并达到以下要求，便于开展储存作业：①库房内外环境整洁，无污染源，库区地面硬化或者绿化；②库房内墙、顶光洁，地面平整，门窗结构严密；③库房有可靠的安全防护措施，能够对无关人员进入实行可控管理，防止药品被盗、替换或者混入假药；④有防止室外装卸、搬运、接收、发运等作业受异常天气影响的措施。

**3. 库房应当配备的设施设备**

库房应当配备的设施设备包括药品与地面之间有效隔离的设备；避光、通风、防潮、防虫、防鼠等设备；有效调控温湿度及室内外空气交换的设备；自动监测、记录库房温湿度的设备；符合储存作业要求的照明设备；用于零货拣选、拼箱发货操作及复核的作业区域和设备；包装物料的存放场所；验收、发货、退货的专用场所；不合格药品专用存放场所；经营特殊管理的药品有符合国家规定的储存设施。

**4. 中药材、中药饮片库房要求**

经营中药材、中药饮片的，应当有专用的库房和养护工作场所，直接收购地产中药材的应当设置中药样品室（柜）。

**5. 冷藏、冷冻药品应当配备的设施设备**

冷藏、冷冻药品应当配备的设施设备包括与其经营规模和品种相适应的冷库，经营疫苗的应当配备两个以上独立冷库；用于冷库温度自动监测、显示、记录、调控、报警的设备；冷库制冷设备的备用发电机组或者双回路供电系统；对有特殊低温要求的药品，应当配备符合其储存要求的设施设备；冷藏车及车载冷藏箱或者保温箱等设备。

#### 6. 运输药品的设施与设备

运输药品应当使用封闭式货物运输工具。运输冷藏、冷冻药品的冷藏车及车载冷藏箱、保温箱应当符合药品运输过程中对温度控制的要求。冷藏车具有自动调控温度、显示温度、存储和读取温度监测数据的功能；冷藏箱及保温箱具有外部显示和采集箱体内温度数据的功能。

### （二）药品零售企业的设施与设备

#### 1. 营业场所

企业的营业场所应当与其药品经营范围、经营规模相适应，并与药品储存、办公、生活辅助及其他区域分开。营业场所应当具有相应设施或者采取其他有效措施，避免药品受室外环境的影响，并做到宽敞、明亮、整洁、卫生。

营业场所应当有以下营业设备：货架和柜台；监测、调控温度的设备；经营中药饮片的，有存放饮片和处方调配的设备；经营冷藏药品的，有专用冷藏设备；经营第二类精神药品、毒性中药品种和罂粟壳的，有符合安全规定的专用存放设备；药品拆零销售所需的调配工具、包装用品。

#### 2. 库房

扫码观看数字资源6-1　药品的在库检查。

扫一扫

企业设置库房的，应当做到库房内墙、顶光洁，地面平整，门窗结构严密；有可靠的安全防护、防盗等措施。储存中药饮片应当设立专用库房。

仓库应当有以下设施设备：药品与地面之间有效隔离的设备；避光、通风、防潮、防虫、防鼠等设备；有效监测和调控温湿度的设备；符合储存作业要求的照明设备；验收专用场所；不合格药品专用存放场所；经营冷藏药品的，有与其经营品种及经营规模相适应的专用设备。

### 四、计算机系统

#### 1. 药品批发企业的计算机系统

企业应当建立能够符合经营全过程管理及质量控制要求的计算机系统，实现药品质量可追溯，并满足药品电子监管的实施条件。

计算机系统要求有支持系统正常运行的服务器和终端机；有安全、稳定的网络环境，有固定接入互联网的方式和安全可靠的信息平台；有实现部门之间、岗位之间信息传输和数据共享的局域网；有药品经营业务票据生成、打印和管理功能；有符合本规范要求及企业管理实际需要的应用软件和相关数据库。

各类数据的录入、修改、保存等操作应当符合授权范围、操作规程和管理制度的要求，保证数据原始、真实、准确、安全和可追溯。

计算机系统运行中涉及企业经营和管理的数据应当采用安全、可靠的方式储存并按日备份，备份数据应当存放在安全场所，记录类数据的保存时限应当至少保存5年。

#### 2. 药品零售企业的计算机系统

通过计算机系统记录数据时，相关岗位人员应当按照操作规程，通过授权及密码登录计算机系统，进行数据的录入，保证数据原始、真实、准确、安全和可追溯。电子记录数据应当以安全、可靠方式定期备份。

### 活动4　药品采购

#### 一、采购程序

（1）确定供货单位的合法资格。

（2）确定所购入药品的合法性。

（3）核实供货单位销售人员的合法资格　企业应当核实、留存供货单位销售人员以下资料：

① 加盖供货单位公章原印章的销售人员身份证复印件；

② 加盖供货单位公章原印章和法定代表人印章或者签名的授权书，授权书应当载明被授权人姓名、身份证号码，以及授权销售的品种、地域、期限；

③ 供货单位及供货品种相关资料。

（4）与供货单位签订质量保证协议　质量保证协议至少包括以下内容：①明确双方质量责任；②供货单位应当提供符合规定的资料且对其真实性、有效性负责；③供货单位应当按照国家规定开具发票；④药品质量符合药品标准等有关要求；⑤药品包装、标签、说明书符合有关规定；⑥药品运输的质量保证及责任；⑦质量保证协议的有效期限。

#### 二、首营企业与首营品种

首营企业是指采购药品时，与本企业首次发生供需关系的药品生产或者经营企业。首营品种是指本企业首次采购的药品。

采购部门应当填写相关申请表格，经过质量管理部门和企业质量负责人的审核批准。必要时应当组织实地考察，对供货单位质量管理体系进行评价。对首营企业的审核，应当查验加盖其公章原印章的以下资料，确认真实、有效：

①《药品生产许可证》或者《药品经营许可证》复印件；

② 营业执照、税务登记、组织机构代码的证件复印件，及上一年度企业年度报告公示情况；

③《药品生产质量管理规范》认证证书或者《药品经营质量管理规范》认证证书复印件；

④ 相关印章、随货同行单（票）样式；

⑤ 开户户名、开户银行及账号。

采购首营品种应当审核药品的合法性，索取加盖供货单位公章原印章的药品生产或者进口批准证明文件复印件并予以审核，审核无误的方可采购。以上资料应当归入药品质量档案。

#### 三、发票的规定

采购药品时，企业应当向供货单位索取发票。发票应当列明药品的通用名称、规格、单位、数量、单价、金额等；不能全部列明的，应当附《销售货物或者提供应税劳务清单》，并加盖供货单位发票专用章原印章、注明税票号码。

发票上的购、销单位名称及金额、品名应当与付款流向及金额、品名一致，并与财务账目内容相对应。发票按有关规定保存。

#### 四、建立采购记录

采购记录应当有药品的通用名称、剂型、规格、生产厂商、供货单位、数量、价格、购货日期等内容,采购中药材、中药饮片的还应当标明产地。

## 五、直调方式购销药品的情形

发生灾情、疫情、突发事件或者临床紧急救治等特殊情况,以及其他符合国家有关规定的情形,企业可采用直调方式购销药品,将已采购的药品不入本企业仓库,直接从供货单位发送到购货单位,并建立专门的采购记录,保证有效的质量跟踪和追溯。

### 活动5　收货与验收

药品批发企业和药品零售企业在收货与验收方面的规定略有不同,药品批发企业的要求如下。

### 一、逐批收货、验收

企业应当按照规定的程序和要求对到货药品逐批进行收货、验收,防止不合格药品入库。药品验收入库流程见图6-2。

扫码观看数字资源6-2　药品的入库程序。

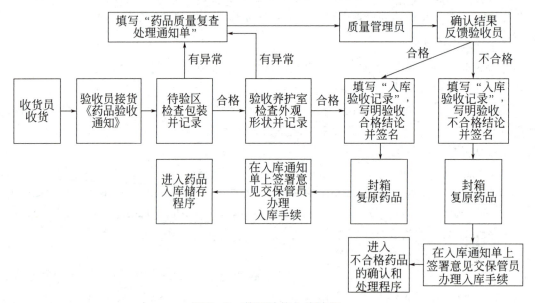

图6-2　药品验收入库流程

### 二、收货工作

药品到货时,收货人员核实运输方式、核对药品。

(1)对运输工具和运输状况进行检查

① 检查运输工具是否密闭,如发现运输工具内有雨淋、腐蚀、污染等可能影响药品质量的现象,及时通知采购部门并报质量管理部门处理。

② 根据运输单据所载明的启运日期,检查是否符合协议约定的在途时限,对不符合约定时限的,报质量管理部门处理。

③ 供货方委托运输药品的,企业采购部门要提前向供货单位索要委托的承运方式、承

运单位、启运时间等信息,并将上述情况提前通知收货人员;收货人员在药品到货后,要逐一核对上述内容,内容不一致的,通知采购部门并报质量管理部门处理。

④ 冷藏、冷冻药品到货时,查验冷藏车、车载冷藏箱或保温箱的温度状况,核查并留存运输过程和到货时的温度记录;对未采用规定的冷藏设备运输或温度不符合要求的,应当拒收,同时对药品进行控制管理,做好记录并报质量管理部门处理。

(2) 对照随货同行单(票)和采购记录核对药品　随货同行单(票)的内容包括供货单位、生产厂商、药品的通用名称、剂型、规格、批号、数量、收货单位、收货地址、发货日期等内容,并加盖供货单位药品出库专用章原印章。

应当拒收的情况包括无随货同行单(票)或无采购记录;随货同行单(票)记载的内容与采购记录以及本企业实际情况不符;随货同行单(票)中记载的内容与药品实物不符。以上情况通知采购部门处理。

(3) 检查药品外包装是否完好　检查前拆除药品的运输防护包装,对出现破损、污染、标识不清等情况的药品,应当拒收。

(4) 将核对无误的药品放置于相应的待验区域内,并在随货同行单(票)上签字后,移交验收人员。

## 三、待验规定

待验区域应当有明显标识,并与其他区域有效隔离;符合待验药品的储存温度要求;冷藏、冷冻药品在冷库内待验;设置特殊管理的药品专用待验区域,并符合安全控制要求;保持验收设施设备清洁,不得污染药品;按规定配备药品电子监管码的扫码与数据上传设备。

根据不同类别和特性的药品,明确待验药品的验收时限,在规定时限内验收,验收合格的药品,应当及时入库,验收中发现的问题应当尽快处理,防止对药品质量造成影响。

## 四、验收工作

### 1.逐批查验药品的合格证明文件

查验同批号的检验报告书,检验报告书需加盖供货单位药品检验专用章或质量管理专用章原印章。检验报告书的传递和保存可以采用电子数据形式,但应当保证其合法性和有效性。

验收实施批签发管理的生物制品应当有加盖供货单位药品检验专用章或质量管理专用章原印章的《生物制品批签发合格证》复印件。

验收进口药品应当有加盖供货单位质量管理专用章原印章的相关证明文件:《进口药品注册证》或《医药产品注册证》;进口麻醉药品、精神药品以及蛋白同化制剂、肽类激素需有《进口准许证》;进口药材需有《进口药材批件》;《进口药品检验报告书》或注明"已抽样"字样的《进口药品通关单》;进口国家规定的实行批签发管理的生物制品,有批签发证明文件和《进口药品检验报告书》。

对于相关证明文件不全或内容与到货药品不符的,不得入库,并交质量管理部门处理。

### 2.逐批抽样

(1) 抽样件数规定　见表6-4。

表6-4 药品抽样件数

| 药品整件数 | 抽样件数 |
| --- | --- |
| ≤2件 | 全部 |
| 2~50件 | 至少3件 |
| 50件以上 | 每增加50件,至少增加1件,不足50件的,按50件计 |

（2）开箱抽样检查　从每整件的上、中、下不同位置随机抽取3个最小包装进行检查,对封口不牢、标签污损、有明显重量差异或外观异常的,至少再增加一倍抽样数量,进行再检查。

破损、污染、渗液、封条损坏等包装异常以及零货、拼箱的,应当开箱检查至最小包装（至少随机抽取一个最小包装）。

生产企业有特殊质量控制要求或者打开最小包装可能影响药品质量的,可不打开最小包装。

（3）可不开箱检查的药品　外包装及封签完整的原料药、实施批签发管理的生物制品可不开箱检查。

**3. 逐一检查、核对药品的外观、包装、标签、说明书以及相关的证明文件**

具体检查包括以下内容。

（1）检查运输储存包装的封条有无损坏,包装上是否清晰注明药品通用名称、规格、生产厂商、生产批号、生产日期、有效期、批准文号、贮藏、包装规格及储运图示标志,以及特殊管理的药品、外用药品、非处方药的标识等标记。

（2）检查最小包装的封口是否严密、牢固,有无破损、污染或渗液,包装及标签印字是否清晰,标签粘贴是否牢固。

（3）检查每一最小包装的标签、说明书是否符合以下规定：标签有药品通用名称、成分、性状、适应证或者功能主治、规格、用法用量、不良反应、禁忌、注意事项、贮藏、生产日期、产品批号、有效期、批准文号、生产企业等内容；对注射剂瓶、滴眼剂瓶等因标签尺寸限制无法全部注明上述内容的,至少标明药品通用名称、规格、产品批号、有效期等内容；中药蜜丸蜡壳至少注明药品通用名称。

化学药品与生物制品说明书列有以下内容：药品名称（通用名称、商品名称、英文名称、汉语拼音）、成分［活性成分的化学名称、分子式、分子量、化学结构式（复方制剂可列出其组分名称）］、性状、适应证、规格、用法用量、不良反应、禁忌、注意事项、孕妇及哺乳期妇女用药、儿童用药、老年用药、药物相互作用、药物过量、临床试验、药理毒理、药代动力学、贮藏、包装、有效期、执行标准、批准文号、生产企业（企业名称、生产地址、邮政编码、电话和传真）。

中药说明书列有以下内容：药品名称（通用名称、汉语拼音）、成分、性状、功能主治、规格、用法用量、不良反应、禁忌、注意事项、药物相互作用、贮藏、包装、有效期、执行标准、批准文号、说明书修订日期、生产企业（企业名称、生产地址、邮政编码、电话和传真）。

特殊管理的药品、外用药品的包装、标签及说明书上均有规定的标识和警示说明；处方药和非处方药的标签和说明书上有相应的警示语或忠告语,非处方药的包装有国家规定的专有标识；蛋白同化制剂和肽类激素及含兴奋剂类成分的药品有"运动员慎用"警示标识。

进口药品的包装、标签以中文注明药品通用名称、主要成分以及注册证号，并有中文说明书。

中药饮片的包装或容器与药品性质相适应及符合药品质量要求。中药饮片的标签需注明品名、包装规格、产地、生产企业、产品批号、生产日期；整件包装上有品名、产地、生产日期、生产企业等，并附有质量合格的标志。实施批准文号管理的中药饮片，还需注明批准文号。

中药材有包装，并标明品名、规格、产地、供货单位、收购日期、发货日期等；实施批准文号管理的中药材，还需注明批准文号。

**4. 验收结束后，将抽取的完好样品放回原包装箱，加封并标示**

在抽样的整件包装上标明抽验标志，及时调整药品质量状态标识或移入相应区域。

**5. 做好验收记录**

包括药品的通用名称、剂型、规格、批准文号、批号、生产日期、有效期、生产厂商、供货单位、到货数量、到货日期、验收合格数量、验收结果等内容。验收人员应当在验收记录上签署姓名和验收日期。

中药材验收记录应当包括品名、产地、供货单位、到货数量、验收合格数量等内容。中药饮片验收记录应当包括品名、规格、批号、产地、生产日期、生产厂商、供货单位、到货数量、验收合格数量等内容，实施批准文号管理的中药饮片还应当记录批准文号。

验收不合格的还应当注明不合格事项及处置措施。

### 五、建立库存记录

验收合格的药品，应当由验收人员与仓储部门办理入库手续，由仓储部门建立库存记录。验收不合格的，不得入库，并由质量管理部门处理。

进行药品直调的，可委托购货单位进行药品验收。购货单位应当严格按照GSP要求验收药品，并建立专门的直调药品验收记录。验收当日应当将验收记录相关信息传递给直调企业。

### 六、药品零售企业在收货与验收方面的要求

**1. 收货**

药品到货时，收货人员应当按采购记录，对照供货单位的随货同行单（票）核实药品实物，做到票、账、货相符。

**2. 验收**

药品零售企业应当按规定的程序和要求对到货药品逐批进行验收，并按照对药品批发企业的规定做好验收记录。验收抽取的样品应当具有代表性。验收药品应当按照对药品批发企业的规定查验药品检验报告书。冷藏药品到货时，应当按照对药品批发企业的规定进行检查。特殊管理的药品应当按照相关规定进行验收。

验收合格的药品应当及时入库或者上架。验收不合格的不得入库或者上架，并报告质量管理人员处理。

### 活动6　储存与养护

药品批发企业和药品零售企业在储存与养护药品方面的规定是一致的，具体要求如下。

一、药品储存要求

(1) 温度　按包装标示的温度要求储存,包装上没有标示具体温度的,按照《中华人民共和国药典》规定的贮藏要求进行储存。

(2) 储存药品相对湿度为35%～75%。

(3) 色标管理　在人工作业的库房储存药品,按质量状态实行色标管理:合格药品为绿色,不合格药品为红色,待确定药品为黄色。

(4) 储存药品应当按照要求采取避光、遮光、通风、防潮、防虫、防鼠等措施。

(5) 搬运和堆码要求　搬运和堆码药品应当严格按照外包装标示要求规范操作,堆码高度符合包装图示要求,避免损坏药品包装。

药品按批号堆码,不同批号的药品不得混垛,垛间距不小于5cm,与库房内墙、顶、温度调控设备及管道等设施间距不小于30cm,与地面间距不小于10cm。

扫码观看数字资源6-3　药品的合理堆码。

(6) 分开存放与分类存放　药品与非药品、外用药与其他药品分开存放,中药材和中药饮片分库存放。

扫码观看数字资源6-4　药品的分类储存。

(7) 特殊管理的药品应当按照国家有关规定储存。

(8) 拆除外包装的零货药品应当集中存放。

(9) 储存药品的货架、托盘等设施设备应当保持清洁,无破损和杂物堆放。

(10) 储存作业区的限制性规定　未经批准的人员不得进入储存作业区,储存作业区内的人员不得有影响药品质量和安全的行为,药品储存作业区内不得存放与储存管理无关的物品。

二、药品养护管理

养护人员应当根据库房条件、外部环境、药品质量特性等对药品进行养护,主要内容是:

① 指导和督促储存人员对药品进行合理储存与作业;

② 检查并改善储存条件、防护措施、卫生环境;

③ 对库房温湿度进行有效监测、调控;

④ 按照养护计划对库存药品的外观、包装等质量状况进行检查,并建立养护记录;对储存条件有特殊要求的或者有效期较短的品种应当进行重点养护;

⑤ 发现有问题的药品应当及时在计算机系统中锁定和记录,并通知质量管理部门处理;

⑥ 对中药材和中药饮片应当按其特性采取有效方法进行养护并记录,所采取的养护方法不得对药品造成污染;

⑦ 定期汇总、分析养护信息。

三、采用计算机系统防止过期药品销售

企业应当采用计算机系统对库存药品的有效期进行自动跟踪和控制,采取近效期预警及超过有效期自动锁定等措施,防止过期药品销售。

四、安全处理因破损导致泄漏的药品

药品因破损而导致液体、气体、粉末泄漏时,应当迅速采取安全处理措施,防止对储存环境和其他药品造成污染。

## 五、对质量可疑的药品应当采取的措施

对质量可疑的药品应当立即采取停售措施，并在计算机系统中锁定，同时报告质量管理部门确认。

## 六、对存在质量问题的药品应当采取的措施

① 存放于标志明显的专用场所，并有效隔离，不得销售。
② 怀疑为假药的，及时报告药品监督管理部门。
③ 属于特殊管理的药品，按照国家有关规定处理。
④ 不合格药品的处理过程应当有完整的手续和记录。
⑤ 对不合格药品应当查明并分析原因，及时采取预防措施。
扫码观看数字资源 6-5　常见问题的处理方法。

扫一扫

## 七、定期盘点，做到账货相符

**资料卡**

**药品盘点**

账货相符是指计算机系统库存中的药品名称、规格、生产企业、批号、数量与库存实物完全一致。为了做到账货相符，需要对全部库存药品定期进行盘点，包括待验区、合格区和不合格区的药品。

药品盘点的内容包括药品名称、规格、生产企业、批号、数量、有效期，核对账货是否相符。

库存盘点方法包括动碰货盘点、对账式盘点和地毯式盘点。动碰货盘点是指无论入库还是出库，凡是动一动、碰一碰都要盘点。此种盘点方法一般当日对贵重货物进行严格的动碰盘点，即只要有进出库都盘点。这种盘点方法效率高，但不够全面。对账式盘点是指有选择性的盘点，与计算机系统内的库存数量进行核对。这种盘点方法比较全面，操作性强，但是对账外商品无法控制。地毯式盘点是指根据货物位置逐一清点数量，再与计算机系统数量逐一核对。这种盘点方法全面、无遗漏，但耗时长，人工成本高，需彻底清点数量、核对账目时才采用这种方法。

## 活动7　药品批发企业的销售、出库与运输

### 一、药品销售管理

**1.审核购货单位的合法资格**

企业应当将药品销售给合法的购货单位，并对购货单位的证明文件、采购人员及提货人员的身份证明进行核实，保证药品销售流向真实、合法。

企业应当严格审核购货单位的生产范围、经营范围或者诊疗范围，并按照相应的范围销售药品。

企业销售药品，应当如实开具发票，做到票、账、货、款一致。

**2. 做好销售记录**

销售记录应当包括药品的通用名称、规格、剂型、批号、有效期、生产厂商、购货单位、销售数量、单价、金额、销售日期等内容。进行药品直调的，建立专门的销售记录。

中药材销售记录应当包括品名、规格、产地、购货单位、销售数量、单价、金额、销售日期等内容；中药饮片销售记录应当包括品名、规格、批号、产地、生产厂商、购货单位、销售数量、单价、金额、销售日期等内容。

## 二、药品出库管理

扫码观看数字资源6-6　药品出库类型及流程。

**1. 出库复核**

出库时应当对照销售记录进行复核。特殊管理的药品出库应当按照有关规定进行复核。发现以下情况不得出库，并报告质量管理部门处理：

① 药品包装出现破损、污染、封口不牢、衬垫不实、封条损坏等问题；

② 包装内有异常响动或者液体渗漏；

③ 标签脱落、字迹模糊不清或者标识内容与实物不符；

④ 药品已超过有效期；

⑤ 其他异常情况的药品。

药品出库复核是药品流通领域中的一个重要环节，也是防止不合格药品进入市场、防止误差的重要关卡，药品经营企业在经营活动中对严格对药品进行出库复核工作意义重大。

扫码观看数字资源6-7　药品出库复核的注意事项。

**2. 出库复核记录**

药品出库复核应当建立记录，包括购货单位、药品的通用名称、剂型、规格、数量、批号、有效期、生产厂商、出库日期、质量状况和复核人员等内容。

**3. 药品拼箱发货的要求**

药品拼箱发货的代用包装箱应当有醒目的拼箱标志。

**4. 附随货同行单（票）**

药品出库时，应当附加盖企业药品出库专用章原印章的随货同行单（票）。直调药品出库时，由供货单位开具两份随货同行单（票），分别发往直调企业和购货单位。随货同行单（票）还应标明直调企业名称。

**5. 冷藏、冷冻药品的装箱、装车要求**

冷藏、冷冻药品的装箱、装车等项作业，应当由专人负责并符合以下要求：

① 车载冷藏箱或者保温箱在使用前应当达到相应的温度要求；

② 应当在冷藏环境下完成冷藏、冷冻药品的装箱、封箱工作；

③ 装车前应当检查冷藏车辆的启动、运行状态，达到规定温度后方可装车；

④ 启运时应当做好运输记录，内容包括运输工具和启运时间等。

## 三、药品的运输管理

**1. 严格执行运输操作规程**

企业应当按照质量管理制度的要求，严格执行运输操作规程，并采取有效措施保证运输过程中的药品质量与安全。

**2. 运输工具的要求**

运输药品，应当根据药品的包装、质量特性并针对车况、道路、天气等因素，选用适宜的运输工具，采取相应措施防止出现破损、污染等问题。

发运药品时，应当检查运输工具，发现运输条件不符合规定的，不得发运。运输药品过程中，运载工具应当保持密闭。

企业应当严格按照外包装标示的要求搬运、装卸药品。

**3. 运输中的保温与冷藏**

企业应当根据药品的温度控制要求，在运输过程中采取必要的保温或者冷藏、冷冻措施。运输过程中，药品不得直接接触冰袋、冰排等蓄冷剂，防止对药品质量造成影响。

在冷藏、冷冻药品运输途中，应当实时监测并记录冷藏车、冷藏箱或者保温箱内的温度数据。企业应当制定冷藏、冷冻药品运输应急预案，对运输途中可能发生的设备故障、异常天气影响、交通拥堵等突发事件，能够采取相应的应对措施。

**4. 委托运输**

企业委托其他单位运输药品的，应当对承运方运输药品的质量保障能力进行审计，索取运输车辆的相关资料，符合本规范运输设施设备条件和要求的方可委托。企业委托运输药品应当与承运方签订运输协议，明确药品质量责任、遵守运输操作规程和在途时限等内容。

企业委托运输药品应当有记录，实现运输过程的质量追溯。记录至少包括发货时间、发货地址、收货单位、收货地址、货单号、药品件数、运输方式、委托经办人、承运单位，采用车辆运输的还应当载明车牌号，并留存驾驶人员的驾驶证复印件。记录应当至少保存 5 年。

已装车的药品应当及时发运并尽快送达。委托运输的，企业应当要求并监督承运方严格履行委托运输协议，防止因在途时间过长影响药品质量。

**5. 运输安全管理**

企业应当采取运输安全管理措施，防止在运输过程中发生药品盗抢、遗失、调换等事故。

**案例6-4** 一张随货同行单牵出中药饮片非法经营案

2011 年 9 月 25 日，新泰市局执法人员前往卫生院进行监督检查。检查过程中，执法人员对院方提供的相关资质材料进行核实。在一沓厚厚的药品购销凭证和资质材料中，一张关于中药饮片的随货同行单引起了执法人员的注意，这一随货同行单中显示，其所购进的丹参、赤芍、乌梅等 6 种中药饮片是从山东省某公司购进，均为同一批号，这一现象不合常理。执法人员索取生产厂家的资质材料查验，发现供货方资质《药品生产许可证》已过期，被委托人的身份资料也有出入。执法人员感到其中必有蹊跷，随即对该委托人经营的所有中药饮片品种及相关材料进行了重点检查。

执法人员惊讶地发现，其他的品种均与那张随货同行单上的相关药品为同一企业、同一批号，相关记录全部为手写，疑点明显。执法人员对相关证据和药品进行了查封扣押。

案件进入调查取证阶段后，执法人员对该医疗机构进行了调查，进一步查明了此案涉及 17 个品种的中药饮片，货值 13587.60 元。当事人辩称其相关资质过期、委托书身份不符的问题是疏于更新管理的缘故，并重新提供了合法的新材料。

新泰市局派出执法人员，赶到该批中药饮片生产企业，在当地的监管部门大力支持配合下，对资质来源、委托人情况进行了调查。为了求证药品信息，他们特别对随货同行记录中所列药品的生产记录进行了查询，未找到相关记录，由此确定了该批中药饮片非法购进使用的事实。按照法律规定，新泰市局没收了该卫生院违法购进的中药饮片和违法所得，并处以货值金额4倍罚款。（资料来源：人民网，2012年1月10日）

讨论：随货同行单中应重点检查哪些内容？

## 活动8　药品零售企业的陈列、销售与售后服务

### 一、营业场所和营业人员的要求

企业应当在营业场所的显著位置悬挂《药品经营许可证》、营业执照、执业药师注册证等。

企业应当对营业场所温度进行监测和调控，以使营业场所的温度符合常温要求。企业应当定期进行卫生检查，保持环境整洁。存放、陈列药品的设备应当保持清洁卫生，不得放置与销售活动无关的物品，并采取防虫、防鼠等措施，防止污染药品。

营业人员应当佩戴有照片、姓名、岗位等内容的工作牌，是执业药师和药学技术人员的，工作牌还应当标明执业资格或者药学专业技术职称。在岗执业的执业药师应当挂牌明示。非本企业在职人员不得在营业场所内从事药品销售相关活动。

### 二、药品陈列的要求

① 按剂型、用途以及储存要求分类陈列，并设置醒目标志，类别标签字迹清晰、放置准确。

② 药品放置于货架（柜），摆放整齐有序，避免阳光直射。

③ 处方药、非处方药分区陈列，并有处方药、非处方药专用标识。

④ 处方药不得采用开架自选的方式陈列和销售。

⑤ 外用药与其他药品分开摆放。

⑥ 拆零销售的药品集中存放于拆零专柜或者专区。

⑦ 第二类精神药品、毒性中药品种和罂粟壳不得陈列。

⑧ 冷藏药品放置在冷藏设备中，按规定对温度进行监测和记录，并保证存放温度符合要求。

⑨ 中药饮片柜斗谱的书写应当正名正字；装斗前应当复核，防止错斗、串斗；应当定期清斗，防止饮片生虫、发霉、变质；不同批号的饮片装斗前应当清斗并记录。

⑩ 经营非药品应当设置专区，与药品区域明显隔离，并有醒目标志。

### 三、对陈列的药品定期检查

企业应当定期对陈列、存放的药品进行检查，重点检查拆零药品和易变质、近效期、摆放时间较长的药品以及中药饮片。发现有质量疑问的药品应当及时撤柜，停止销售，由质量管理人员确认和处理，并保留相关记录。

### 四、有效期管理

企业应当对药品的有效期进行跟踪管理，防止近效期药品售出后可能发生的过期使用。

### 五、销售管理

**1. 销售药品的要求**

① 处方经执业药师审核后方可调配；对处方所列药品不得擅自更改或者代用，对有配伍禁忌或者超剂量的处方，应当拒绝调配，但经处方医师更正或者重新签字确认的，可以调配；调配处方后经过核对方可销售。

② 处方审核、调配、核对人员应当在处方上签字或者盖章，并按照有关规定保存处方或者其复印件。

③ 销售近效期药品应当向顾客告知有效期。

④ 销售中药饮片做到计量准确，并告知煎服方法及注意事项；提供中药饮片代煎服务，应当符合国家有关规定。

**2. 销售凭证和记录**

企业销售药品应当开具销售凭证，内容包括药品名称、生产厂商、数量、价格、批号、规格等，并做好销售记录。

**3. 药品拆零销售的规定**

① 负责拆零销售的人员经过专门培训。

② 拆零的工作台及工具保持清洁、卫生，防止交叉污染。

③ 做好拆零销售记录，内容包括拆零起始日期、药品的通用名称、规格、批号、生产厂商、有效期、销售数量、销售日期、分拆及复核人员等。

④ 拆零销售应当使用洁净、卫生的包装，包装上注明药品名称、规格、数量、用法、用量、批号、有效期以及药店名称等内容。

⑤ 提供药品说明书原件或者复印件。

⑥ 拆零销售期间，保留原包装和说明书。

## 六、售后管理

除药品质量原因外，药品一经售出，不得退换。企业应当在营业场所公布药品监督管理部门的监督电话，设置顾客意见簿，及时处理顾客对药品质量的投诉。企业应当按照国家有关药品不良反应报告制度的规定，收集、报告药品不良反应信息。

企业发现已售出药品有严重质量问题，应当及时采取措施追回药品并做好记录，同时向药品监督管理部门报告。企业应当协助药品生产企业履行召回义务，控制和收回存在安全隐患的药品，并建立药品召回记录。

> **案例6-5** 药品零售企业违规销售处方药
>
> 近日，北京、上海、江苏和陕西等地食品药品监管部门根据媒体提供的线索，对部分药品零售企业进行了突击检查。发现北京有10家药品零售企业存在不凭医师处方，违规销售抗菌药物等处方药问题，食品药品监管部门依法分别给予了警告、罚款等行政处罚，部分地区食品药品监管部门约谈了涉事企业，进行严肃的批评教育，要求停业整顿，有的食品药品监管部门还对涉事企业给予药品安全信用等级降级处理。
>
> 近一个时期，个别药品零售企业违规销售处方药问题社会反映强烈，给公众用药安全带来隐患。国家规定抗菌药物等药品在药品零售企业必须凭医师处方销售，只有根据医师明确诊断和使用品种、剂量及疗程的情况下，才能使用抗菌药物。这既是为了保证公众用药安全，也是为防止抗菌药物滥用产生的细菌耐药性而带来更为严重的公共卫生问题。世界卫生组织（WHO）2014年4月30日发布警告，如果再对滥用抗菌药物的行为听之任之，不采取重大举措改变使用抗菌药物的方式，那么抗菌药物将丧失抗菌作用，而具备耐药能力的超级细菌将使多年来可治愈的疾病再度变成致命杀手，由此产生的影响对全人类将是毁灭性的。在我国，多数药品零售企业都能较好地执行凭处方销售抗菌药物的规定，但少数药品零售企业管理松散，仅为追求一己私利，肆意违反国家规定，任意销售抗菌药物等

处方药，全然不顾滥用抗菌药物等处方药对社会的危害，严重危及人民群众身体健康和公共卫生安全。

为此，食品药品监管总局重申：药品批发企业销售药品时，要按照规定严格审核购货方资质，严禁将药品销售给无法定资质的单位和个人。药品零售企业要严格按照处方药与非处方药分类管理要求销售药品。销售抗菌药物等必须凭处方销售的药品时，必须经执业药师审核处方，进行合理用药指导后，按照治疗病症合理需求的数量销售，无医师处方严禁销售此类药品。（资料来源：国家药品监督管理局网站，2014年5月9日）

**讨论：** 如何解决药品零售企业违规销售处方药的问题？

## 任务四　互联网药品管理

### 任务目标

**知识目标**

1. 了解互联网药品信息服务管理相关规定。
2. 了解互联网药品交易服务管理相关规定。

**能力目标**

1. 会辨别合法发布药品信息的网站。
2. 能说出网站所登载的药品信息的要求。
3. 能说出药品网络交易第三方交易平台的要求。

### 活动1　互联网药品信息服务管理

为加强药品监督管理，规范互联网药品信息服务活动，保证互联网药品信息的真实、准确，原国家食品药品监督管理局于2004年发布了《互联网药品信息服务管理办法》，2017年11月7日，根据原国家食品药品监督管理总局局务会议《关于修改部分规章的决定》修正。

#### 一、互联网药品信息服务的定义

互联网药品信息服务是指通过互联网向上网用户提供药品（含医疗器械）信息的服务活动。

互联网药品信息服务分经营性和非经营性两类。经营性互联网药品信息服务是指通过互联网向上网用户有偿提供药品信息等服务的活动。非经营性互联网药品信息服务是指通过互联网向上网用户无偿提供公开的、共享性药品信息等服务的活动。

#### 二、互联网药品信息服务的管理规定

**1. 实施监督管理的部门**

① 国家药品监督管理局对全国提供互联网药品信息服务活动的网站实施监督管理。

② 省、自治区、直辖市药品监督管理部门对本行政区域内提供互联网药品信息服务活动的网站实施监督管理。

**2. 提供互联网药品信息服务的网站的申请程序**

互联网药品信息服务申请程序见图6-3。

```
┌─────────────────────────────────┐
│  拟提供互联网药品信息服务的网站申请  │
└─────────────────────────────────┘
                │
                ▼
┌─────────────────────────────────┐
│ 该网站主办单位所在地省级药品监督管理部门审核，│
│     发《互联网药品信息服务资格证书》      │
└─────────────────────────────────┘
                │
                ▼
┌─────────────────────────────────┐
│  国务院信息产业主管部门或省级电信管理机构办理  │
│        经营许可证或办理备案手续         │
└─────────────────────────────────┘
```

图6-3 互联网药品信息服务申请程序

**3.《互联网药品信息服务资格证书》的规定**

《互联网药品信息服务资格证书》的格式由国家药品监督管理局统一制定。提供互联网药品信息服务的网站，应当在其网站主页显著位置标注《互联网药品信息服务资格证书》的证书编号。

**4.网站所登载的药品信息的要求**

提供互联网药品信息服务网站所登载的药品信息必须科学、准确，必须符合国家的法律、法规和国家有关药品、医疗器械管理的相关规定。不得发布麻醉药品、精神药品、医疗用毒性药品、放射性药品、戒毒药品和医疗机构制剂的产品信息。

提供互联网药品信息服务的网站发布的药品（含医疗器械）广告，必须经过药品监督管理部门审查批准并且要注明广告审查批准文号。

### 三、互联网药品信息服务的申请和审批程序

**1.互联网药品信息服务的申请条件**

① 互联网药品信息服务的提供者应当为依法设立的企事业单位或者其他组织。

② 具有与开展互联网药品信息服务活动相适应的专业人员、设施及相关制度。

③ 有两名以上熟悉药品、医疗器械管理法律、法规和药品、医疗器械专业知识，或者依法经资格认定的药学、医疗器械技术人员。

**2.互联网药品信息服务的申请材料**

① 企业营业执照复印件。

② 网站域名注册的相关证书或者证明文件。从事互联网药品信息服务网站的中文名称，除与主办单位名称相同的以外，不得以"中国""中华""全国"等冠名；除取得药品招标代理机构资格证书的单位开办的互联网站外，其他提供互联网药品信息服务的网站名称中不得出现"电子商务""药品招商""药品招标"等内容。

③ 网站栏目设置说明（申请经营性互联网药品信息服务的网站需提供收费栏目及收费方式的说明）。

④ 网站对历史发布信息进行备份和查阅的相关管理制度及执行情况说明。

⑤ 食品药品监督管理部门在线浏览网站上所有栏目、内容的方法及操作说明。

⑥ 药品及医疗器械相关专业技术人员学历证明或者其专业技术资格证书复印件、网站负责人身份证复印件及简历。

⑦ 健全的网络与信息安全保障措施，包括网站安全保障措施、信息安全保密管理制度、用户信息安全管理制度。

⑧保证药品信息来源合法、真实、安全的管理措施、情况说明及相关证明。

**3. 互联网药品信息服务的审批程序**

提供互联网药品信息服务的申请应当以一个网站为基本单元。申请提供互联网药品信息服务，应当填写国家药品监督管理局统一制发的《互联网药品信息服务申请表》，向网站主办单位所在地省、自治区、直辖市（食品）药品监督管理部门提出申请，同时提交规定材料，具体审批程序见图6-4。

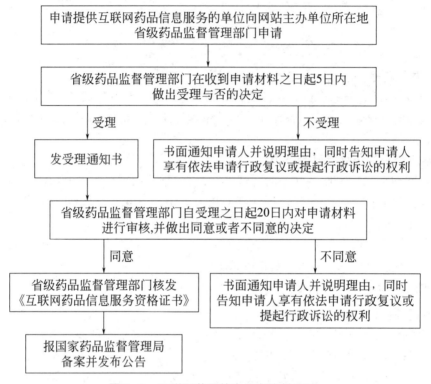

图6-4　互联网药品信息服务审批程序

**4.《互联网药品信息服务资格证书》换证、收回与变更**

《互联网药品信息服务资格证书》有效期为5年。有效期届满，需要继续提供互联网药品信息服务的，持证单位应当在有效期届满前6个月内，向原发证机关申请换发《互联网药品信息服务资格证书》。原发证机关进行审核后，认为符合条件的，予以换发新证；认为不符合条件的，发给不予换发新证的通知并说明理由，原《互联网药品信息服务资格证书》由原发证机关收回并公告注销。

省、自治区、直辖市药品监督管理部门根据申请人的申请，应当在《互联网药品信息服务资格证书》有效期届满前作出是否准予其换证的决定。逾期未作出决定的，视为准予换证。

《互联网药品信息服务资格证书》可以根据互联网药品信息服务提供者的书面申请，由原发证机关收回，原发证机关应当报国家药品监督管理局备案并发布公告。被收回《互联网药品信息服务资格证书》的网站不得继续从事互联网药品信息服务。

互联网药品信息服务提供者变更下列事项之一的，应当向原发证机关申请办理变更手续，填写《互联网药品信息服务项目变更申请表》，同时提供下列相关证明文件：

①《互联网药品信息服务资格证书》中审核批准的项目（互联网药品信息服务提供者单

位名称、网站名称、IP 地址等）；

② 互联网药品信息服务提供者的基本项目（地址、法定代表人、企业负责人等）；

③ 网站提供互联网药品信息服务的基本情况（服务方式、服务项目等）。

省、自治区、直辖市药品监督管理部门自受理变更申请之日起 20 个工作日内作出是否同意变更的审核决定。同意变更的，将变更结果予以公告并报国家药品监督管理局备案；不同意变更的，以书面形式通知申请人并说明理由。

### 四、法律责任

未取得或者超出有效期使用《互联网药品信息服务资格证书》从事互联网药品信息服务的，由国家药品监督管理局或者省、自治区、直辖市药品监督管理部门给予警告，并责令其停止从事互联网药品信息服务；情节严重的，移送相关部门，依照有关法律、法规给予处罚。

提供互联网药品信息服务的网站不在其网站主页的显著位置标注《互联网药品信息服务资格证书》的证书编号的，国家药品监督管理局或者省、自治区、直辖市药品监督管理部门给予警告，责令限期改正；在限定期限内拒不改正的，对提供非经营性互联网药品信息服务的网站处以 500 元以下罚款，对提供经营性互联网药品信息服务的网站处以 5000 元以上 1 万元以下罚款。

互联网药品信息服务提供者有下列情形之一的，由国家药品监督管理局或省、自治区、直辖市药品监督管理部门给予警告，责令限期改正；情节严重的，对提供非经营性互联网药品信息服务的网站处以 1000 元以下罚款，对提供经营性互联网药品信息服务的网站处以 1 万元以上 3 万元以下罚款；构成犯罪的，移送司法部门追究刑事责任：

① 已经获得《互联网药品信息服务资格证书》，但提供的药品信息直接撮合药品网上交易的；

② 已经获得《互联网药品信息服务资格证书》，但超出审核同意的范围提供互联网药品信息服务的；

③ 提供不真实互联网药品信息服务并造成不良社会影响的；

④ 擅自变更互联网药品信息服务项目的。

## 活动2　互联网药品交易服务管理

为了规范互联网药品购销行为，加强对互联网药品交易服务活动的监督管理，原国家食品药品监督管理局于 2005 年发布了《互联网药品交易服务审批暂行规定》。2017 年国家药品监督管理部门发布《网络药品经营监督管理办法（征求意见稿）》，2018 年在中国政府法制信息网征求意见，改为《药品网络销售监督管理办法（征求意见稿）》。

### 一、网络药品交易服务的类型

**1. 企业对企业模式**

药品上市许可持有人、药品批发企业通过自建网站，从网上采购药品或将药品销售给其他药品上市许可持有人、药品生产企业、药品经营企业和药品使用单位的网络药品交易服务模式。

**2. 企业对个人消费者模式**

药品零售企业通过自建网站，向个人消费者销售药品，并按照 GSP 要求配送至个人消费者的网络药品交易服务模式。

**3. 第三方平台模式**

药品网络交易第三方平台提供者通过网络系统，为在药品网络交易活动中的购销双方提供网络药品交易服务的模式。

国家支持药品流通企业与互联网企业加强合作，推进线上线下融合发展，推广"网订店取""网订店送"等新型配送方式。鼓励有条件的地区依托现有信息系统，开展药师网上处方审核、合理用药指导等药事服务。

## 二、网络销售药品的要求

药品网络销售者应当是药品上市许可持有人或者药品经营企业。药品网络销售不得超出企业经营方式和药品经营范围。药品网络销售者为持有人的，仅能销售其持有批准文号的药品。没有取得药品零售资质的，不得向个人销售药品。

疫苗、血液制品、麻醉药品、精神药品、医疗用毒性药品、放射性药品、药品类易制毒化学品等国家实行特殊管理的药品，不得通过网络销售。

药品网络销售者应当在网站首页或者经营活动的主页面醒目位置，清晰展示相关资质证明文件和联系方式。有关信息发生变更的，应当及时更新。药品网络销售者为药品零售企业的，还应当展示所配备执业药师的执业药师注册证。

## 三、关于药品网络交易第三方平台的规定

根据《药品管理法》规定，药品网络交易第三方平台提供者应当按照国务院药品监督管理部门的规定，向所在地省、自治区、直辖市人民政府药品监督管理部门备案。

第三方平台提供者应当依法对申请进入平台经营的药品上市许可持有人、药品经营企业的资质等进行审核，保证其符合法定要求，并对发生在平台的药品经营行为进行管理。

第三方平台提供者发现进入平台经营的药品上市许可持有人、药品经营企业有违反本法规定行为的，应当及时制止并立即报告所在地县级人民政府药品监督管理部门；发现严重违法行为的，应当立即停止提供网络交易平台服务。

药品网络交易第三方平台提供者未履行资质审核、报告、停止提供网络交易平台服务等义务的，责令改正，没收违法所得，并处二十万元以上二百万元以下的罚款；情节严重的，责令停业整顿，并处二百万元以上五百万元以下的罚款。并建立药品召回记录。

**案例6-6　互联网无证销售药品案件**

日前，瑞安市市场监管局执法人员在"饿了么"平台进行网络巡查时，发现一家便利店非法从事药品经营活动，执法人员对该便利店在"饿了么"平台销售药品的网页进行截图保存。该所随即组织执法力量对该店进行突击检查，在店内货柜上发现感冒灵颗粒和某品牌创可贴。

现场，当事人辩称货柜上的几盒感冒灵颗粒是自用的，并不是放在店里售卖的。当执法人员打开饿了么该店销售感冒药的截图，当事人哑口无言，并承认出于侥幸心理，才将感冒灵颗粒当成普通商品上传到"饿了么"平台上面进行销售。目前，该案正在进一步调查中。

下一步，该局将继续优化监管模式，多渠道巡查，不仅限于传统的实地巡查模式，还将深度融合网络市场监测综合服务平台，对可能存在的违法行为进行筛查。（资料来源：瑞安市人民政府网站，2019年8月9日）

**讨论**：该案例中，"饿了么"平台是否应承担法律责任？

## 实训6-1　辨别合法药品经营企业

【实训目标】
　　1. 能列举不同经营方式的药品经营企业。
　　2. 会查询、辨别药品经营企业是否合法。
　　3. 知道药品经营许可证的内容。

【实训内容】
　　教师组织学生分小组完成实训活动，每个小组写出五个药品经营企业名称，其中包括药品批发企业和药品零售企业。小组之间互换查询对方所列企业名单中哪些为合法药品经营企业，记录查询结果。

　　查询结果包括查询的企业是否为合法药品经营企业、企业类型、经营范围、有无存在不良信息记录等。

　　完成任务的小组展示查询结果，交流收获和体会。

【考核评价】
　　小组互评和教师点评相结合。
　　小组互评：根据查询结果的准确性、完备性和语言表达能力进行评分。
　　教师点评：教师对各小组完成任务的表现进行评分，指出学生在任务完成过程中出错和容易出错的地方，对存在问题进行分析，总结实训收获。

## 实训6-2　首营企业和首营品种审核

【实训目标】
　　1. 知道对首营企业和首营品种审核应当查验的资料有哪些。
　　2. 能查验资料是否真实、有效。
　　3. 会填写首营企业审批表和首营品种审批表。

【实训内容】
　　学生进行角色扮演，为甲医药有限公司的一名采购员。近期，乙药业有限公司的业务员来公司洽谈业务，希望与甲公司合作，借助甲公司的配送网络打开市场。经过多次商谈，双方基本确定合作事宜。

　　乙公司是一家药品生产企业，第一次向甲公司供应药品。作为采购员，按照GSP对首营企业和首营品种审核要求，需要向业务员索取乙公司的首营资料，并交给质量部进行审核、存档。

　　教师准备乙公司的首营企业资料和首营品种，学生根据GSP要求，对资料进行首营审核，完成首营企业审批表和首营品种审批表。

　　教师组织学生完成实训活动。学生展示审核结果，交流收获和体会。

【考核评价】
　　小组互评和教师点评相结合。
　　小组互评：根据审核结果的准确性、完备性和语言表达能力进行评分。
　　教师点评：教师对各小组完成任务的表现进行评分，指出学生在任务完成过程中出错和容易出错的地方，对存在问题进行分析，总结实训收获。

## 实训6-3　药品收货与验收

【实训目标】

1. 知道药品收货与验收流程。
2. 能查验资料是否真实、有效。
3. 会填写相关记录。

【实训内容】

教师组织学生分小组完成实训活动，学生进行角色扮演，分别为甲医药有限公司的收货员和验收员。在实训室对整箱药品进行收货与验收操作，按照流程进行收货与验收，检查、核对相关文件和药品，对发现的问题及时处理，完成相关记录。

教师在实训过程中给予指导。完成任务后，小组展示实训成果，交流收获和体会。

【考核评价】

小组互评和教师点评相结合。

小组互评：根据实训过程和实训结果的准确性、完备性和语言表达能力进行评分。

教师点评：教师对各小组完成任务的表现进行评分，指出学生在任务完成过程中出错和容易出错的地方，对存在问题进行分析，总结实训收获。

## 实训6-4　药品储存与养护

【实训目标】

1. 知道药品储存与养护的工作内容。
2. 能对仓库储存条件进行检查和改善。
3. 会填写药品养护记录。

【实训内容】

教师组织学生分小组完成实训活动，学生进行角色扮演，分别为甲医药有限公司的保管员和养护员。在实训室对药品进行储存与养护操作，保管员对药品进行入库和药品盘点。养护员进行巡库检查，指导和督促保管员对药品进行合理储存与作业，对没有达到GSP要求的条件进行处理，按照养护原则对药品进行养护，完成相关记录。

教师在实训过程中给予指导。完成任务后，小组展示实训成果，交流收获和体会。

【考核评价】

小组互评和教师点评相结合。

小组互评：根据实训过程和实训结果的准确性、完备性和语言表达能力进行评分。

教师点评：教师对各小组完成任务的表现进行评分，指出学生在任务完成过程中出错和容易出错的地方，对存在问题进行分析，总结实训收获。

## 实训6-5　药品销售与出库

【实训目标】

1. 会对购货单位进行审核。

2. 会对药品进行出库复核。

3. 会填写药品销售记录和出库复核记录。

【实训内容】

教师组织学生分小组完成实训活动，学生进行角色扮演，分别为甲医药有限公司的销售员和保管员。在实训室对药品进行销售与出库操作，销售员索取并审核新客户资料，完成销售记录。保管员根据销售记录对出库药品进行复核，完成出库复核记录。

教师在实训过程中给予指导。完成任务后，小组展示实训成果，交流收获和体会。

【考核评价】

小组互评和教师点评相结合。

小组互评：根据实训过程和实训结果的准确性、完备性和语言表达能力进行评分。

教师点评：教师对各小组完成任务的表现进行评分，指出学生在任务完成过程中出错和容易出错的地方，对存在问题进行分析，总结实训收获。

## 项目检测

**一、最佳选择题（每题的备选项中，只有 1 个最符合题意）**

1. 《药品经营许可证》许可事项变更不包括（    ）
   A. 企业名称的变更
   B. 企业经营范围的变更
   C. 企业注册地址的变更
   D. 企业负责人的变更

2. 下列情形中，应按照无证经营行为进行处罚的是（    ）
   A. 经营范围为中药饮片、中成药制剂的丙药品批发企业，购进销售生物制品
   B. 甲药品生产企业销售本企业生产的化学药品
   C. 乙药品生产企业未经药品上市许可持有人的委托，擅自生产持有人的药品
   D. 丁诊所（持有《医疗机构执业许可证》）在诊疗范围内为患者开展诊疗服务并提供常用药品

3. 根据《药品经营质量管理规范》，不符合药品零售企业药品陈列要求的情形是（    ）
   A. 拆零销售的药品集中存放于拆零专柜或者专区
   B. 处方药不得采用开架自选的方式陈列和销售
   C. 第二类精神药品在专门的柜台陈列
   D. 处方药、非处方药分区陈列，并有处方药、非处方药专用标识

4. 关于药品经营企业管理说法错误的是（    ）
   A. 必须建立并执行进货检查验收制度
   B. 必须有真实完整的购销记录
   C. 必须制定和执行药品保管制度
   D. 必须具备药品 GMP 证书

5. 根据《药品经营质量管理规范》，药品销售记录、中药材销售记录和中药饮片销售记录均必须包括的是（    ）
   A. 产地
   B. 购货单位
   C. 生产厂商
   D. 有效期

6. 下列药品零售企业的行为，不属于违反《药品经营质量管理规范》规定的是（    ）
   A. 注册在某药品零售企业的执业药师，其实际工作单位为某药品批发企业
   B. 某药品零售企业通过程序插件，将其阴凉陈列区的温度监测设备显示数值锁定在 9℃

C. 某药品零售企业制作了提示牌"按照药品 GSP 的规定,非质量问题,药品一经售出,不得退换",并将其摆放于店内醒目位置

D. 某药品零售企业购进药品不索取发票,且未配备执业药师,依然开展处方药销售活动

7. 首营药品审批中无需（　　）进行审批
   A. 保管员　　　　B. 采购部经理　　　　C. 质量部经理　　　　D. 质量副总

8. 采购记录至少保存（　　）年
   A.2　　　　B.3　　　　C.4　　　　D.5

9. 在对供货单位销售人员的合法资质审核时,法人委托授权书上除加盖供货单位公章外,还需加盖（　　）
   A. 供货单位质量管理专用章　　　　B. 供货单位合同专用章
   C. 供货单位协议专用章　　　　　　D. 供货单位法人印章

10. 药品阴凉库温度要求不超过（　　）
    A.10℃　　　　B.20℃　　　　C.30℃　　　　D.35℃

11. 退货区是什么颜色（　　）
    A. 红色　　　　B. 黄色　　　　C. 绿色　　　　D. 蓝色

12. 收货员完成收货检查后需与验收员进行交接,将药品放置（　　）
    A. 发货区　　　　B. 合格品区　　　　C. 待验区　　　　D. 退货区

13. 在验收过程中需要进行抽样检查,若来货整件数量为 102 件,需抽样（　　）件
    A.2　　　　B.3　　　　C.4　　　　D.5

14. 在养护的过程中经质量复检后确定为质量有问题的产品应移入（　　）
    A. 常温库　　　　B. 阴凉库　　　　C. 冷库　　　　D. 不合格药品库

15. 供应商的随货同行单（票）应为打印的单据,并加盖供货单位（　　）原印章
    A. 合同专用章　　　　B. 财务专用章
    C. 药品出库专用章　　D. 公章

16. 验收抽样时,应从每整件的上、中、下不同位置随机抽样检查至最小包装,每整件药品中至少抽取（　　）个最小包装
    A.3　　　　B.4　　　　C.5　　　　D.6

17. 冷藏、冷冻药品验收时应当在（　　）进行药品验收
    A. 冷藏车厢内　　　　B. 冷库
    C. 收货缓冲区　　　　D. 冷冻库

18. 供货单位为批发企业的,检验报告书应当加盖其（　　）
    A. 业务专用章原印章　　　　B. 发货专用章原印章
    C. 质量管理专用章原印章　　D. 验收专用章原印章

19. 验收结束后,应当将抽取的完好样品（　　）
    A. 销毁　　　　　　　　B. 退货
    C. 放置不合格品区　　　D. 放回原包装箱

20. 验收药品应当查验（　　）检验报告书
    A. 同批号　　　　B. 同品种
    C. 任意批号　　　D. 或不查验

二、配伍选择题（题目分为若干组，每组题目对应同一组备选项，备选项可重复选用，也可不选用。每题只有1个备选项最符合题意）

[1~2]
A. 以销售劣药共同犯罪论处  B. 向非法渠道销售药品
C. 以销售假药共同犯罪论处  D. 从非法渠道购进药品

1. 丙药品零售企业从不具有药品经营资质的"背包药贩"处购买"医保回收"的市场紧俏降糖药，并在店内销售。关于丙药品零售企业购进此类药品的行为，应当定性为（　　）
2. 甲药品批发企业委托具备药品干线运输能力的乙物流公司为其承运药品，乙物流公司明知该批药品已超过有效期，但依然坚持承运该批药品。关于乙物流公司承运该批药品的行为，应当定性为（　　）

[3~4]
A. 药品名称、规格、购（销）货单位、购（销）货数量、购销价格
B. 药品商品名称、规格、剂型、数量
C. 药品通用名称、生产厂商、规格、剂型、有效期、批号、购（销）货单位、购（销）货数量、购销价格、购（销）货日期
D. 药品名称、生产厂商、供货单位名称、价格、批号、数量

3. 乙药品零售企业从药品批发企业采购某中成药。药品批发企业向乙企业开具药品销售凭证。按照药品管理法的有关规定，乙企业收到的药品销售凭证内容至少应包括（　　）
4. 甲药品批发企业按规定从本省某药品生产企业购进某化学药制剂，并建立购进记录。按照药品管理法的有关规定，甲企业建立的药品购进记录的内容至少应当包括（　　）

[5~7]
A. 至少5年　　B. 3年　　C. 5年　　D. 至少3年

5. 药品零售企业所持《药品经营许可证》有效期是（　　）
6. 药品批发企业所持《药品经营许可证》有效期是（　　）
7. 《药品经营质量管理规范》要求药品验收记录保存（　　）

[8~10]
A. 绿色标牌　　B. 蓝色标牌　　C. 红色标牌　　D. 黄色标牌

在人工作业的库房储存药品，按质量状态实习色标管理

8. 准备出库销售应挂（　　）
9. 由其他企业退回的药品应挂（　　）
10. 已经超过药品有效期的应挂（　　）

### 三、多项选择题（每题的备选项中，有2个或2个以上符合题意）

1. 首营企业的审核，应检查的资料包括（　　）
A. 加盖企业公章的两证一照复印件  B. 相关印章、随货同行单（票）样式
C. 开户户名、开户银行及账号  D. 供应商的年销售额

2. 根据药品所处状态不同，实行色标管理（　　）
A. 待验区——黄色标识  B. 合格品区——绿色标识
C. 退货区——红色标识  D. 不合格品区——红色标识

3. 一般药品收货环节包括（　　）
A. 检查运输工具及状况  B. 核对单据

C. 核对药品　　　　　　　　　　　D. 填写收货记录

4. 如果来货是进口药品，需提供（　　）

A. 进口药品注册证　　　　　　　　B. 进口药品检验报告书

C. 生物制品批签发合格证　　　　　D. 特殊管理药品备案

5. 来货时，如果检验报告书上的批号或者规格与实货不符，需（　　）

A. 拒收

B. 暂存待验区

C. 通知采购部联系供应商，更换检验报告书

D. 正常验收

6. 下列属于保管员岗位工作的是（　　）

A. 首营资料审核　　　　　　　　　B. 药品出入库管理

C. 药房盘点　　　　　　　　　　　D. 药品养护检查

7. 下列属于养护员岗位工作的是（　　）

A. 对来货药品进行质量检查　　　　B. 对在库药品进行质量检查

C. 指导保管员做好货架陈列　　　　D. 检查库房环境

8. 下列属于销售员岗位工作的是（　　）

A. 索取并审核新客户资料　　　　　B. 在计算机系统中开具销售单

C. 签订销售合同　　　　　　　　　D. 向客户传播药品信息

9. 根据《药品经营质量管理规范》，药品零售企业（　　）

A. 营业人员应当佩戴有照片、姓名、岗位等内容的工作牌

B. 应配备执业药师指导合理用药

C. 在岗执业的执业药师应当挂牌明示

D. 不得采用开架自选的方式陈列和销售非处方药

10. 药品批发企业的下列岗位人员中，应当接受相关法律法规和专业知识培训并经考核合格后方可上岗的有（　　）

A. 从事现有均需冷藏的药品类体外诊断试剂储存管理工作的人员

B. 从事需阴凉储存的生物制品运输管理工作的人员

C. 从事中药材、中药饮片养护管理工作的人员

D. 从事第二类精神药品储存管理工作的人员

## 四、填空题

1. 药品经营方式可分为____和____。

2. _____是指将购进的药品销售给药品上市许可持有人、药品生产企业、药品经营企业、医疗机构的药品经营企业。_____是指将购进的药品直接销售给消费者的药品经营企业。

3. 药品上市许可持有人从事药品零售活动的，应当取得_____。

4. 药品经营许可证分为正本和副本，有效期为____年。

5. 从事药品零售的，应当核定经营类别，并在经营范围中予以明确。经营类别分为_____、_____、_____。

6. 药品经营许可证有效期届满、需要继续经营药品的，应当在有效期届满前____个月，向原发证机关申请换发药品经营许可证。

7. 药品上市许可持有人的_____、_____对药品质量全面负责。

8. 药品批发企业采购药品时，应当建立并执行_____对制度，验明药品合格证明和其他标识。

9. 互联网药品信息服务分_____和_____两类。

10. 提供互联网药品信息服务的网站，应当在其网站主页显著位置标注_____的证书编号。

## 五、思考题

1. 无证经营药品应承担哪些法律责任？
2. 药品上市许可持有人销售药品有哪些规定？
3. GSP 的适用范围包括哪些？
4. 药品零售企业调配处方有哪些规定？
5. 哪些药品不得在网络上销售？
6. 药品采购活动中，企业应当核实、留存供货单位销售人员哪些资料？
7. 药品质量保证协议至少包括哪些内容？
8. 对首营企业的审核，应当查验加盖其公章原印章的哪些资料？
9. 药品收货活动中，应当拒收的情况有哪些？
10. 药品陈列的要求有哪些？

（王　盈）

# 项目七
# 医疗机构药事管理

## 项目说明

本项目共完成四个任务,任务一由案例引出学生的思考,要求掌握医疗机构药事管理的定义;熟知医疗机构药事管理的特点、主要内容;了解医疗机构药事管理的主要组织机构。任务二要求熟知医疗机构调剂工作;掌握《处方管理办法》的主要规定。任务三要求熟知医疗机构配制制剂的管理规定;熟知医疗机构配制制剂的许可制度(许可证及制剂批准文号);熟知《医疗机构制剂配制质量管理规范》。任务四在学习临床药学的同时,熟知临床药学的概念;了解临床药学的主要任务。

## 任务一 医疗机构药事管理的内容及组织机构

### 任务目标

**知识目标**
1. 熟悉医疗机构药事管理的定义。
2. 熟悉医疗机构药事管理的特点。
3. 熟悉医疗机构药事管理的主要内容。
4. 了解医疗机构药事管理的主要组织机构。

**能力目标**
1. 能列举不同的医疗机构药事管理组织机构。
2. 能从数据中找到关键词,并做分析。

### 活动1 资料分析

在当前的用药治疗中,不合理用药状况频频发生,对患者的身心健康造成了非常严重的威胁,有统计结果表明,每年约有百分之三十以上的患者死亡并不是由疾病所导致的,而是由不合理用药造成的。我国目前的不合理用药概率为百分之十到百分之三十。(资料来源:《世界最新医学信息文摘》,2020年第44期)

不合理用药是全世界医疗卫生领域内的一个主要挑战,世界卫生组织(World Health Organization,WHO)发布的报告表明,全球约有1/3的患者的死亡与各类不合理用药行为有关,每年因药物不良反应产生的费用高达1 360亿美元,不合理用药已经成为当今全球的第4号杀手。随着分级诊疗制度的建立和完善,2017年我国乡镇卫生院和社区卫生服务中心(站)的门诊量已达18.8亿人次,占全部医疗机构门诊量的23.0%。门诊处方是社区卫生服务的一项主要内容,不合理用药不仅会增加药物不良反应事件的发生,还会加剧医疗卫生资源的浪费。(资料来源:《中国全科医学》,2019年第10期,1147~1152页)

《2018年国家医疗服务与质量安全报告》显示,我国门诊处方抗菌药物使用率已经从2011年的17.2%下降到2018年的8.9%,住院患者抗菌药物使用率从2011年的61.4%下降到2018年的40.4%，下降幅度非常之大，医疗机构临床合理用药水平在不断提升。

针对资料，思考下面问题。

1. 不合理用药的严重性？
2. 造成不合理用药的原因有哪些方面？
3. 怎样才能避免或减少不合理用药现象的发生？
4. 什么是医疗机构药事管理？

### 活动2　医疗机构药事管理的定义、特点和主要内容

**资料卡**

**企业类型**

医疗机构，是指按照《医疗机构管理条例》批准登记的从事疾病诊断、治疗活动的医院、社区卫生服务中心（站）、妇幼保健院、卫生院、疗养院、门诊部、诊所、卫生室（所）、急救中心（站）、专科疾病防治院（所、站）以及护理院（站）等医疗机构。本项目讨论的医疗机构主要是指医院。

#### 一、医疗机构药事管理的定义

医疗机构药事，泛指在以医院为代表的医疗机构中，一切与药品和药学服务有关的事务。包括医疗机构中药品的监督管理、采购供应、储存保管、调剂制剂、质量管理、临床应用、经济核算、临床药学、药学情报服务和教学科研；药学部门内部的组织结构、人员配备、设施设备、规章制度；药学部门与外部的沟通联系、信息交流等一切与药品和药学服务有关的事务。

2011年1月，卫生部、国家中医药管理局和总后勤部卫生部共同对《医疗机构药事管理暂行规定》进行了修订，制定了《医疗机构药事管理规定》，规定提出：医疗机构药事管理，是指医疗机构以患者为中心，以临床药学为基础，对临床用药全过程进行有效的组织实施与管理，促进临床科学、合理用药的药学技术服务和相关的药品管理工作。传统的医疗机构药事管理主要是对物的管理，即药品的采购、储存、调剂及配制制剂的管理，药品的质量和经济管理等。随着现代医药卫生事业的发展，医疗机构药事管理的重心已经逐步由对物的管理转向以患者安全、有效、合理用药为中心的系统药事管理。

#### 二、医疗机构药事管理的特点

医疗机构药事管理的特点具有专业性、实践性和服务性。专业性是指医疗机构药事管理不同于一般行政管理工作，具有明显的药学专业特征。实践性是指医疗机构药事管理是各种管理职能和方法在医疗机构药事活动中的实际运用。服务性突出了医疗机构药事管理的目的，即保障医疗机构药学服务工作的正常运转和不断发展，围绕医疗机构的总目标，高质高效地向患者和社会提供医疗卫生保健的综合服务。

医疗机构药事管理包括以患者为中心的药学技术服务（药学部门工作）和临床药物治疗两大模块，它们与医疗机构药学工作密不可分，相辅相成，互为依存的两大部分工作，医疗机构药事管理既是医疗机构管理学的一个重要组成部分，又是药事管理学科中一个分支。

#### 三、医疗机构药事管理的主要内容

医疗机构药事管理由部门管理与专业管理组成。医疗机构药事管理是一个相对完整的

管理系统,主要包括以下几个方面的内容。

(1)组织管理　包括医疗机构药学部门的组织体制及结构、各项规章制度的建立、岗位设置、人员配备和职责范围。

(2)业务技术管理　包括药品的采购、储存、供应管理,药品调剂、医疗机构制剂、静脉用药调配管理,临床药学服务和科研教学管理等。

(3)药品质量管理　包括购进药品和医疗机构制剂的质量管理。按照相关法律、法规对购进的药品进行质量验收和科学库存保管,对医疗机构制剂的生产进行质量控制和质量检验,以确保向患者供应质量合格的药品。

(4)药品信息管理　获取、分析和发布药物信息,开展药学情报服务,为临床提供用药咨询服务,促进合理用药。

(5)药品经济管理　利用药物经济学的原理,结合药品的临床应用情况,开展用药的经济分析和评价,评估临床药物使用的合理性、经济性,提高临床合理用药的水平。在保证质量和服务的前提下,控制药品采购成本和存量,降低药物治疗费用支出。

(6)人员管理　对医院药学技术人员的培养和教育,以及对医务人员进行与药事管理有关的教育和培训等。

(7)药事法规、制度管理　国家和政府相关管理部门针对医疗机构药事管理工作制定颁布了一系列的法规和政策。医疗机构应当根据国家的有关法规,并结合自身实际情况,制定、修改药学部门内部管理的各项规章制度,并加以贯彻执行,从而规范医疗机构药事管理工作和药学人员的从业行为。

## 活动3　医疗机构药事管理的主要组织机构

医疗机构药事工作是医疗工作的重要组成部分。医疗机构根据实际工作需要,应设立药事管理组织和药学部门。

### 一、医疗机构药事管理委员会(组)

卫生部制定的《医疗机构药事管理规定》明确规定:"二级以上的医院应成立药事管理委员会,其他医疗机构(诊所、中医诊所、民族医诊所、卫生所、医务室、卫生保健所、卫生站除外)可成立药事管理组。药事管理委员会(组)监督、指导本机构科学管理药品和合理用药。"

**1. 药事管理委员会(组)的组成**

药事管理委员会(组)由5~7人组成。其中设主任委员1名,副主任委员1名,委员若干名。医院主管负责人任主任委员,药学部门负责人任副主任委员,委员由有关医学和药学专家组成。药事管理委员会(组)的日常工作由药学部门负责。

**2. 药事管理委员会(组)的职责**

①认真贯彻执行《药品管理法》,按照《药品管理法》等有关法律、法规和规章制定本机构有关药事管理工作的规章制度;②确定本机构用药目录和处方手册;③审核本机构拟购入药品或配制新制剂及新药上市后临床观察的申请;④制定本机构新药引进规则,建立新药引进评审专家库,随机抽取组成评委,负责对新药引进的评审工作;⑤定期分析本机构药物使用情况,组织评价本机构所用药物的临床疗效与安全性,提出淘汰药品品种意见;⑥组织检查毒、麻、精神及放射性等药品的使用和管理情况,发现问题及时纠正;⑦组织药学教育、培训和监督、指导本机构临床各科室合理用药。

## 二、医疗机构药学部门

**1. 医疗机构药学部门的组织机构**

医疗机构药学部门是主要为治疗服务的医技部门,是医疗机构组织机构中的二级直线职权机构,在医疗机构负责人领导下,负责本机构药事管理,按照《药品管理法》及相关法律、法规监督、管理本机构临床用药和各项药学业务。医疗机构应当根据本机构功能、任务、规模设置相应的药学部门,配备和提供与药学部门工作任务相适应的专业技术人员、设备和设施。三级医院设置药学部,并可根据实际情况设置二级科室;二级医院设置药剂科;其他医疗机构设置药房。

我国综合性医疗机构药学部门的组织机构设置见图7-1~图7-3所示。

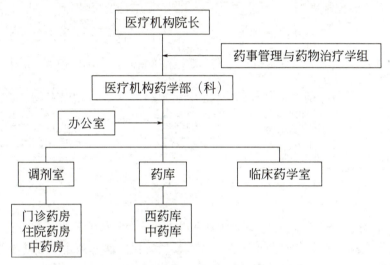

图7-1 一级医院药学管理的组织机构

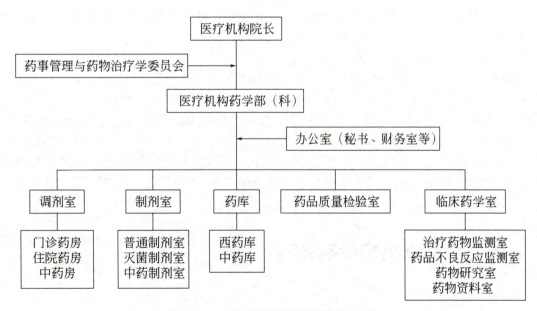

图7-2 二级医院药学管理的组织机构

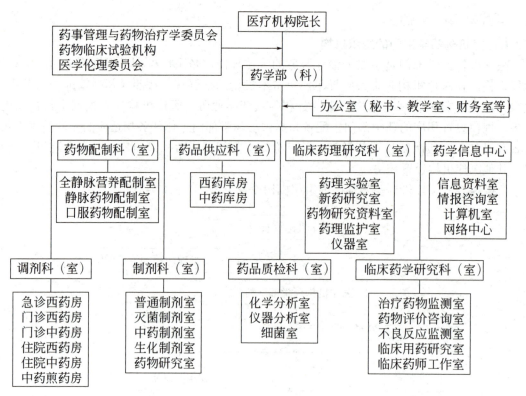

图7-3 三级医院药学管理的组织机构

诊所、卫生所、医务室、卫生保健所和卫生站可不设药事管理组织机构和药学部门，由机构负责人指定医务人员负责药事工作；中医诊所、民族医诊所可不设药事管理组织机构和药学部门，由中医药和民族医药专业技术人员负责药事工作。

**2.医疗机构药学部门的工作性质**

从药学部门在医疗机构中所处的地位和作用分析，药学部门工作具有业务监督性、专业技术性、经济管理性和咨询指导性等四个方面的性质。

**3.医疗机构药学部门的任务**

由于医疗机构的规模和性质不同，医疗机构药学部门的任务也不完全一致。其基本任务是：①根据本医疗机构医疗和科研需要，按照《基本用药目录》采购药品，按时供应。②及时准确地调配处方，按临床需要制备制剂及加工炮制中药材。③加强药品质量管理，建立健全药品质量监督和检验制度，以保证临床用药安全有效。④做好用药咨询，结合临床搞好合理用药、新药试验和药品疗效评价工作，收集药品不良反应，及时汇报并提出需要改进和淘汰品种的意见。⑤根据临床需要积极研究中、西药品的新制剂，运用新技术创制新制剂。⑥承担医药院校学生实习、药学人员进修。

# 任务二 医疗机构调剂管理

## 任务目标

### 知识目标

1.掌握处方管理和调剂业务管理。

2. 熟悉处方点评制度、处方点评结果的判定。
3. 了解医疗机构制剂的调剂使用。

**能力目标**

1. 根据国家现行的《处方管理办法》等要求，正确开展药品调剂工作，为患者提供优良的药学服务。

2. 能运用合理用药和药学服务等知识正确指导医师、护士、患者以及公众正确使用药物，提高药学服务能力，提高患者用药依从性，减少药源性疾病的发生。

### 活动1  处方管理

为规范处方管理，提高处方质量，促进合理用药，保障医疗安全，根据《执业医师法》《药品管理法》《医疗机构管理条例》《麻醉药品和精神药品管理条例》等有关法律、法规，卫生部发布了《处方管理办法》，自2007年5月1日起施行。

**1. 处方的定义及组成**

（1）处方的定义　是指由注册的执业医师和执业助理医师（以下简称医师）在诊疗活动中为患者开具的、由取得药学专业技术职务任职资格的药学专业技术人员（以下简称药师）审核、调配、核对，并作为患者用药凭证的医疗文书。处方包括医疗机构病区用药医嘱单。

医师开具处方和药师调配处方应当遵循安全、有效、经济的原则。处方是药学技术人员为患者调配、发药的凭据，是处方开具者与处方调配者之间的书面依据，具有法律上、技术上和经济上的意义。处方必须认真调配，仔细核对，防止差错，并加以妥善保存。

（2）处方标准

① 处方内容

前记：包括医疗机构名称、费别、患者姓名、性别、年龄、门诊或住院病历号，科别或病区和床位号、临床诊断、开具日期等。可增列特殊要求的项目。

麻醉药品和第一类精神药品处方还应当包括患者身份证明编号，代办人姓名、身份证明编号。

正文：以Rp或R（拉丁文Recipe"请取"的缩写）标示，分列药品名称、剂型、规格、数量、用法用量。

后记：医师签名或者加盖专用签章，药品金额以及审核、调配，核对、发药药师签名或者加盖专用签章。

② 处方的类别与颜色：普通处方的印刷用纸为白色；急诊处方印刷用纸为淡黄色，右上角标注"急诊"；儿科处方印刷用纸为淡绿色，右上角标注"儿科"；麻醉药品和第一类精神药品处方印刷用纸为淡红色，右上角标注"麻、精一"；第二类精神药品处方印刷用纸为白色，右上角标注"精二"。

**2. 处方书写的规则**

处方书写应当符合下列规则。

① 患者一般情况、临床诊断填写清晰、完整，并与病历记载相一致。

② 每张处方限于一名患者的用药。

③ 字迹清楚，不得涂改；如需修改，应当在修改处签名并注明修改日期。

④ 药品名称应当使用规范的中文名称书写，没有中文名称的可以使用规范的英文名称书写；医疗机构或者医师、药师不得自行编制药品缩写名称或者使用代号；书写药品名称、

剂量、规格、用法、用量要准确规范，药品用法可用规范的中文、英文、拉丁文或者缩写体书写，但不得使用"遵医嘱""自用"等含糊不清字句。

⑤ 患者年龄应当填写实足年龄，新生儿、婴幼儿写日、月龄，必要时要注明体重。

⑥ 西药和中成药可以分别开具处方，也可以开具一张处方，中药饮片应当单独开具处方。

⑦ 开具西药、中成药处方，每一种药品应当另起一行，每张处方不得超过5种药品。

⑧ 中药饮片处方的书写、一般应当按照"君、臣、佐、使"的顺序排列；调剂、煎煮的特殊要求注明在药品右上方，并加括号，如布包、先煎、后下等；对饮片的产地、炮制有特殊要求的，应当在药品名称之前写明。

⑨ 药品用法用量应当按照药品说明书规定的常规用法用量使用，特殊情况需要超剂量使用时，应当注明原因并再次签名。

⑩ 除特殊情况外，应当注明临床诊断。

⑪ 开具处方后的空白处画一斜线以示处方完毕。

⑫ 处方医师的签名式样和专用签章应当与院内药学部门留样备查的式样相一致，不得任意改动，否则应当重新登记留样备案。

《处方管理办法》中，对处方管理的一般规定、处方权的获得、处方的开具、处方的调剂、监督管理、法律责任等都作了详细的规定。这里着重阐述处方有效期、处方限量和处方保管等方面的规定。

**3. 处方有效期和处方限量的规定**

处方开具当日有效。特殊情况下需延长有效期的，由开具处方的医师注明有效期限，但有效期最长不得超过3天。

处方一般不得超过7日用量；急诊处方一般不得超过3日用量；对于某些慢性病、老年病或特殊情况，处方用量可适当延长，但医师应当注明理由。

医疗用毒性药品、放射性药品的处方用量应当严格按照国家有关规定执行。

医师应当按照卫生部制定的麻醉药品和精神药品临床应用指导原则，开具麻醉药品、第一类精神药品处方。

门（急）诊癌症疼痛患者和中重度慢性疼痛患者需长期使用麻醉药品和第一类精神药品的，首诊医师应当亲自诊查患者，建立相应的病历，要求其签署《知情同意书》。

除需长期使用麻醉药品和第一类精神药品的门（急）诊癌症疼痛患者和中重度慢性疼痛患者外，麻醉药品注射剂仅限于医疗机构内使用。

下面为麻醉药品、精神药品处方的用法和用量要求：

为门（急）诊患者开具的麻醉药品注射剂，每张处方为一次常用量；控缓释制剂，每张处方不得超过7日常用量；其他剂型，每张处方不得超过3日常用量。

第一类精神药品注射剂，每张处方为一次常用量；控缓释制剂，每张处方不得超过7日常用量；其他剂型，每张处方不得超过3日常用量。哌醋甲酯用于治疗儿童多动症时，每张处方不得超过15日常用量。

第二类精神药品一般每张处方不得超过7日常用量；对于慢性病或某些特殊情况的患者，处方用量可以适当延长，医师应当注明理由。

为门（急）诊癌症疼痛患者和中重度慢性疼痛患者开具的麻醉药品、第一类精神药品注射剂，每张处方不得超过3日常用量；控缓释制剂，每张处方不得超过15日常用量；其他剂型，每张处方不得超过7日常用量。

为住院患者开具的麻醉药品和第一类精神药品处方应当逐日开具,每张处方为1日常用量。

对于需要特别加强管制的麻醉药品,盐酸二氢埃托啡处方为一次常用量,仅限于二级以上医院内使用;盐酸哌替啶处方为一次常用量,仅限于医疗机构内使用。

医疗机构应当要求长期使用麻醉药品和第一类精神药品的门(急)诊癌症患者和中重度慢性疼痛患者,每3个月复诊或者随诊一次。

**4. 处方保管的规定**

医师利用计算机开具、传递普通处方时,应当同时打印出纸质处方,其格式与手写处方一致;打印的纸质处方经签名或者加盖签章后有效。药师核发药品时,应当核对打印的纸质处方,无误后发给药品,并将打印的纸质处方与计算机传递处方同时收存备查。

处方由调剂处方药品的医疗机构妥善保存。普通处方、急诊处方、儿科处方保存期限为1年,医疗用毒性药品、第二类精神药品处方保存期限为2年,麻醉药品和第一类精神药品处方保存期限为3年。

处方保存期满后,经医疗机构主要负责人批准、登记备案,方可销毁。

医疗机构应当根据麻醉药品和精神药品处方开具情况,按照麻醉药品和精神药品品种、规格对其消耗量进行专册登记,登记内容包括发药日期、患者姓名、用药数量。专册保存期限为3年。

## 活动2 处方调剂

### 一、案例分析

**案例7-1** 医院给孕妇错发药 女子连吃6天才发现是避孕药

7月份,江西某乡47岁的朱女士怀孕了。对于朱女士一家来说,这是天大的喜讯,但却发生了一件不可思议的事!

8月底,她联系了该乡某医院的一位医生,医生给朱女士开了些孕期调理的药。从医生开具的处方上看到,这药叫做地屈孕酮片,主要用于解决孕妇孕酮不足的情况,用量为每日两次。可是该医院药房工作人员给的却是屈螺酮炔雌醇片。处方和到手的药名都有"屈"和"酮"字,不仔细看还真发现不了哪里不对。

拿药之后,朱女士按照医嘱,也就是地屈孕酮片的用量,一日两次服下了屈螺酮炔雌醇片。9月4号的傍晚,在连续吃了6天药以后,朱女士突然感到不适,并前往医院。也就在这个时候,朱女士才发现自己吃错了药。她手里拿到的屈螺酮炔雌醇片,俗称"优思明",适应证是女性避孕。也就是说,朱女士吃了6天的药竟然是避孕药。

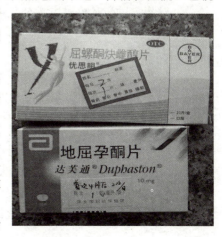

朱女士说,当时她并没有仔细查看处方上的药和实际到手的药是否一致,因为她相信医院不会出现这种错误,并称这种做法对她来说就是杀人。

医院院长告诉记者,发放"优思明"给朱女士的工作人员也是名孕妇,当天负责复核药品的负责人不在场。至于服用了避孕药对胎儿是否有影响,院长说"没有说百分百有影响,但不排除没有影响"。

朱女士家人提出,医院方面必须组织专家对朱女士这次生育进行风险评估。9 号上午，朱女士家人告诉记者，医院方面表示配合，目前仍在就相关细节进行协商，朱女士一家也将情况向当地的卫生部门进行了投诉。（资料来源：北青网综合，2019 年 9 月 12 日）

**讨论**：1. 该案例中调剂错误对患者可能带来的危害，是否要认真按照调剂的流程与步骤进行调剂工作？
2. 药师调剂处方时必须做到"四查十对"的内容是什么？

## 二、调剂工作概述

调剂，意指配药、配方、发药，因多为照方发药，故称为调配处方。调剂工作质量的好坏，直接影响医疗质量。调剂工作中要充分发挥药学技术的保障作用，配发的药品准确无误、质量优良、使用合理、优化流程、规范操作，加强对患者合理用药的指导，旨在为患者提供优质的药学服务。

## 三、调剂的流程与步骤

**1. 调剂的流程**

调剂工作是一个过程，其流程如图 7-4 所示。

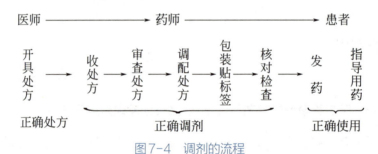

图 7-4　调剂的流程

**2. 调剂工作的步骤**

① 准备工作：包括准备包装材料、清查药品存量和按照一次处方分量分装药品。
② 收处方：指从患者处接受处方或从医护人员处接受请领单、处方。
③ 审查处方：应重点审查药品名称、用量、用法、药物配伍作用等。
④ 配方：指调配药剂或取出药品。
⑤ 检查核对：主要核对药名、含量、用法、用量、患者姓名、年龄等。
⑥ 发药：发药时核对患者全名并详细交代药品的用法、用量、注意事项等。
⑦ 指导用药。

## 四、调剂人员的资格要求

**案例7-2**　非药学专业技术人员调剂处方　某卫生院被处罚

近日，市卫生监督所监督检查某乡镇卫生院时，发现该卫生院处方上复核药师栏的签章人不是药学专业技术人员。经调查，查明了该卫生院任用未取得药学专业技术职务任职资格的人员从事处方调剂工作的违法事实。依据《处方管理办法》第四十九条"未取得药学专业技术职务任职资格的人员不得从事处方调剂工作"的规定，卫生监督员给予该卫生院相应的行政处罚。（资料来源：今日建德数字报刊平台，通讯员邵晓菲，2019 年 4 月 16 日）

**讨论：** 1. 药品调剂需不需要专业人员？为什么？

2. 调剂人员的资格要求有哪些？

根据《处方管理办法》的规定，取得药学专业技术职务任职资格的人员（包括主任药师、副主任药师、主管药师、药师、药士）方可从事处方调剂工作。药师在执业的医疗机构取得处方调剂资格。为确保合理用药，《处方管理办法》还明确了药学专业技术人员的分工。具有药师以上专业技术职务的人员负责处方审核、评估、核对、发药以及安全用药指导；药士从事处方调配工作。药师在完成处方调剂后，应当在处方上签名或者加盖专用签章。药师签名或者专用签章式样还应当在执业的医疗机构留样备查。

## 五、调剂工作的要求

药师应当凭医师处方调剂处方药品，非经医师处方不得调剂。药师应当按照操作规程调剂处方药品：认真审核处方，准确调配药品，正确书写药袋或粘贴标签，注明患者姓名和药品名称、用法、用量、包装；向患者交付药品时，按照药品说明书或者处方用法，进行用药交代与指导，包括每种药品的用法、用量、注意事项等。药师应当认真逐项检查处方前记、正文和后记书写是否清晰、完整，并确认处方的合法性。

药师应当对处方用药适宜性进行审核，审核内容包括：①规定必须做皮试的药品，处方医师是否注明过敏试验及结果的判定；②处方用药与临床诊断的相符性；③剂量、用法的正确性；④选用剂型与给药途径的合理性；⑤是否有重复给药现象；⑥是否有潜在临床意义的药物相互作用和配伍禁忌；⑦其他用药不适宜情况。

药师是处方审核工作的第一责任人，应当对处方各项内容进行逐一审核。药师审核处方后，认为存在用药不适宜时，应当告知处方医师，建议其修改或者重新开具处方；药师发现不合理用药，但处方医师不同意修改处方时，药师应当做好记录并将其纳入处方点评；药师发现严重不合理用药或者用药错误时，应当拒绝调配，及时告知处方医师并记录，同时按照有关规定报告。

《医疗机构处方审核规范》明确，医疗机构所有处方均应经药师审核通过后方可进入划价收费和调配环节，未经审核通过的处方不得收费和调配。

药师调剂处方时必须做到"四查十对"：一查处方，对科别、姓名、年龄；二查药品，对药名、剂型、规格、数量；三查配伍禁忌，对药品性状、用法用量；四查用药合理性，对临床诊断。

药师在完成处方调剂后，还需在处方上签名或者加盖专用签章。药师应当对麻醉药品和第一类精神药品处方，按年月日逐日编制顺序号。药师对于不规范处方或者不能判定其合法性的处方，不得调剂。

## 六、了解门诊调剂业务管理和静脉用药集中调配管理

**1.门诊调剂业务管理**

（1）独立配方法　从收方到发药均由1名调剂人员独立完成。此方法节省人力，但是对调剂人员的要求比较高，容易出现差错。适合小药房和急诊药房的调剂工作。

（2）流水作业配方法　又称协作配方法。整个调剂过程由多名调剂人员具体分工，协作完成。通常由1人收方及审查处方，1~2人调配处方，1人核对及发药。此方法分工具体工作有序、责任明确、效率较高。药品经第二人核对后发出，可减少差错，但需要较多的人力。此法适合大型医院门诊以及候药患者较多的情况。

(3）结合法　将独立配方法与流水作业配方法相结合。一人负责收方、审查处方以及核对发药，另外一人负责调配处方。此方法结合了上述两种方法的优点，既不容易发生差错，又节省人力，且效率较高。此法普遍适用于各类医院的门诊调剂工作，是目前使用较为广泛的一种方法。目前，国内有些医院采用计算机发药，医师用计算机开具处方，处方信息被输入计算机内，经审查核对后，与计算机相连接的发药机将药品通过传送带输送到发药窗口，调剂人员核对无误后发出药品。此法节约人力，差错率低，效率较高。

**2. 静脉用药集中调配管理**

为加强医疗机构药事管理，规范临床静脉用药集中调配，提高静脉用药质量，促进静脉用药合理使用，保障静脉用药安全，根据《中华人民共和国药品管理法》和《处方管理办法》，2010年4月20日，卫生部颁布了《静脉用药集中调配质量管理规范》及《静脉用药集中调配操作规程》。该规范是静脉用药集中调配工作质量管理的基本要求，适用于肠外营养液、危害药品和其他静脉用药调剂的全过程。《医疗机构药事管理规定》规定肠外营养液、危害药品静脉用药应当实行集中调配供应。医疗机构根据临床需要建立静脉用药调配中心（室），实行集中调配供应。静脉用药调配中心（室）应当符合《静脉用药集中调配质量管理规范》，由所在地设区的市级以上卫生行政部门组织技术审核、验收，合格后方可集中调配静脉用药。在静脉用药调配中心（室）以外调配静脉用药，参照《静脉用药集中调配质量管理规范》执行。医疗机构建立的静脉用药调配中心（室）应当报省级卫生行政部门备案。

(1）静脉用药集中调配　静脉用药集中调配（PIVA）是指医疗机构药学部门根据医师处方或用药医嘱，经药师进行适宜性审核，由药学专业技术人员按照无菌操作要求，在洁净环境下对静脉用药物进行加药混合调配，使其成为可供临床直接静脉输注使用的成品输液操作过程。静脉用药集中调配是药品调剂的一部分。

(2）静脉用药调配中心（室）工作流程　临床医师开具静脉输液治疗处方或用药医嘱→用药医嘱信息传递→药师审核→打印标签→贴签摆药→核对→混合调配→输液成品核对→输液成品包装→分病区放置于密闭容器中、加锁或封条→由工人送至病区→病区药疗护士开锁（或开封）核对签收→给患者用药前护士应当再次与病历用药医嘱核对→给患者静脉输注用药。

(3）静脉用药集中调配的意义　静脉用药从过去在普通环境中开放式加药混合，移至空气洁净环境中进行调配，可以保证静脉输注药物的无菌性，防止微粒污染，最大程度降低输液反应，确保患者的用药安全。同时，由于层流洁净台的防护作用，可大大降低细胞毒性药物对医务人员的职业伤害及对环境的污染。此外，静脉用药集中调配通过药师的审核，对调配药物的相容性和稳定性进行考察，防止配伍禁忌等不合理用药现象，可将用药错误减至最低。药品集中管理和调配，提高工作效率，可防止过期失效药品的混入。静脉用药集中调配对合理用药和加强药品管理具有重要的意义，已经成为医院药学工作中不可缺少的组成部分。

### 活动3　处方点评

#### 一、案例分析

**案例7-3**　临床药师参与用药处方点评对合理用药的影响

为了探析在用药处方点评中临床药师的参与对合理用药的影响，我们从吉林省长春市双阳区医院药剂科择取1400份处方，对临床药师参与用药处方点评前后合理用药情况进行分析和对比。结果显示经临床药师参与处方点评之后，辅助用药量明显下降。第一季度350份处方中，240份存在不合理用药问题，不合理用药率为68.6%；第二季度350份处方中，176份存在不合理用药问题，不合理用药率为50.3%；第三季度350份处方中，150份存在不合理用药问题，不合理用药率为42.9%；第四季度350份处方中，116份存在不合理用药问题，不合理用药率为33.1%，可见随着临床药师参与，不合理用药率呈现出下降趋势。从辅助用药花费上来看，干预前总花费为55673元，干预后总花费下降至46800元。从辅助药物总用量来看，干预前总用量为10240mg，干预后总用量下降至8874mg。由此可见，在临床用药中，临床药师参与处方点评，可以提高用药合理性，使临床用药更加安全、规范，对患者康复有促进作用。（资料来源：中西医结合心血管病电子杂志，狄庆英、刘春梅，2019-12-08）

讨论：1. 在该案例中，处方点评有何意义？
2. 怎样才能做好处方点评？

## 二、处方点评

为规范处方点评工作，提高处方质量，促进合理用药，保障医疗安全，根据《药品管理法》《执业医师法》《医疗机构管理条例》《处方管理办法》等有关法律、法规、规章，2010年2月10日，卫生部组织制定并印发《医院处方点评管理规范（试行）》。要求各级医院按照规范，建立健全系统化、标准化和持续改进的处方点评制度，开展处方点评工作。

处方点评是根据相关法规、技术规范，对处方书写的规范性及药物临床使用的适宜性（用药适应证、药物选择、给药途径、用法用量、药物相互作用、配伍禁忌等）进行评价，发现存在或潜在的问题，制定并实施干预和改进措施，促进临床药物合理应用的过程。处方点评是医院持续医疗质量改进和药品临床应用管理的重要组成部分，是提高临床药物治疗学水平的重要手段。

## 三、处方点评的实施

① 医院药学部门应当会同医疗管理部门，根据医院诊疗科目、科室设置、技术水平诊疗量等实际情况，确定具体抽样方法和抽样率，其中门急诊处方的抽样率不应少于总处方量的0.1%，且每月点评处方绝对数不应少于100张；病房（区）医嘱单的抽样率（按出院病历数计）不应少于1%，且每月点评出院病历绝对数不应少于30份。

② 医院处方点评小组应当按照确定的处方抽样方法随机抽取处方，并按照《处方点评工作表》对门急诊处方进行点评；病房（区）用药医嘱的点评应当以患者住院病历为依据，实施综合点评，点评表格由医院根据本院实际情况自行制定。

③ 三级以上医院应当逐步建立健全专项处方点评制度。专项处方点评是医院根据药事管理和药物临床应用管理的现状以及存在的问题，确定点评的范围和内容，对特定的药物或特定疾病的药物（如国家基本药物、血液制品、中药注射剂、肠外营养制剂、抗菌药物、辅助治疗药物、激素等临床使用及超说明书用药、肿瘤患者和围手术期用药等）使用情况进行的处方点评

④ 处方点评工作应坚持科学、公正、务实的原则，有完整、准确的书面记录，并通报临床科室和当事人。

⑤ 处方点评小组在处方点评工作过程中发现不合理处方，应当及时通知医疗管理部门和药学部门。

⑥ 有条件的医院应当利用信息技术建立处方点评系统，逐步实现与医院信息系统的联网与信息共享。

### 四、处方点评的结果

处方点评结果分为合理处方和不合理处方。不合理处方包括不规范处方、用药不适宜处方及超常处方。

（1）有下列情况之一的，应当判定为不规范处方。

① 处方的前记、正文、后记的内容缺项，书写不规范或者字迹难以辨认的；

② 医师签名、签章不规范或者与签名、签章的留样不一致的；

③ 药师未对处方进行适宜性审核的（处方后记的审核、调配、核对、发药栏目无审核调配药师及核对发药药师签名，或者单人值班调剂未执行双签名规定）；

④ 新生儿、婴幼儿处方未写明日、月龄的；

⑤ 西药、中成药与中药饮片未分别开具处方的；

⑥ 未使用药品规范名称开具处方的；

⑦ 药品的剂量、规格、数量、单位等书写不规范或不清楚的；

⑧ 用法、用量使用"遵医嘱""自用"等含糊不清字句的；

⑨ 处方修改未签名并注明修改日期，或药品超剂量使用未注明原因和再次签名的；

⑩ 开具处方未写临床诊断或临床诊断书写不全的；

⑪ 单张门急诊处方超过五种药品的；

⑫ 无特殊情况下，门诊处方超过7日用量，急诊处方超过3日用量，慢性病、老年病或特殊情况下需要适当延长处方用量未注明理由的；

⑬ 开具麻醉药品、精神药品、医疗用毒性药品、放射性药品等特殊管理药品处方未执行国家有关规定的；

⑭ 医师未按照抗菌药物临床应用管理规定开具抗菌药物处方的；

⑮ 中药饮片处方药物未按照"君、臣、佐、使"的顺序排列，或未按要求标注药物调剂、煎煮等特殊要求的。

（2）有下列情况之一的，应当判定为用药不适宜处方。

① 适应证不适宜的；

② 遴选的药品不适宜的；

③ 药品剂型或给药途径不适宜的；

④ 无正当理由不首选国家基本药物的；

⑤ 用法、用量不适宜的；

⑥ 联合用药不适宜的；

⑦ 重复给药的；

⑧ 有配伍禁忌或者不良相互作用的；

⑨ 其他用药不适宜情况的。

（3）有下列情况之一的，应当判定为超常处方。

① 无适应证用药；

② 无正当理由开具高价药的；

③ 无正当理由超说明书用药的；

④ 无正当理由为同一患者同时开具2种以上药理作用相同药物的。

处方点评是了解临床用药水平的重要手段，通过定期进行处方点评，剖析临床用药存在的问题，及时发现，合理干预，将有利于提高临床医生合理用药水平。

# 任务三　医疗机构制剂管理

## 任务目标

### 知识目标
1. 掌握医疗机构制剂与许可证管理。
2. 熟悉医疗机构制剂注册和品种范围。
3. 熟悉医疗机构制剂注册批件及批准文号格式。
4. 了解无证经营应承担的法律责任。

### 能力目标
1. 能进行《医疗机构制剂许可证》的申领等工作。
2. 能判断医疗机构制剂的调剂使用是否合法。

医疗机构制剂，是指医疗机构根据本单位临床需要经批准而配制、自用的固定处方制剂。2019年实施的《药品管理法》明确规定医疗机构配制制剂，应当经所在地省、自治区、直辖市人民政府药品监督管理部门批准，取得医疗机构制剂许可证。

**思考并讨论：**
1. 医疗机构配制制剂有没有必要？
2. 应当怎样规范才能保证用药安全？
3. 所有药物均能申请配制吗？

### 活动1　医疗机构配制制剂许可管理

#### 一、制剂室的设立

医疗机构设立制剂室，应当向所在地省、自治区、直辖市人民政府卫生行政部门出申请，经审核同意后，报同级人民政府药品监督管理部门审批。省、自治区、直辖市人民政府药品监督管理部门验收合格的，予以批准，发给《医疗机构制剂许可证》。

> **资料卡**
>
> **医疗机构设立制剂室，应当提交的材料**
> ①《医疗机构制剂许可证申请表》。
> ② 实施《医疗机构制剂配制质量管理规范》自查报告。
> ③ 医疗机构的基本情况及《医疗机构执业许可证》副本复印件。
> ④ 所在地省、自治区、直辖市卫生行政部门的审核同意意见。
> ⑤ 拟办制剂室的基本情况、包括制剂室的投资规模、占地面积、周围环境、基础设施等条件说明、并提供医疗机构总平面布局图、制剂室总平面布局图（标明空气洁净度等级）。制剂室负责人、药检室负责人、制剂质量管理组织负责人简历（包括姓名、年龄、性别、学历、所学专业、职务、职称、原从事药学工作年限等）及专业技术人员占制剂室工作人员的比例，制剂室负责人、药检室负责人、制剂质量管理组织

负责人应当为本单位在职专业人员且制剂室负责人和药检室负责人不得互相兼任。
⑥ 拟配制剂型、配制能力、品种、规格。
⑦ 配制剂型的工艺流程图、质量标准（或草案）。
⑧ 主要配制设备、检测仪器目录。
⑨ 制剂配制管理、质量管理文件目录。
申请人应当对其申请材料的真实性负责。

## 二、医疗机构制剂许可证的取得

省、自治区、直辖市药品监督管理部门应当在各自收到申请之日起30个工作日内，作出是否同意或者批准的决定。自颁发《医疗机构制剂许可证》之日起20个工作日内，将有关情况报国家药品监督管理部门备案。

《医疗机构制剂许可证》是医疗机构配制制剂的法定凭证，无医疗机构制剂许可证的，不得配制制剂。

> **资料卡**
>
> **医疗机构许可证应当载明的内容**
>
> 医疗机构制剂许可证应当载明证号、医疗机构名称、医疗机构类别、法定代表人、制剂室负责人、配制范围、注册地址、配制地址、发证机关、发证日期、有效期限等项目。其中由药品监督管理部门核准的许可事项为：制剂室负责人、配制地址、配制范围、有效期限。《医疗机构制剂许可证》分正本和副本。正本、副本具有同等法律效力，有效期为5年。

## 三、《医疗机构制剂许可证》的变更

《医疗机构制剂许可证》变更分为许可事项变更和登记事项变更。许可事项变更是指制剂室负责人、配制地址、配制范围的变更。登记事项变更是指医疗机构名称、医疗机构类别、法定代表人、注册地址等事项的变更。

医疗机构变更《医疗机构制剂许可证》许可事项的，在许可事项发生变更前30日，向原审核、批准机关申请变更登记。原发证机关应当自收到变更申请之日起15个工作日内作出准予变更或者不予变更的决定。

医疗机构增加配制范围或者改变配制地址的，应当按规定提交材料，经省、自治区、直辖市药品监督管理部门验收合格后，依照前款办理《医疗机构制剂许可证》变更登记。

医疗机构变更登记事项的，应当在有关部门核准变更后30日内，向原发证机关申请《医疗机构制剂许可证》变更登记，原发证机关应当在收到变更申请之日起15个工作日内办理变更手续。

《医疗机构制剂许可证》变更后，原发证机关应当在《医疗机构制剂许可证》副本上记录变更的内容和时间，并按变更后的内容重新核发《医疗机构制剂许可证》正本，收回原《医疗机构制剂许可证》正本。

## 四、《医疗机构制剂许可证》的换发

《医疗机构制剂许可证》有效期届满需要继续配制制剂的，医疗机构应当在有效期届满前6个月，向原发证机关申请换发《医疗机构制剂许可证》。原发证机关结合医疗机构遵守法律法规、《医疗机构制剂配制质量管理规范》和质量体系运行情况，按照《医疗机构制剂配制监督管理办法》（试行）关于设立医疗机构制剂室的条件和程序进行审查，在《医疗机构制剂许可证》有效期届满前作出是否准予换证的决定。符合规定准予换证的，收回原证，换发新证；不符合规定的，作出不予换证的书面决定，并说明理由，同时告知申请人享有依法申请行政复议或者提起行政诉讼的权利；逾期未作出决定的，视为同意换证，并办理相应手续。

### 五、《医疗机构制剂许可证》的缴销

医疗机构终止配制制剂或者关闭的，由发证机关缴销《医疗机构制剂许可证》，同时报国家药品监督管理局备案。

### 六、《医疗机构制剂许可证》的补发

遗失《医疗机构制剂许可证》的，持证单位应当在原发证机关指定的媒体上登载遗失声明并同时向原发证机关申请补发。遗失声明登载满1个月后原发证机关在10个工作日内补发《医疗机构制剂许可证》。

### 七、法律责任

未取得医疗机构制剂许可证生产、销售药品的，责令关闭，没收违法生产、销售的药品和违法所得，并处违法生产、销售的药品（包括已售出和未售出的药品，下同）货值金额十五倍以上三十倍以下的罚款；货值金额不足十万元的，按十万元计算。

提供虚假的证明、数据、资料、样品或者采取其他手段骗取医疗机构制剂许可的，撤销相关许可，十年内不受理其相应申请，并处五十万元以上五百万元以下的罚款；情节严重的，对法定代表人、主要负责人、直接负责的主管人员和其他责任人员，处二万元以上二十万元以下的罚款，十年内禁止从事药品生产经营活动，并可以由公安机关处五日以上十五日以下的拘留。

## 活动2　医疗机构制剂注册管理和调剂使用

### 一、医疗机构制剂的注册管理

为加强医疗机构制剂的管理，规范医疗机构制剂的申报与审批，制定《医疗机构制剂注册管理办法》（试行），于2005年3月22日经国家食品药品监督管理局局务会审议通过，自2005年8月1日起施行。

**1. 申请资格**

医疗机构制剂的申请人应当是持有《医疗机构执业许可证》并取得《医疗机构制剂许可证》的医疗机构。

> **资料卡**
>
> **医疗机构制剂申报要求**
>
> ① 申请医疗机构制剂，应当进行相应的临床前研究，包括处方筛选、配制工艺、质量指标、药理、毒理学研究等。
>
> ② 申请医疗机构制剂注册所报送的资料应当真实、完整、规范。
>
> ③ 申请制剂所用的化学原料药及实施批准文号管理的中药材、中药饮片必须具有药品批准文号，并符合法定的药品标准。

④ 申请人应当对其申请注册的制剂或者使用的处方、工艺、用途等，提供申请人或者他人在中国的专利及其权属状态说明；他人在中国存在专利的，申请人应当提交对他人的专利不构成侵权的声明。

⑤ 医疗机构制剂的名称，应当按照国家药品监督管理部门公布的药品命名原则命名，不得使用商品名称。

⑥ 医疗机构配制制剂使用的辅料和直接接触制剂的包装材料、容器等，应当符合国家药品监督管理部门有关辅料、直接接触药品的包装材料和容器的管理规定。

⑦ 医疗机构制剂的说明书和包装标签由省、自治区、直辖市（食品）药品监督管理部门根据申请人申报的资料，在批准制剂申请时一并予以核准。

⑧ 医疗机构制剂的说明书和包装标签应当按照国家药品监督管理部门有关药品说明书和包装标签的管理规定印制，其文字、图案不得超出核准的内容，并需标注"本制剂仅限本医疗机构使用"字样。

**2. 不得作为医疗机构制剂申报的情形**

医疗机构配制的制剂，应当是本单位临床需要而市场上没有供应的品种。

有下列情形之一的、不得作为医疗机构制剂申报：①市场已有供应的品种；②含有未经国家药品监督管理部门批准的活性成分的品种；③除变态反应原外的生物制品；④中药注射剂；⑤中药、化学药组成的复方制剂麻醉药品、精神药品、医疗用毒性药品、放射性药品；⑥其他不符合国家有关规定的制剂。

> **资料卡**
>
> **医疗机构制剂审批程序**
>
> ① 申请人填写《医疗机构制剂注册申请表》，向所在地省、自治区、直辖市药品监督管理部门或者其委托的设区的市级药品监督管理机构提出申请，报送有关资料和制剂实样。
>
> ② 省、自治区、直辖市药品监督管理部门或者其委托的设区的市级药品监督管理机构收到申请后对申报资料进行形式审查，符合要求的予以受理；不符合要求的，应当自收到申请材料之日起5日内书面通知申请人并说明理由，逾期未通知的自收到材料之日起即为受理。
>
> ③ 省、自治区、直辖市药品监督管理部门或者其委托的设区的市级药品监督管理机构应当在申请受理后10日内组织现场考察，抽取连续3批检验用样品，通知指定的药品检验所进行样品检验和质量标准技术复核。受委托的设区的市级药品监督管理机构应当在完成上述工作后将审查意见、考察报告及申报资料报送省、自治区、直辖市药品监督管理部门，并通知申请人。
>
> ④ 接到检验通知的药品检验所应当在40日内完成样品检验和质量标准技术复核，出具检验报告书及标准复核意见，报送省、自治区、直辖市药品监督管理部门并抄送通知其检验的药品监督管理机构和申请人。
>
> ⑤ 省、自治区、直辖市药品监督管理部门应当在收到全部资料后40日内组织完成技术审评，符合规定的，发给《医疗机构制剂临床研究批件》。
>
> ⑥ 完成临床研究后，申请人向所在省、自治区、直辖市药品监督管理部门或者

其委托的设区的市级药品监督管理机构报送临床研究总结资料。
⑦ 省、自治区、直辖市药品监督管理部门收到全部申报资料后40日内组织完成技术审评,做出是否准予许可的决定。符合规定的,应当自做出准予许可决定之日起10日内向申请人核发《医疗机构制剂注册批件》及制剂批准文号,同时报国家药品监督管理局备案;不符合规定的,应当书面通知申请人并说明理由,同时告知申请人享有依法申请行政复议或者提起行政诉讼的权利。

**3. 医疗机构制剂批准文号的格式**

医疗机构配制的品种,应当依法取得制剂批准文号。但是,仅应用传统工艺配制的中药制剂品种,向医疗机构所在地省、自治区、直辖市人民政府药品监督管理部门备案后即可配制,不需要取得制剂批准文号。

医疗机构制剂批准文号的格式为:X 药制字 H(Z)+4 位年号 +4 位流水号。

其中,X——省、自治区、直辖市简称,H——化学制剂,Z——中药制剂。

**4. 补充申请与再注册**

(1) 补充申请 医疗机构配制制剂,应当严格执行经批准的质量标准,并不得擅自变更工艺、处方、配制地点和委托配制单位。需要变更的,申请人应当提出补充申请,报送相关资料,经批准后方可执行。

(2) 再注册 医疗机构制剂批准文号的有效期为3年。有效期届满需要继续配制的,申请人应当在有效期届满前3个月按照原申请配制程序提出再注册申请,报送有关资料。

省、自治区、直辖市药品监督管理部门应当在受理再注册申请后30日内,作出是否批准再注册的决定。准予再注册的,应当自决定做出之日起10日内通知申请人,予以换发《医疗机构制剂注册批件》,并报国家药品监督管理部门备案。决定不予再注册的,应当书面通知申请人并说明理由,同时告知申请人享有依法申请行政复议或者提起行政诉讼的权利。

(3) 不予再注册的情形 有下列情形之一的,省、自治区、直辖市药品监督管理部门不予批准再注册,并注销制剂批准文号:①市场上已有供应的品种;②按照本办法应予撤销批准文号的;③未在规定时间内提出再注册申请的;④其他不符合规定的。

已被注销批准文号的医疗机构制剂,不得配制和使用;已经配制的,由当地药品监督管理部门监督销毁或者处理。

**5. 法律责任**

医疗机构配制的制剂应当按照规定进行质量检验;合格的,凭医师处方在本单位使用,不得在市场上销售。违反规定的,医疗机构将其配制的制剂在市场上销售的,责令改正,没收违法销售的制剂和违法所得,并处违法销售制剂货值金额二倍以上五倍以下的罚款;情节严重的,并处货值金额五倍以上十五倍以下的罚款;货值金额不足五万元的,按五万元计算。

## 二、医疗机构制剂的调剂使用

**1. 调剂使用的审批**

医疗机构所配制剂应坚持本单位自用原则,只能使用于本医疗机构的门诊患者和住院患者。一般不得调剂使用。发生灾情、疫情、突发事件或者临床急需而市场没有供应时,需要调剂使用的,属省级辖区内医疗机构制剂调剂的,必须经所在地省、自治区、直辖市药品监督管理部门批准;属国家药品监督管理部门规定的特殊制剂以及省、自治区、直辖市之间医疗机构制剂调剂的,必须经国家药品监督管理部门批准。

省级辖区内申请医疗机构制剂调剂使用的，应当由使用单位向所在地省、自治区、直辖市药品监督管理部门提出申请，说明使用理由、期限、数量和范围，并报送有关资料。

省、自治区、直辖市之间医疗机构制剂的调剂使用以及国家药品监督管理部门规定的特殊制剂的调剂使用，应当由取得制剂批准文号的医疗机构向所在地省、自治区、直辖市药品监督管理部门提出申请，说明使用理由、期限、数量和范围、经所在地省、自治区、直辖市药品监督管理部门审查同意后，由使用单位将审查意见和相关资料一并报送使用单位所在地省、自治区、直辖市药品监督管理部门审核同意后，报国家药品监督管理部门审批。

**2.调剂使用的要求**

取得制剂批准文号的医疗机构应当对调剂使用的医疗机构制剂质量负责。接受调剂的医疗机构应当严格按照制剂的说明书使用制剂，并对超范围使用或者使用不当造成的不良后果承担责任。医疗机构制剂的调剂使用，不得超出规定的期限、数量和范围。

### 活动3　医疗机构制剂配制质量管理

根据《中华人民共和国药品管理法》的规定，参照《药品生产质量管理规范》的基本原则，制定了《医疗机构制剂配制质量管理规范》（试行），于2000年12月5日经国家药品监督管理局局务会议通过，自2001年3月13日起发布施行。

《医疗机构制剂配制质量管理规范》（试行），简称GPP，共十一章68条，以下简称《规范》。《规范》主要内容有许可准入控制规定，药品监督管理部门对医疗机构制剂配制的质量监督，明确《规范》是医疗机构制剂配制和质量管理的基本准则，适用于制剂配制全过程。《规范》对医疗机构的组织机构设置；人员；房屋与设施、设备；物料；卫生；制剂室；制剂配制管理；制剂配制质量管理的文件；配制管理、质量管理与自检方面的基本规定及附则中对《规范》使用术语的解释等。《规范》内容与《药品生产质量管理规范》内容基本一致，它是国家药品监督管理部门针对医疗机构制剂配制和质量管理而制定的一部重要的质量管理规章。其目的是要求医疗机构建立制剂配制的质量管理体系，以规范制剂配制管理，确保制剂质量。

## 一、什么是GPP

GPP就是"优良制剂规范"的英文"Good Preparation Practice"的缩写。它可以说是适合医院制剂特点的GMP，是GMP的一种特殊体现。

重视医院制剂管理是十分必要的，值得医院药学人员和药政管理部门共同关心和探讨，要提高医院制剂质量，就必须制定和推行符合我国国情的适合医院制剂特点的GPP。

GPP主要针对所有可能影响制剂质量的因素而制定，应包括制剂生产的全过程及使用后的信息反馈。大致内容如下。

**1.机构与人员**

医疗机构制剂配制应在药剂部门设制剂室、药检室和质量管理组织。机构与岗位人员的职责应明确，并配备具有相应素质及相应数量的专业技术人员。医疗机构负责人对本《规范》的实施及制剂质量负责。制剂室和药检室的负责人应具有大专以上药学或相关专业学历，具有相应管理的实践经验，有对工作中出现的问题作出正确判断和处理的能力。制剂室和药检室的负责人不得互相兼任。从事制剂配制操作及药检人员，应经专业技术培训，具有基础理论知识和实际操作技能。凡有特殊要求的制剂配制操作和药检人员还应经相应的专业技术培训。凡从事制剂配制工作的所有人员均应熟悉本《规范》，并应通过本《规范》的培训与考核。

**2. 房屋与设施**

为保证制剂质量,制剂室要远离各种污染源。周围的地面、路面、植被等不应对制剂配制过程造成污染。制剂室应有防止污染、昆虫和其他动物进入的有效设施。制剂室的房屋和面积必须与所配制的制剂剂型和规模相适应。应设工作人员更衣室。各工作间应按制剂工序和空气洁净度级别要求合理布局。一般区和洁净区分开;配制、分装与贴签、包装分开;内服制剂与外用制剂分开;无菌制剂与其他制剂分开。各种制剂应根据剂型的需要,工序合理衔接,设置不同的操作间,按工序划分操作岗位。制剂室应具有与所配制剂相适应的物料、成品等库房,并有通风、防潮等设施。

**3. 设备与物料**

设备的选型、安装应符合制剂配制要求,易于清洗、消毒或灭菌,便于操作、维修和保养,并能防止差错和减少污染。制剂配制和检验应有与所配制制剂品种相适应的设备、设施与仪器。用于制剂配制和检验的仪器、仪表、量具、衡器等其适用范围和精密度应符合制剂配制和检验的要求,应定期校验,并有合格标志。校验记录应至少保存一年。建立设备管理的各项规章制度,制定标准操作规程。设备应由专人管理,定期维修、保养,并作好记录。

制剂配制所用物料的购入、储存、发放与使用等应制定管理制度。制剂配制所用的物料应符合药用要求,不得对制剂质量产生不良影响。制剂配制所用的中药材应按质量标准购入,合理储存与保管。各种物料要严格管理。合格物料、待验物料及不合格物料应分别存放,并有易于识别的明显标志。不合格的物料,应及时处理。各种物料应按其性能与用途合理存放。对温度、湿度等有特殊要求的物料,应按规定条件储存。挥发性物料的存放应注意避免污染其他物料。各种物料不得露天存放。物料应按规定的使用期限储存,储存期内如有特殊情况应及时检验。制剂的标签、使用说明书必须与药品监督管理部门批准的内容、式样、文字相一致,不得随意更改;应专柜存放,专人保管,不得流失。

**4. 卫生**

制剂室应有防止污染的卫生措施和卫生管理制度,并由专人负责。配制间不得存放与配制无关的物品。配制中的废弃物应及时处理。更衣室、浴室及厕所的设置不得对洁净室(区)产生不良影响。配制间和制剂设备、容器等应有清洁规程,内容包括:清洁方法、程序、间隔时间、使用清洁剂或消毒剂、清洁工具的清洁方法和存放地点等。洁净室(区)应定期消毒。使用的消毒剂不得对设备、物料和成品产生污染。消毒剂品种应定期更换,防止产生耐药性菌株。工作服的选材、式样及穿戴方式应与配制操作和洁净度级别要求相适应。洁净室(区)仅限于在该室的配制人员和经批准的人员进入。进入洁净室(区)的人员不得化妆和佩戴饰物,不得裸手直接接触药品。配制人员应有健康档案,并每年至少体检一次。传染病、皮肤病患者和体表有伤口者不得从事制剂配制工作。

**5. 文件**

(1)制剂室应有下列文件:①《医疗机构制剂许可证》及申报文件、验收、整改记录;②制剂品种申报及批准文件;③制剂室年检、抽验及监督检查文件及记录。

(2)医疗机构制剂室应有配制管理、质量管理的各项制度和记录。①制剂室操作间、设施和设备的使用、维护、保养等制度和记录;②物料的验收、配制操作、检验、发放、成品分发和使用部门及患者的反馈、投诉等制度和记录;③配制返工、不合格品管理、物料退库、报损、特殊情况处理等制度和记录;④留样观察制度和记录;⑤制剂室内外环境、设备、人员等卫生管理制度和记录;⑥本规范和专业技术培训的制度和记录。

(3)制剂配制管理文件主要有：①配制规程和标准操作规程；②配制记录。

(4)配制制剂的质量管理文件主要有：①物料、半成品、成品的质量标准和检验操作规程；②制剂质量稳定性考察记录；③检验记录。

(5)制剂配制管理文件和质量管理文件的要求：①制订文件应符合《药品管理法》和相关法律、法规、规章的要求；②应建立文件的管理制度。使用的文件应为批准的现行文本，已撤销和过时的文件除留档备查外，不得在工作现场出现；③文件的制订、审查和批准的责任应明确，并有责任人签名；④有关配制记录和质量检验记录应完整归档，至少保存2年备查。

**6. 配制管理**

配制规程和标准操作规程不得任意修改。如需修改时必须按制定时的程序办理修订、审批手续。在同一配制周期中制备出来的一定数量常规配制的制剂为一批，一批制剂在规定限度内具有同一性质和质量。每批制剂均应编制制剂批号。每批制剂均应按投入和产出的物料平衡进行检查，如有显著差异，必须查明原因，在得出合理解释，确认无潜在质量事故后，方可按正常程序处理。

为防止制剂被污染和混淆，配制操作应采取下述措施：每次配制后应清场，并填写清场记录。每次配制前应确认无上次遗留物；不同制剂（包括同一制剂的不同规格）的配制操作不得在同一操作间同时进行；如确实无法避免时，必须在不同的操作台配制，并应采取防止污染和混淆的措施；在配制过程中应防止称量、过筛、粉碎等可能造成粉末飞散而引起的交叉污染；在配制过程中使用的容器需有标明物料名称、批号、状态及数量等的标志。

根据制剂配制规程选用工艺用水。工艺用水应符合质量标准并定期检验。根据验证结果，规定检验周期。每批制剂均应有一份能反映配制各个环节的完整记录。操作人员应及时填写记录，字迹清晰、内容真实、数据完整，并由操作人、复核人及清场人签字。记录应保持整洁不得撕毁和任意涂改。需要更改时，更改人应在更改处签字，并须使被更改部分可以辨认。

新制剂的配制工艺及主要设备应按验证方案进行验证。当影响制剂质量的主要因素如配制工艺或质量控制方法、主要原辅料、主要配制设备等发生改变时，以及配制一定周期后，应进行再验证。所有验证记录应归档保存。

**7. 质量管理与自检**

质量管理组织负责制剂配制全过程的质量管理。其主要职责包括：①制定质量管理组织任务、职责；②决定物料和中间品能否使用；③研究处理制剂重大质量问题；④制剂经检验合格后，由质量管理组织负责人审查配制全过程记录并决定是否发放使用；⑤审核不合格品的处理程序及监督实施。

药检室负责制剂配制全过程的检验。其主要职责包括：①制定和修订物料、中间品和成品的内控标准和检验操作规程，制定取样和留样制度；②制定检验用设备、仪器、试剂、试液、标准品（或参考品）、滴定液与培养基及实验动物等管理办法；③对物料、中间品和成品进行取样、检验、留样，并出具检验报告；④监测洁净室（区）的微生物数和尘粒数；⑤评价原料、中间品及成品的质量稳定性，为确定物料储存期和制剂有效期提供数据；⑥制定药检室人员的职责。

医疗机构质量管理组织应定期组织自检。自检应按预定的程序，按规定内容进行检查，以证实与《医疗机构制剂配制质量管理规范》的一致性。自检应有记录并写出自检报告，包括评价及改进措施等。

## 二、医院制剂实行GPP的优点

医院制剂实行GPP，能有力地提高其管理的现代化水平，成为产品质量的重要保障，具有以下优点。

（1）法制化　GPP与GMP一样，在行业内部，相当于一个法律性文件，它的实施使管理的法制化水平大大提高。法律具有强制性，可提高管理效率，和行政手段、经济手段一样，为一重要的、必不可少的管理办法。

（2）规范化　GPP条文整理能做到有据可查，有章可循，便于各单位遵照执行和检查评判。

（3）稳定性　GPP作为一个法制性文件推行修订较为慎重。可使各单位在制剂管理上保持相对稳定，便于制定长、短期发展规划，使大家心中有数、目标明确。

（4）统一性　推行GPP，范围涉及全国各个地区和各级单位，不论单位大小，标准一致，可平衡比较各单位的医院制剂水平，促进落后向先进努力，促进医院制剂向GMP标准发展，提高全国医院制剂的水平。

（5）适应性　因GPP是参照GMP的原则，结合医院制剂的特点所制定的，所以对医院的制剂生产有更强的适用性，便于理解、掌握和推行。

# 任务四　医疗机构临床药学管理

## 任务目标

**知识目标**
1. 熟悉临床药学的概念。
2. 了解临床药学的主要任务。

**能力目标**
1. 能进行简单的处方审核，指导患者正确使用药物。
2. 能有较好的与患者交流的能力，提高患者用药依从性，减少药源性疾病的发生。

### 活动1　临床药学的概念

#### 一、资料分析

近日，国家卫生健康委、教育部、财政部、人力资源社会保障部、国家医保局、国家药监局联合发布《关于加强医疗机构药事管理　促进合理用药的意见》（以下简称《意见》），提出推动各级医疗机构形成以基本药物为主导的"1+X"用药模式，"1"为国家基本药物目录，"X"为非基本药物。同时，强化医疗机构药事管理与药物治疗学委员会作用，成立国家级、省级、地市级药事管理与药物治疗学委员会。

《意见》指出，强化临床药师配备，鼓励医疗机构开设药学门诊。在疑难复杂疾病多学科诊疗过程中，必须要有临床药师参与。各地应经过医疗机构药事管理与药物治疗学委员会充分评估论证，并优先选择国家组织集中采购和使用药品及国家医保目录药品。鼓励有条件的地区试点建立总药师制度，并将总药师纳入药师专家库管理。在开展互联网诊疗或远程医疗服务过程中，要以实体医疗机构内的药师为主体。电子处方审核、调配、核对人员必须采取电子签名或信息系统留痕的方式，确保信息可追溯。探索医疗卫生机构处方信息与药品零售消费信息互联互通，强化电子处方线上线下一体化监管。鼓励有条件的地方探索建立区域药事管理或处方审核平台。

《意见》提出，鼓励有条件的高校举办临床药学本科专业教育，适度扩大临床药学相关专业研究生招生规模。同时，医疗机构应强化药师对处方的审核，规范和引导医师用药行为，并在药师薪酬中体现其技术劳务价值。结合药师不同岗位特点，建立完善以临床需求为导向的人才评聘机制，克服唯论文、唯职称、唯学历、唯奖项倾向。（资料来源：健康报，2020年3月6日）

思考以下问题：1. 什么是临床药学？
2. 你了解的临床药学目前有什么问题？
3. 临床药学的发展方向是什么？

### 二、临床药学的概念

临床药学（clinical pharamacy）是以患者为对象研究药物及其剂型与机体相互作用和应用规律的综合性学科。它以生物药剂学和药物动力学（药动学）为基础理论支持，以合理用药为核心研究内容，通过药师参与临床治疗，探讨药物应用规律，保证临床患者合理用药，提高药物治疗水平，达到药物使用安全、有效、经济的目的。它是随着药剂学、药理学和药物治疗学等新理论、新技术和新方法的发展而形成的一门新的综合性交叉学科。临床药学核心问题是最大限度地发挥药物的临床疗效，确保患者的用药安全与合理。

## 活动2　临床药学的主要任务

临床药学最主要的任务是运用现代医学和药学知识，围绕合理用药这个核心问题，不断提高临床药物治疗水平，保证患者用药的安全、有效、经济。

**1. 深入临床，参与药物治疗**

这是临床药学最基本，也是最重要的工作。临床药师要深入临床第一线，参与查房、会议、抢救、病案讨论等，运用其药物知识，发挥自己的专业特长，帮助选择治疗药物，参与合理用药；向临床推荐介绍新药及药物信息，及时解答医护人员提出的有关药物治疗、相互作用、配伍禁忌及药物不良反应等方面的问题；对患者进行用药指导，建立药历，对药物治疗的全过程进行监护和处理。还可以在临床实践中发现问题，提出研究课题。

**2. 治疗药物监测**

治疗药物监测（therapeutic drug monitoring，TDM）是开展临床药学的重要手段。利用现代的分析测试手段，来研究体液，特别是血液中药物浓度与疗效及不良反应的关系，从而调整用药剂量和给药间隔，设计个体化给药方案，做到合理用药。提高药物疗效，避免或减少不良反应的发生，是治疗药物监测的目的。

**3. 药物不良反应监测**

通过药品不良反应监测报告，把分散的不良反应病历资料汇集起来，并进行因果关系的分析和评价。

**4. 药物信息的收集与咨询服务**

临床药物治疗的合理性必须建立在及时掌握大量和最新药物信息的基础上，因此临床药师应经常收集有关药物治疗方面的资料，以便针对临床治疗工作中的问题，提供药物信息。通过开展药物咨询、提供信息，可以促进医药合作，使用药物更加安全、有效和合理。

同时还应进行药物知识的科普宣传,以增强全民的合理用药意识。

**5. 药物相互作用和配伍研究**

药物相互作用和配伍的研究,目前已从体外理化性质的研究进入人体体内的研究,而且日渐深入。其研究结果对指导临床合理配伍用药具有重要意义。

**6. 药物动力学及生物利用度研究**

结合临床治疗需要进行药物动力学和生物利用度的观察研究。

**7. 新制剂和新制剂研究**

为适应临床治疗的需要,开展新制剂、新剂型的研究,也是临床药学的重要任务。

> **资料卡**
>
> **了解美国临床药学工作**
>
> 美国因药物损害而死亡者每年为 10 万人,这一惊人的数据,促进了美国药学服务工作的开展。目前美国的临床药师一般由药学博士学位的人担任。临床药学服务已经渗透到美国各医院的各个科室、养老院、社区医疗、家庭病床等,社会保健机构也在积极开展药学服务工作。美国的临床药师一般是在早上查房之前到办公室,从医院的计算机网络上调阅本病区患者近期的病历、临床检验结果、血药浓度监测结果,然后结合患者病情的发展,思考患者下一步的治疗方案,查房时,临床药师和医师一起巡视患者,对每个患者的临时医嘱和长期医嘱进行调整,对患者可能出现的药品不良反应以及患者用药的相互作用进行逐个讨论,查房结束后,临床药师返回办公室,就查房中遇到的实际问题查阅有关资料、编写药讯材料、接受院内外医生和患者的电话咨询等。药师每个星期都会和医师一起进行病例讨论,每个月由药师组织信息交流会,向医生提供最近的药物信息。药学服务强化了医师、药师、护士之间的协调关系,突出了临床药师在临床用药中的决策、指导地位,改变了医药分离、重医轻药的局面。

## 实训7-1 处方点评

**【实训目标】**

1. 熟悉《医院处方点评管理规范(试行)》的相关规定。
2. 模拟填写处方点评表。
3. 熟悉不合理处方的三种表现形式及具体规定。

**【实训工具】**

1.《药事管理与法规》教材。
2. 互联网等电子媒介。

**【实训内容】**

不合理处方实例(请根据下列处方实例,进行点评,指出不合理之处,并设计填写处方点评表格)。

1. 患者,女,55岁,临床诊断:高血压,处方:非洛地平缓释片5mg×30片,口服,每日一次,一次一片。此处方超过七日用量,医师可批注"慢性病需要长期用药"。

2. 例1：患者，男，25岁，临床诊断：腹痛待诊，处方：654-2（应写成消旋山莨菪碱）10mg×10，未写明剂型是片剂还是注射液，无单位。例2：患者，女，37岁，临床诊断：急性尿路感染，处方：尿感灵颗粒5.0g×2盒，应为5g×12袋。例3：患者，女，29岁，临床诊断：上呼吸道感染，处方：头孢克肟分散片0.1g×6s，应该写"0.1g×6片"单位不用"#"或者"s"代替。

3. 单张处方超过5种药品。应注意每种药品不仅指处方内的各种口服剂和注射剂，也包括大输液。如0.9%氯化钠注射液和5%葡萄糖注射液应算作2种药品。

4. 患者，男，42岁，临床诊断：高血压。处方：吗丁啉（多潘立酮）10mg×30片，口服，每次10mg，3次/日；胃复安（甲氧氯普胺）5mg×10片，日服，每次10mg，每日3次。吗丁啉是胃动力药，胃复安止呕，两种药品不具有降低血压的作用。

5. 遴选药物不适宜。患者，男，62岁，临床诊断：颈椎病。处方：碳酸钙咀嚼片0.5g×30片，口服，每次1g，2次/日；谷维素片10mg×50片，口服，每次40mg，3次/日；维生素$B_1$片10mg×40片，口服，每次20mg，3次/日；复方氨基酸胶囊0.35g×12粒，口服，每次1粒，3次/日；硫糖铝片0.25g×100片，口服，每次0.75g，3次/日。根据《中国国家处方集》，颈椎病药物治疗可服用复方丹参片和硫酸软骨素等。

6. 药品剂型或给药途径不适宜。患者，女，54岁，临床诊断：阴道炎。处方：奥硝唑氯化钠注射液100mL；0.5g，2次/日，静脉滴注；葡萄糖氯化钠注射液250mL+注射用头孢曲松钠2g，1次/日，静脉滴注；甲硝唑片0.4g，1次/日，外用。将普通片剂作阴道栓使用，药物崩解所需要的条件不足，药物释放需要较长时间而不能迅速在局部形成有效药物浓度，且片剂有一定的硬度和棱角，会损伤黏膜，增加刺激性。建议选用相应栓剂更为理想。

7. 联合用药不适宜。患者，男，44岁，临床诊断：急性中耳炎。处方：螺旋霉素片150万U，3次/日；维生素C片0.1g，3次/日；奥硝唑胶囊0.5g，2次/日，均联用4天；氧氟沙星滴耳液5mL：15mg×1支，用法：0.1mL，3次/日，滴右耳，连用3天。抗菌药物三联不符合《抗菌药物临床应用指导原则》规定。此外，大环内酯类共同特点为无色有机碱性化合物，难溶于水，易被酸破坏，在碱性中抗菌活性较强。建议需要联用时嘱患者分开服用。

8. 有配伍禁忌或者不良相互作用。患者，女，57岁，临床诊断：慢性支气管炎。处方：左氧氟沙星胶囊0.2g，3次/日；氨茶碱片0.1g，3次/日；沙丁胺醇片4.8mg，3次/日；铝碳酸镁片1g，3次/日。慢性支气管炎非急性加重期不建议使用抗菌药物。左氧氟沙星对茶碱的代谢影响较小，但说明书仍要求合用时应测定茶碱类血药的浓度和调整剂量，配伍使用建议慎重。含铝镁的抗酸药、铁剂均可以减少左氧氟沙星的口服吸收不宜合用。

9. 患者，女，56岁，临床诊断：冠心病。处方：0.9%氯化钠注射液250mL+舒血宁20mL，ivgtt，qd。舒血宁注射液为银杏叶经过提取制成的水溶液属于中药注射液，会变质或者溶解度降低而沉淀，甚至产生不良反应，在静脉滴注稀释时需要按照说明书每日20mL用5%葡萄糖注射液稀释250mL或者500mL后使用进行配制。

10. 同时开具2种相同药理作用药物（主要以感冒类和抗菌药物类药物常见）。患者，女，27岁，临床诊断：上呼吸道感染，处方：0.9%氯化钠注射液250mL+青霉素640万U，

ivgtt，qd；双扑口服液 6 支，口服每次 10mL，一日 3 次；快克（复方氨酚烷胺胶囊）24 粒，口服每次 1 粒，一日 2 次。双扑口服液和快克胶囊主要成分均含有对乙酰氨基酚、氯苯那敏，用于缓解普通感冒及流行性感冒引起的发热、头痛、四肢酸痛、打喷嚏、流鼻涕、鼻塞、咽痛等症状，两种药物作用相似，只用一种即可。

11. 无适应证用药。患者，男，34 岁，临床诊断：头痛待诊，处方：0.9％氯化钠注射液 250mL＋盐酸克林霉素磷酸酯 0.9g，ivgtt，qd；0.9％氯化钠注射液 250mL＋头孢曲松钠 3g，ivgtt，qd。此处方用药目的不明确，缺乏循证医学证据，且无临床二联应用抗菌药物指征，不符合《抗菌药物应用临床指导原则》相关规定。

【考核评价】

学习教材中处方点评的相关规定，收集或根据提供的处方实例按要求填写处方点评表。处方点评表每组可设计一份。教师根据学生设计情况，填写或分析情况打分。

# 实训 7-2　针对医疗机构制剂现状的调查

【实训目标】

1. 了解医疗机构制剂的生产、使用的相关法规。
2. 了解医疗机构制剂的生产、使用的现状。
3. 锻炼学生社会调查、口头交流、书面表达、团队合作等方面的综合能力。

【实训环境】

1. 各级医疗机构。
2. 互联网等电子媒介。

【实训内容】

通过互联网查找或者调研当地医疗机构的制剂生产、使用情况。

1. 全班学生分组，每组 4～6 人。小组可进行内部分工、合作。
2. 小组通过网络查阅有关医疗机构制剂生产、使用的法律法规、报道、调研文章，储备相关调研知识。
3. 各小组拟定调研提纲、设计调查问卷。
4. 通过老师或自行联系当地医疗机构，调研数量在 3～5 家。
5. 准备好身份证明、介绍信、调查问卷、笔记本等。在医疗机构允许的情况下，必要时可准备录音、照相设备。

【考核评价】

调研后完成以下实训任务。

任务一：完成医疗机构制剂生产、使用情况统计。

具体要求：列出所调研医疗机构制剂生产数量、名称以及使用范围、数量。

任务二：完成调研报告。

具体要求：1. 各组完成调研报告，就所调研医疗机构制剂的生产、使用以及存在的问题进行说明。

2. 汇总各小组调研报告，完成区域医疗机构制剂的现状调研报告。

## 附  调查表格样表（同学们可以根据自己调查情况制作表格）

1. 请选择贵医疗机构的性质、类别、等级

| 性质 | □公立（包括国有和集体所有）<br>□非公立 |
|---|---|
| 类别 | □西医院（包括综合医院、专科医院、护理院）<br>□中医院（包括中医综合、中医专科、中西医结合）<br>□民族医医院（包括民族医综合、民族医专科） |
| 等级 | □三级特等医院 □三级甲等医院 □三级乙等医院 □三级丙等医院<br>□二级甲等医院 □二级乙等医院 □二级丙等医院<br>□一级甲等医院 □一级乙等医院 □一级丙等医院<br>未定级医院<br>□门诊部<br>□诊所 |

2. 若拥有，则贵医疗机构制剂注册品种现有 ___ 个，并将制剂品种的具体情况填入下表

| 品种数 \ 类别 | 口服剂型<br>品种数（个） | 外用剂型<br>品种数（个） | 注射剂型品种数（个） | 其他剂型<br>品种数（个） |
|---|---|---|---|---|
| 化学 | | | | |
| 中药 | | | | |
| 其他 | | | | |

3. 请填写近三年贵医疗机构批准注册新制剂的数量

| 年份 \ 数量 | 20  年 | 20  年 | 20  年 |
|---|---|---|---|
| 批准注册<br>新制剂数（个） | | | |

4. 贵医疗机构开发并提出注册申请的新制剂处方来源于
　　□本医疗机构协定处方
　　□本医疗机构名老中医贡献秘方或经验方
　　□来源于其他医疗机构
　　□来源于医疗机构制剂规程
　　□其他来源
　　□无自行开发并提出注册申请的新制剂处方

5. 贵医疗机构所拥有的制剂品种不生产的原因
　　□按批准的处分工艺无法生产
　　□所生产的品种质量不能保证
　　□所生产的品种无临床需求
　　□成本与价格倒挂
　　□其他原因
　　□无不生产情况

6. 近三年贵医疗机构制剂的平均年产值

　　产值
　　年份
　　医疗机构制剂的平均
　　年产值（万）

7. 针对目前医疗机构制剂现状，你的看法是什么？

# 项目检测

## 一、最佳选择题（每题的备选项中，只有1个最符合题意）

1. 医疗机构调剂药品的流程是（    ）
   A. 处方→审方→收方→调配→包装→核对→发药→指导合理用药
   B. 处方→审方→收方→调配→核对→包装→发药→指导合理用药
   C. 处方→收方→审方→调配→包装→核对→发药→指导合理用药
   D. 处方→收方→审方→调配→核对→包装→发药→指导合理用药

2. 普通处方保存期限为（    ）
   A.1年　　　　B.2年　　　　C.3年　　　　D.4年

3. 处方的限量一般不得超过几日常用量（    ）
   A.2天　　　　B.3天　　　　C.5天　　　　D.7天

4. 急诊处方的颜色为（    ）
   A. 淡红色　　B. 淡黄色　　C. 淡绿色　　D. 白色

5. 二类精神药品处方保存几年备查（    ）
   A.1年　　　　B.2年　　　　C.3年　　　　D.4年

6. 处方的类别不包括（    ）
   A. 麻醉药品处方　　B. 急诊处方　　C. 儿科处方　　D. 外科处方

7. 急诊处方一般不得超过几日用量（    ）
   A.1日　　　　B.3日　　　　C.5日　　　　D.7日

## 二、配伍选择题（题目分为若干组，每组题目对应同一组备选项，备选项可重复选用，也可不选用。每题只有1个备选项最符合题意）

[1～3]
A.1年　　　　B.2年　　　　C.3年　　　　D.5年

1. 《医疗机构制剂许可证》有效期
2. 医疗机构对第二类精神药品处方的保存时间
3. 医疗机构对医疗用毒性药品处方的保存时间

[4～5]
A.1年　　　　B.2年　　　　C.3年　　　　D.5年

4. 医疗机构对麻醉药品处方的保存时间
5. 医疗机构对普通处方的保存时间

[6～8]
A. 医疗机构配制的制剂　　　　B. 处方药
C. 甲类非处方药　　　　　　　D. 麻醉药品

6. 只能凭专用处方在本医疗机构使用的是
7. 凭医师处方只能在本医疗机构使用的是
8. 凭医师处方才能在零售药店购买的是

## 三、C型题（综合分析选择。题干在前，备选项在后，每道题的备选项中，只有一个最佳答案）

江西省卫生厅日前抽调省属综合医院药学专家组成专家组，对基层医疗机构门诊处方进行了点评。检查结果显示，处方合格率为68.2%，抗生素使用率55.6%，注射剂使用率55%，国家基本药物占处方用药的比例为92.81%，激素药品使用率为7.4%。

1. 对于处方书写，不正确的是（　　）

A. 每张处方限于一名患者的用药

B. 字迹清楚，不得涂改；如需修改，应当在修改处签名并注明修改日期

C. 药品名称应当规范书写

D. 西药和中成药必须分别开具处方

2. 处方点评小组成员应当具备的条件不正确的是（　　）

A. 具有较丰富的临床用药经验和合理用药知识

B. 具有处级以上行政职务

C. 二级以上医院处方点评工作小组成员应当具有中级以上药学专业技术职务任职资格

D. 其他医院处方点评工作小组成员应当具有药师以上药学专业技术职务任职资格

3. 下列属于不规范处方的是（　　）

A. 无适应证用药

B. 无正当理由开具高价药的

C. 中药饮片处方药物未按照"君、臣、佐、使"的顺序排列，或未按要求标注药物调剂、煎煮等特殊要求的。

D. 无正当理由同一患者同时开具2种以上药理作用相同药物的

### 四、多项选择题（每题的备选答案中，有2个或2个以上正确答案）

1. 关于处方调剂说法正确的是：（　　）

A. 非药学专业技术人员不得从事处方调剂、调配工作

B. 高中以上学历可以从事处方调剂、调配工作

C. 药学专业技术人员在完成处方调剂后，应当在处方上签名

D. 药学专业技术人员调剂处方必须做到"四查十对"

2. 关于处方的颜色说法正确的是（　　）

A. 麻醉药品处方为淡红色　　　　B. 急诊处方为淡紫色

C. 儿科处方为淡黄色　　　　　　D. 普通处方为白色

（汤　静）

# 项目八 中药管理

## 项目说明

本项目共完成四个任务：任务一使学生熟知有关中药的概念及中药的组成部分，了解国家关于中药创新和发展的相关政策，复习《药品管理法》等有关法规对中药管理的相关规定；任务二使学生了解中药材及其质量管理和 GAP 主要规定，熟知野生药材资源保护和利用；任务三使学生熟悉中药饮片生产和经营的相关管理规定；任务四通过案例、讲解和讨论使学生掌握中药品种保护的法规，了解古代经典名方中药复方制剂的管理规定。

## 任务一 有关中药的知识

### 任务目标

**知识目标**

1. 熟悉有关中药的概念及中药的组成部分。
2. 了解国家关于中药创新和发展的相关政策。
3. 了解中医药立法相关内容。

**能力目标**

1. 能判断中药的类别。
2. 知道中药创新和发展的方向。

### 活动1 案例分析

**案例8-1** 甘肃省药品监督管理局药品质量公告

经兰州市食品药品检验所等检验检测机构检验，标示为宁夏某中药饮片有限公司等 7 家企业生产的 10 批次药品不符合规定。现将相关情况公告如下：

一、标示为宁夏某中药饮片有限公司等 7 家企业生产的 10 批次药品，经抽检质量不符合标准规定（详见附件）。

二、对检验不符合规定的药品，相关市场监督管理部门已采取查封扣押等必要的控制措施，并依据相关法律法规对产品涉及单位已经或正在进行立案查处，将于三个月内公开处理结果。

三、对不合格产品及涉及的相关单位，各市州市场监督管理局要加强监管，督促其查明问题原因，制定落实整改措施，切实消除风险隐患。

特此公告。

发布日期 2020-07-09

附  批次不符合规定药品名单

| 药品通用名称 | 包装规格 | 标示生产企业名称 | 药品批号 | 被抽样单位名称 | 检验依据 | 不合格检验项 |
|---|---|---|---|---|---|---|
| 白鲜皮 | 0.5kg/袋 | 庆阳某药业有限公司 | 1908008 | 甘谷某医院 | 《中国药典》2015年版一部及国家食品药品监督管理局药品检验补充检验方法和检验项目批准件2010002 | 总灰分 |
| 菊花 | 1kg/袋 | 宁夏某中药饮片有限公司 | 1801130 | 宁夏某医药有限责任公司环县A小区店 | 《中国药典》2015年版一部及四部 | 性状；二氧化硫残留量；含量测定 |
| 人参 | 500g/袋 | 四川某药业有限责任公司 | 191001 | 兰州某医药有限公司 | 《中国药典》2015年版第一增补本 | 有机氯农药残留量；含量测定 |
| 大黄 | 1kg | 渭源某药业有限公司 | 180312 | 某诊所 | 《中国药典2015年版一部》 | 性状；显微鉴别；土大黄苷 |
| 党参 | 1kg | 兰州某药业有限公司 | 190429 | 兰州某医药有限责任公司B药店 | 《中国药典》2015年版一部 | 二氧化硫残留量 |

讨论：1. 该案例中菊花属于中药吗？属于药品中的哪一类？
2. 药品法对这类药品的管理是如何规定的？
3. 如果用它们加工成中成药质量有何影响？
4. 你对中药的未来和中药的管理有何建议？

## 资料卡

### 不符合规定项目的小知识

一、药品标准中的性状项记载药品的外观、臭、味、溶解度以及物理常数等，在一定程度上反映药品的质量特性。性状不符合规定可能与投料质量及工艺、储运环境因素有关，往往直接影响药品质量。

二、药品标准中的检查项下根据不同药品的特性有总灰分、酸不溶性灰分、装量、有关物质、二氧化硫残留量等分项目。

灰分系指药品经过高温灼烧后所残留的无机物质，主要是无机盐和矿物盐类。通常测定的灰分称为总灰分，总灰分测定的目的是保证中药品质和洁净程度。

装量系反映药品重量或容量的指标，适用于固体、半固体、液体制剂。装量不符合规定会导致临床给药剂量不足，带来相应风险，不符合规定的主要原因是工艺控制不当。

二氧化硫残留量系指中药材及饮片中残留的亚硫酸盐类物质的总量，以二氧化硫计。中药材中之所以含二氧化硫，是因为淀粉和糖含量高的中药材容易生虫，而含硫的化学物质能起到防虫、杀虫的作用。商家用硫黄熏制中药材，正是这个目的。枸杞子、当归、天麻、山药、白芍、菊花等都是易被使用二氧化硫的中药材。过度硫熏对很多中药材质量有不利影响。二氧化硫摄入过多也可能损害胃肠、肝脏等器官的健康，严重时还会导致腹泻、呕吐等症状。

三、中药材及饮片标准中的浸出物测定值的大小可以反映中药材及饮片内在成分的多少，直接关系其质量优劣。中药材及饮片产地、生长年限、采收季节、加工方式、炮制工艺等各生产环节不规范均可能导致其浸出物的含量不符合规定。

四、药品标准中的含量测定与药物的疗效相关。含量测定不符合规定与投料量、投料质量及工艺等因素有关。

## 活动2 有关中药的概念及中药的三大组成

**1. 有关中药的概念**

中药是指在中医药理论指导下用以防病治病的药物，又称为传统药。

（1）中药材 指植物、动物的药用部分采收后经产地初加工形成的原料药材。

（2）中药饮片 指在中医药理论的指导下，根据辨证施治和调剂、制剂的需要，对中药材进行特殊加工炮制后的制成品。

（3）中成药 是根据疗效确切、应用范围广泛的处方、验方和秘方，具备一定质量规格，批量生产供应的药物。是以中药材为原料配制加工而成的药品。

（4）民族药 指我国某些地区少数民族经长期医疗实践的积累并用少数民族文字记载的药品，在使用上有一定的地域性。如藏药、蒙药等。

中药泛指中华民族传统医药，从狭义上讲中药指的是汉民族用药，广义上讲中药包括所有的传统药物，即包括汉民族用药和少数民族用药。

**2. 中药的组成部分**

中药由中药材、中药饮片和中成药组成。中药行业产业可划分为三大部分：第一产业是中药种植业及野生药材资源开发利用保护；第二产业为中药饮片、中成药、中药保健品、中药机械制造业；第三产业为中药商业、科研教育、对外经贸与经济合作以及信息、咨询、技术服务等新兴产业。中药行业三个产业之间是互相促进、协调发展的关系，必须正确认识其各自的特点与作用。

### 资料卡

**中成药的发展**

中成药生产历史悠久，中成药工业是在公私合营时前店后场的基础上发展起来的，从手工操作逐步向机械化，至今已具有相当的工业规模。目前，全国中药生产企业3800余家，生产中成药品种达8000种，其剂型除了传统剂型外，还可以生产包括滴丸、气雾剂、注射剂在内的现代中药剂型40余种。

中药以其毒副作用小、价格低、作用肯定而越来越受到世界医药学界的重视。特别是在中国加入了WTO的新形势下，中成药已经成为医药行业中具有广阔发展市场的重要领域，中药产业将会成为我国医药工业的重要支柱。

2020年4月12日，国家药品监督管理局批准连花清瘟胶囊/颗粒在原批准适应证的基础上，增加"新型冠状病毒肺炎轻型、普通型"的新适应证。中国工程院院士钟南山5月4日为留学生答"疫"解惑时说："进行实验后，我有底气、有证据来说，连花清瘟真的有效。"他特别提到，通过实验证实连花清瘟对病毒引起的细胞损伤、炎症有很好的修复作用。截至2020年9月21日，连花清瘟胶囊已取得了巴西、罗马尼亚、泰国、厄瓜多尔、新加坡、老挝、菲律宾、毛里求斯等13个国家和中国的香港、澳门地区的注册批文，获得上市许可。

我们也必须看到，我国中成药企业数量多，总体水平不高，中医药研究基础很薄弱，中药产品技术含量不高，在国际医药市场竞争实力不足。这些问题都有待国家政策的指导和依托科技创新，严格按照GAP、GMP生产，以提高产品质量。

### 活动3　中医药立法

2015年10月屠呦呦获得诺贝尔生理学或医学奖，原因是她发现了青蒿素。这是一种用于治疗疟疾的药物，该药品可以有效降低疟疾患者的死亡率，挽救了全球特别是发展中国家数百万人的生命。屠呦呦成为首获科学类诺贝尔奖的中国人。她使全社会甚至全世界对中医药的科学价值有了更深的认识。我国曾经制定了多部保护、扶持、发展中医药的政策，构成了中医药发展的政策体系。近年来，中医药作为卫生、经济、科技、文化、生态资源的作用不断彰显，公众越来越信任并选择中医药服务。中医药在国际上的影响力日益扩大。

但是，我国中医药发展还面临诸多困难和问题。如重大理论和关键技术等继承不足、创新不够，缺少新的突破；现行的一些政策法规与中医药特点规律不相适应，较大程度影响了中医药特色优势的充分发挥；我国的传统医药大国地位正受到一些国家和地区的挑战，中医药产业总体上培育不够，国际传统医药在标准等领域主导权的激烈争夺也对我国形成倒逼。

目前，中医药领域法制建设相对滞后，特别是缺乏一部体现中医药特点和规律的专门法律，这是制约中医药事业健康、持续、稳定发展的重要原因。中医药是中华民族的瑰宝，要有国法保障，因此，非常有必要加强中医药法治建设，从国家立法的层面，制定一部体现中医药特点和规律的专门法律，把发展中医药的方针政策用法律的形式固定下来，把人民群众对于中医药服务的期盼和要求用法律的形式固定下来，这对于保护中医药继承、推进中医药创新、发挥好中医药特色和优势，解决人民群众"看病难、看病贵"的问题，探索"用中国式办法解决医改这个世界性难题"，构建中国特色基本医疗卫生制度，维护和增进人民群众健康有着重要的意义。

《中华人民共和国中医药法》由中华人民共和国第十二届全国人民代表大会常务委员会第二十五次会议于2016年12月25日通过，自2017年7月1日起施行，共9章63条。其主要内容如下。

第一，明确中医药事业的重要地位和发展方针。一是明确"中医药"是包括汉族和少数民族医药在内的我国各民族医药的统称，中医药事业是我国医药卫生事业的重要组成部分。二是明确国家大力发展中医药事业，实行中西医并重的方针，建立符合中医药特点的管理制度。三是明确发展中医药事业应当遵循中医药发展规律，坚持继承和创新相结合，保持和发挥中医药特色和优势。四是明确国家鼓励中医西医相互学习，相互补充，协调发展，发挥各自优势，促进中西医结合。

第二，建立符合中医药特点的管理制度。一是改革完善中医医师资格管理制度，规定以师承方式学习中医和经多年实践，医术确有专长的人员，经实践技能和效果考核合格即可获得中医医师资格。二是改革完善中医诊所准入制度，将中医诊所由许可管理改为备案管理。三是允许医疗机构根据临床需要，凭处方炮制市场上没有供应的中药饮片，或者对中药饮片进行再加工。四是对仅应用传统工艺配制的中药制剂品种和委托配制中药制剂，由现行的许可管理改为备案管理。五是明确生产符合国家规定条件的来源于古代经典名方的中药复方制剂，在申请药品批准文号时，可以仅提供非临床安全性研究资料。

第三，加大对中医药事业的扶持力度。一是明确县级以上政府应当将中医药事业纳入国民经济和社会发展规划，建立健全中医药管理体系，将中医药事业发展经费纳入财政预算，为中医药事业发展提供政策支持和条件保障，统筹推进中医药事业发展。二是明确县级以上政府应当将中医医疗机构建设纳入医疗机构设置规划，举办规模适宜的中医医疗机构，扶持有中医药特色和优势的医疗机构发展。三是合理确定中医医疗服务的收费项目和标准，体现中医医疗服务成本和专业技术价值。四是明确有关部门应当按照国家规定，将符合条件的中医医疗机构纳入医保定点机构范围，将符合条件的中医药项目纳入医保支付范围。五是发展中医药教育，加强中医药人才培养，加大对中医药科学研究和传承创新的支持力度，促进中医药文化传播和应用。六是发展中医养生保健服务，支持社会力量举办规范的中医养生保健机构。七是明确国家采取措施，加大对少数民族医药传承创新、应用发展和人才培养的扶持力度，加强少数民族医疗机构和医师队伍建设；民族自治地方可以结合实际，制定促进和规范本地方少数民族医药事业发展的办法。

第四，加强对中医医疗服务和中药生产经营的监管。一是明确开展中医药服务应当符合中医药服务基本要求，发布中医医疗广告应当经审查批准，发布的内容应当与批准的内容相符。二是明确国家制定中药材种植养殖、采集、贮存和初加工的技术规范、标准，加强对中药材生产流通全过程的质量监督管理，保障中药材质量安全。三是加强中药材质量监测，建立中药材流通追溯体系和进货查验记录制度。四是鼓励发展中药材规范化种植养殖，严格管理农药、肥料等农业投入品的使用，禁止使用剧毒、高毒农药。五是加强对医疗机构炮制中药饮片、配制中药制剂的监管。

第五，加大对中医药违法行为的处罚力度。一是规定中医诊所、中医医师超范围执业，情节严重的，责令停止执业活动、吊销执业证书。二是规定举办中医诊所、炮制中药饮片、委托配制中药制剂应当备案而未备案，或者备案时提供虚假材料，经责令改正，拒不改正的，责令停止执业活动或者责令停止炮制中药饮片、委托配制中药制剂活动，其直接责任人员五年内不得从事中医药相关活动。三是规定医疗机构应用传统工艺配制中药制剂未依法备案，或者未按照备案材料载明的要求配制中药制剂的，按生产假药给予处罚。四是规定发布的中医医疗广告内容与经审查批准的内容不相符的，撤销该广告的审查批准文件，一年内不受理该医疗机构的广告审查申请。五是规定在中药材种植过程中使用剧毒、高毒农药的，依照有关法律、法规规定给予处罚；情节严重的，可以处五日以上十五日以下拘留。

## 活动4　国家关于中药创新和发展的相关政策

《中共中央、国务院关于促进中医药传承创新发展的意见》由中共中央、国务院2019年10月20日发布实施，是国家促进中医药传承创新发展而制定的法规。

《意见》从健全中医药服务体系、发挥中医药在维护和促进人民健康中的独特作用、大力推动中药质量提升和产业高质量发展、加强中医药人才队伍建设、促进中医药传承与开放创新发展、改革完善中医药管理体制机制等六个方面提出了20条意见。我们着重学习"大力推动中药质量提升和产业高质量发展"这一方面。

### 一、加强中药材质量控制

强化中药材道地产区环境保护，修订中药材生产质量管理规范，推行中药材生态种植、野生抚育和仿生栽培。加强珍稀濒危野生药用动植物保护，支持珍稀濒危中药材替代品的研究和开发利用。严格农药、化肥、植物生长调节剂等使用管理，分区域、分品种完善中药材农药残留、重金属限量标准。制定中药材种子种苗管理办法。规划道地药材基地建设，引导资源要素向道地产区汇集，推进规模化、规范化种植。探索制定实施中药材生产质量管理规范的激励政策。倡导中医药企业自建或以订单形式联建稳定的中药材生产基地，评定一批国家、省级道地药材良种繁育和生态种植基地。健全中药材第三方质量检测体系。加强中药材交易市场监管。深入实施中药材产业扶贫行动。到2022年，基本建立道地药材生产技术标准体系、等级评价制度。

## 二、促进中药饮片和中成药质量提升

国务院药品监督管理部门会同中医药主管部门组织专家承担修订《中华人民共和国药典》中药标准（一部）有关工作，建立最严谨标准。健全中药饮片标准体系，制定实施全国中药饮片炮制规范。改善市场竞争环境，促进中药饮片优质优价。加强中成药质量控制，促进现代信息技术在中药生产中的应用，提高智能制造水平。探索建立以临床价值为导向的评估路径，综合运用循证医学等方法，加大中成药上市后评价工作力度，建立与公立医院药品采购、基本药物遴选、医保目录调整等联动机制，促进产业升级和结构调整。

## 三、改革完善中药注册管理

建立健全符合中医药特点的中药安全、疗效评价方法和技术标准。及时完善中药注册分类，制定中药审评审批管理规定，实施基于临床价值的优先审评审批制度。加快构建中医药理论、人用经验和临床试验相结合的中药注册审评证据体系，优化基于古代经典名方、名老中医方、医疗机构制剂等具有人用经验的中药新药审评技术要求，加快中药新药审批。鼓励运用新技术新工艺以及体现临床应用优势的新剂型改进已上市中药品种，优化已上市中药变更技术要求。优化和规范医疗机构中药制剂备案管理。国务院中医药主管部门、药品监督管理部门要牵头组织制定古代经典名方目录中收载方剂的关键信息考证意见。

## 四、加强中药质量安全监管

以中药饮片监管为抓手，向上下游延伸，落实中药生产企业主体责任，建立多部门协同监管机制，探索建立中药材、中药饮片、中成药生产流通使用全过程追溯体系，用5年左右时间，逐步实现中药重点品种来源可查、去向可追、责任可究。强化中成药质量监管及合理使用，加强上市产品市场抽检，严厉打击中成药非法添加化学品违法行为。加强中药注射剂不良反应监测。推进中药企业诚信体系建设，将其纳入全国信用信息共享平台和国家企业信用信息公示系统，加大失信联合惩戒力度。完善中药质量安全监管法律制度，加大对制假制劣行为的责任追究力度。

# 任务二　中药材管理

**任务目标**

**知识目标**

1. 掌握国家重点保护的野生药材物种的分级及药材名称。
2. 了解中药材及其质量管理和GAP主要规定及其认证。

**能力目标**
1. 能区别国家重点保护的野生药材的级别。
2. 能说出中药材专业市场管理的相关规定。

## 活动1　中药材及其质量管理

● 议一议 ●

利用多媒体观看中药材图片及录像或者实际观看中药材，分组讨论并回答以下问题。

1. 你所观看的这些中药材中，在实际生活中是否见过或听说过？你对这些中药材都有哪些了解？

2. 你发现中药材有哪些问题？怎样预防或解决这些问题呢？

中药材一方面属于农副产品，另一方面又是药品。中药材质量的优劣直接影响着中药饮片和中成药的质量。近年来，城乡集贸市场的繁荣和人们对中药认识的加深使中药材的品种和数量在市场上逐年增加，医药市场因此得以丰富，人民用药也更加方便。然而，唯利是图之人也随之产生，他们置《药品管理法》于不顾，以次充好，以假充真，甚至违法销售禁止交易的中药材品种，严重破坏了中药材资源，扰乱了市场。为此，在国务院的直接领导下，各有关部、委、办、局相继制定了对中药材的管理法规，加强了对中药材的保护、合理开发和生产质量的管理。中药材的生产包括野生药材资源保护和利用及人工种、养。

## 活动2　野生药材资源保护和利用

近年来，我国药用野生资源破坏极其严重，为保护和合理利用我国野生药材资源，国务院制定并于1987年10月30日发布了《野生药材资源保护管理条例》，自1987年12月1日起施行。该条例适用于在我国境内采猎、经营野生药材的任何单位和个人，除国家另有规定外，都必须遵守本规定。

### 一、野生药材物种的分级及野生药材名录

国家重点保护的野生药材物种分三级管理。

一级：濒临灭绝状态的稀有珍贵野生药材物种。有虎骨、豹骨、羚羊角、鹿茸（梅花鹿）。

二级：分布区域缩小、资源处于衰竭状态的重要野生药材物种。如鹿茸（马鹿茸）、麝香（3个品种）、熊胆（2个品种）、穿山甲（2个品种）、蟾酥（2个品种）、蛤蟆油、金钱白花蛇、乌梢蛇、蕲蛇、蛤蚧、甘草（3个品种）、黄连（3个品种）、人参、杜仲、厚朴（2个品种）、黄柏（2个品种）、血竭。

三级：资源严重减少的主要常用野生药材物种。如川贝母（4个品种）、伊贝母（2个品种）、刺五加、黄芩、天冬、猪苓、龙胆（4个品种）、防风、远志（2个品种）、胡黄连、肉苁蓉、秦艽（4个品种）、细辛（3个品种）、紫草、五味子（2个品种）、蔓荆子（2个品种）、诃子（2个品种）、山茱萸、石斛（5个品种）、阿魏（2个品种）、连翘（2个品种）、羌活（2个品种）。

国家重点保护的野生药材资源物种名录共收载了野生药材物种76种，中药材42种。其中一级保护的有4种，均为动物类，中药材4种；二级保护的有27种，植物类有13种，中药材17种；三级保护的有45种，均为植物类，中药材21种。

## 二、对野生药材物种的管理规定

（1）《野生药材资源保护条例》中规定：①一级保护的野生药材物种属于自然淘汰的，其药用部分由各级药材公司负责经营管理，但不得出口。任何单位和个人禁止采猎。②对采猎、收购二级、三级保护野生药材物种的必须按照批准的计划执行。采猎者还必须持有采伐证或狩猎证。二级、三级保护野生药材物种由中国药材公司统一经营管理，其药用部分，除国家另有规定外，实行限量出口。③其余品种由产地县药材公司或其委托单位按计划收购。④对进入野生药材资源保护区从事科研、教学、旅游等活动也做了相应的规定。

（2）1993年5月国务院颁发了《关于禁止犀牛角和虎骨贸易的通知》，禁止了犀牛角和虎骨的一切贸易活动。取消犀牛角和虎骨药用标准，规定今后不得再用犀牛角和虎骨制药。

（3）1993年11月卫生部颁发了《关于对原处方含犀牛角和虎骨的中成药改变成分和更改名称等有关问题的通知》，对处方中有犀牛角和虎骨成分的中成药做了替代或取消等规定。

（4）1995年4月国家中医药管理局、国家医药管理局、卫生部、国家工商行政管理局联合印发了《整顿中药材专业市场的标准》，对整顿和规范现有的中药材专业市场及禁销野生药材做了具体规定。

## 三、法律责任

（1）对擅自进入野生药材资源保护区者的处罚　进入野生药材资源保护区从事科研、教学、旅游等活动者，必须经该保护区管理部门批准。进入设在国家或地方自然保护区范围内野生药材资源保护区的，还需征得该自然保护区主管部门的同意。对于违反规定者，当地县以上药品监督管理部门和自然保护区主管部门有权制止；造成损失的，必须承担赔偿责任。

（2）对擅自采收野生药材物种者的处罚　违反采猎、收购野生药材物种规定的单位或个人，由当地县以上药品监督管理部门会同同级有关部门没收其非法采猎的野生药材及使用工具，并处以罚款。

（3）对擅自经营野生药材物种者的处罚　对违反收购、经营、出口管理规定者，工商行政管理部门或有关部门没收其野生药材和全部违法所得，并处以罚款。

（4）对破坏野生药材资源情节严重者的处罚　情节严重构成犯罪者，由司法机关依法追究刑事责任。

（5）对保护野生药材资源管理部门工作人员的处罚　保护野生药材资源管理部门工作人员徇私舞弊的，由所在单位或上级管理部门给予行政处分；造成野生药材资源损失的，必须承担赔偿责任。

## 活动3　中药材生产质量管理规范

进入20世纪以来，随着人口数量的增加和以中药材为原料的保健品的开发，中药野生资源破坏严重，其数量和质量急剧下降，而中药材的栽培则趋势兴起，并逐渐成为一项朝阳产业。但是，由于中药材生产规模未能得到有效的控制等诸多原因，我国中药材生产还存在许多问题，如种质不清或退化，种植加工粗放，规格标准不规范，农药残留和重金属超标等，都严重影响了药材的产量和质量。药材质量低劣，难以达到《中国药典》的要求。这不仅影响了我国中药质量和中医临床疗效，而且制约了我国中药走向世界。为彻底扭转这一局面，规范中药材生产，保证中药材质量，培育出"真实、优质、稳定、可控"的中药材，推进中药标准化、现代化进程，原国家药品监管局于2002年4月17日颁布了《中药材生产质量管理规范（试行）》，自 2002 年 6 月 1 日起施行。该规范是中药材生产和质量管理的基本准则，适用于中药材生产企业（以下简称生产企业）生产中药材（含植物、动物药）的全过程。生产企业应运用规范化管理和质量监控手段，保护野生药材资源和生态环境，坚持"最大持续产量"原则，实现资源的可持续利用。

**1. 药用植物栽培管理**

（1）产地生态环境　中药材的生产产地的环境应符合国家相应标准：空气应符合大气环境质量二级标准；土壤应符合土壤质量二级标准；灌溉水应符合农田灌溉水质量标准；药用动物饮用水应符合生活饮用水质量标准，药用动物养殖企业应满足动物种群对生态因子的需求及与生活、繁殖等相适应的条件。

（2）药用植物栽培管理　由于植物中的化学成分受其生长环境、季节及地理位置等因素的影响，所以要根据药用植物生长发育要求，确定栽培适宜区域，并制定相应的种植规程，包括种质和繁殖材料，施肥种类、时间和数量，适时、合理灌溉和排水，田间管理，合理采用农药等。

（3）药用动物养殖管理　根据药用动物生存环境、食性、行为特点及对环境的适应能力等，确定相应的养殖方式和方法，制定相应的养殖规程和管理制度。

**2. 采收与初加工**

野生或半野生药用动植物的采集应坚持"最大持续产量"原则，应有计划地进行野生抚育、轮采与封育，以利生物的繁衍与资源的更新。根据产品质量及植物单位面积产量或动物养殖数量，并参考传统采收经验等因素确定适宜的采收时间（包括采收期、采收年限）和方法。

**3. 包装、运输与贮藏**

（1）包装　包装前应检查并清除劣质品及异物。包装应按标准操作规程操作，并有批包装记录。包装上附有质量合格的标志，所使用的包装材料符合药材质量要求。

（2）运输　药材批量运输时，不应与其他有毒、有害、易串味物质混装。运载容器应具有较好的通气性，以保持干燥，并应有防潮措施。

（3）贮藏　药材仓库应通风、干燥、避光，必要时安装空调及除湿设备，并具有防鼠、虫、禽、畜的措施。地面应整洁、无缝隙、易清洁。药材应存放在货架上，与墙壁保持足够距离，并定期检查。在应用传统贮藏方法的同时，应注意选用现代贮藏保管新技术、新设备。

**4. 质量管理**

生产企业应设质量管理部门，负责中药材生产全过程的监督管理和质量监控。药材包装前，质量检验部门应对每批药材，按中药材国家标准或经审核批准的中药材标准进行检验，不合格的中药材不得出场和销售。

**5. 人员和设备**

（1）人员　生产企业的技术负责人应有药学或农学、畜牧学等相关专业的大专以上学历，并有药材生产实践经验。对从事中药材生产的有关人员应定期培训与考核。

（2）设备　生产企业生产和检验用的仪器、仪表、量具、衡器等其适用范围和精密度应符合生产和检验的要求，有明显的状态标志，并定期校验。

**6. 文件管理**

生产企业应有生产管理、质量管理等标准操作规程。每种中药材的生产全过程均应详细记录，必要时可附照片或图像。所有原始记录、生产计划及执行情况、合同及协议书等均应存档，至少保存 5 年。档案资料应有专人保管。

> **资料卡**
>
> **关于中药材GAP**
>
> 中药材GAP全称为《中药材生产质量管理规范》，是中药材生产和质量管理的基本准则，适用于中药材生产企业生产中药材（含植物、动物药）的全过程。其核心是药材质量要求：真实（具有地道性，种质鉴定清楚）、优质（有效成分或活性成分要达到药用标准）、可控（生产过程环境因素的可控制性）、稳定（有效成分达到药典要求，且含量波动在一定范围内）。制定GAP的目的是规范中药材生产，保证中药材质量，促进中药标准化、现代化。2016年之前，中药材GAP认证是非强制性的，采取自愿原则。2016年2月3日，国务院印发《关于取消13项国务院部门行政许可事项的决定》（国发〔2016〕10号），取消了中药材生产质量管理规范（GAP）认证。

## 活动4　中药材专业市场管理

中药材专业市场是历史形成的，承载着浓厚的中医药文化，成为中药产业链的重要环节。1996年，经国家中医药管理局、医药管理局、卫生部、国家工商行政管理局审核批准，设立全国17个中药材专业市场，后来再没有审批新的中药材专业市场。

### 一、中药材专业市场经营具备条件

进入中药材市场经营中药材者应具有专业人员。取得证照，进入中药材专业市场经营中药材的企业和个体工商户必须依照法定程序向市场所在地省级药品监督管理部门申请并取得《药品经营许可证》，向工商行政管理部门申请办理《营业执照》。证照齐全者准予进入中药材专业市场固定门店从事中药材批发业务。

### 二、中药材专业市场管理的措施

（1）禁止开办非法中药材市场　除现有17个中药材专业市场外，各地一律不得开办新的中药材专业市场。

（2）明确市场管理责任　中药材专业市场所在地人民政府要按照"谁开办，谁管理"的原则，承担起管理责任，明确市场开办主体及其责任。

（3）逐步建立公司化经营模式　中药材专业市场要建立健全交易管理部门和质量管理机构，完善市场交易和质量管理的规章制度，逐步建立起公司化的中药材经营模式。

（4）提高市场电子、信息、物流水平　要构建中药材电子交易平台和市场信息平台，建设中药材流通追溯系统，配备使用具有药品现代物流水平的仓储设施设备，提高中药材仓储、养护技术水平，切实保障中药材质量。

（5）禁止性规定　严禁销售假劣中药材；严禁未经批准以任何名义或方式经营中药饮片、中成药和其他药品；严禁销售国家规定的27种毒性药材；严禁非法销售国家规定的42种濒危药材。

●找一找●

我国中药材专业市场共17个，分别是哪些呢？其中哪四个被称为"中国四大药都"，他们能销售砒霜、阿胶膏吗？

# 任务三　中药饮片管理

## 任务目标

**知识目标**
1. 熟悉中药饮片生产、经营管理。
2. 了解医疗机构中药饮片的管理。

**能力目标**
1. 会说出中药饮片的炮制规定。
2. 会说出毒性中药饮片的经营规定。

## 活动1　中药饮片生产、经营管理

### 一、中药饮片生产管理

①《药品管理法》规定："中药饮片的炮制，必须按照国家药品标准炮制，国家药品标准没有规定的，必须按照省、自治区、直辖市药品监督管理部门制定的炮制规范炮制。""生产新药或者已有国家标准的药品，须经国家药品监督管理部门批准，并发给批准文号；但是，生产没有实施批准文号管理的中药材和中药饮片除外。""实行批准文管理的中药材、中药饮片品种目录由国务院药品监督管理部门会同国务院中医药管理门制定。"

②《药品管理法实施条例》规定：生产中药饮片，应当选用与药品质量相适应的包装材料和容器；包装不符合规定的中药饮片，不得销售。

③ 中药饮片包装必须印有或贴有标签。中药饮片的标签必须注明品名、规格、产地、生产企业、产品批号、生产日期，实施批准文号管理的中药饮片还必须注明批准文号。中药饮片在发运过程中必须要有包装，每件包装上必须注明品名、产地、日期、调出单位等，并附有质量合格的标志。对不符合上述要求的中药饮片，一律不准销售。

④ 生产中药饮片必须持有《药品生产许可证》；必须以中药材为起始原料，使用符合药用标准的中药材，并应尽量固定药材产地；必须严格执行国家药品标准和地方中药饮片炮制规范、工艺规程；必须在符合药品 GMP 条件下组织生产，出厂的中药饮片应检验合格，并随货附纸质或电子版的检验报告书。批发零售中药饮片必须持有《药品经营许可证》，必须从合法的经营企业采购。批发企业销售给医疗机构、药品零售企业和使用单位的中药饮片，应随货附加盖单位公章的生产、经营企业资质证书及检验报告书（复印件）。

⑤ 严禁生产企业外购中药饮片半成品或成品进行分包装或改换包装标签等行为。严禁经营企业从事饮片分包装、改换标签等活动；严禁从中药材市场或其他不具备饮片生产经营资质的单位或个人采购中药饮片。

### 二、中药饮片经营管理

批发零售中药饮片必须持有《药品经营许可证》，必须从合法的经营企业采购。批发企业销售给医疗机构、药品零售企业和使用单位的中药饮片，应随货附加盖单位公章的生产、经营企业资质证书及检验报告书（复印件）。

### 三、毒性中药饮片生产管理

**1. 毒性中药饮片定点生产原则**

国家药品监督管理部门对毒性中药材的饮片，实行统一规划，合理布局，定点生产。

**2. 加强毒性中药饮片生产过程管理**

加强对定点生产毒性中药材的饮片企业的管理，建立健全毒性中药材的饮片的各项生产管理制度，包括生产管理、质量管理、仓储管理、营销管理等。强化和规范毒性中药材的饮片生产工艺技术管理，制定切实可行的工艺操作规程，建立批生产记录，保证生产过程的严肃性、规范性。加强毒性中药材的饮片包装管理，毒性中药材的饮片严格执行《中药饮片包装管理办法》，包装要有突出、鲜明的毒药标志。建立毒性中药材的饮片生产、技术经济指标统计报告制度。定点生产的毒性中药饮片应销往具有经营毒性中药饮片资格的经营单位或直销到医疗单位。

## 四、毒性中药饮片经营管理

具有经营毒性中药资格的企业采购毒性中药饮片，必须从持有毒性中药材的饮片定点生产许可证的中药饮片生产企业和具有经营毒性中药资格的批发企业购进，严禁从非法渠道购进毒性中药饮片。毒性中药饮片必须按照国家有关规定，实行专人、专库（柜）、专账、专用衡器，双人双锁保管，做到账、货、卡相符。

## 活动2　医疗机构中药饮片的管理

为加强对医疗机构中药饮片的监管，2007年3月12日国家中医药管理局、卫生部印发《医院中药饮片管理规范》。明确对各级各类医院中药饮片的人员配备要求、采购、验收、保管、调剂、临方炮制、煎煮等管理进行了规定。

### 一、人员要求

医院应配备与医院级别相适应的中药学技术人员。直接从事中药饮片技术工作的，应当是中药学专业技术人员。三级医院应当至少配备一名副主任中药师以上专业技术人员，二级医院应当至少配备一名主管中药师以上专业技术人员，一级医院应当至少配备一名中药师或相当于中药师以上专业技术水平的人员。

负责中药饮片验收的，在二级以上医院应当是具有中级以上专业技术职称和饮片鉴别经验的人员；在一级医院应当是具有初级以上专业技术职称和饮片鉴别经验的人员。

负责中药饮片临方炮制工作的，应当是具有三年以上炮制经验的中药学专业技术人员。中药饮片煎煮工作应当由中药学专业技术人员负责，具体操作人员应当经过相应的专业技术培训。

### 二、采购

医院应当建立健全中药饮片采购制度。医院采购中药饮片，由仓库管理人员依据本单位临床用药情况提出计划，经本单位主管中药饮片工作的负责人审批签字后，依照药品监督管理部门有关规定从合法的供应单位购进中药饮片。应当验证生产经营企业的《药品生产许可证》或《药品经营许可证》《企业法人营业执照》和销售人员的授权委托书、资格证明、身份证，并将复印件存档备查。购进国家实行批准文号管理的中药饮片，还应当验证注册证书并将复印件存档备查。医院与中药饮片供应单位应当签订"质量保证协议书"。医院应当定期对供应单位供应的中药饮片质量进行评估，并根据评估结果及时调整供应单位和供应方案。严禁擅自提高饮片等级、以次充好，为个人或单位谋取不正当利益。

## 三、验收

医院对所购的中药饮片应按有关规定验收。医院对所购的中药饮片，应当按照国家药品标准和省、自治区、直辖市药品监督管理部门制定的标准和规范进行验收，验收不合格的不得入库。对购入的中药饮片质量有疑义需要鉴定的，应当委托国家认定的药检部门进行鉴定。有条件的医院，可以设置中药饮片检验室、标本室，并能掌握《中华人民共和国药典》收载的中药饮片常规检验方法。购进中药饮片时，验收人员应当对品名、产地、生产企业、产品批号、生产日期、合格标识、质量检验报告书、数量、验收结果及验收日期逐一登记并签字。购进国家实行批准文号管理的中药饮片，还应当检查核对批准文号。发现假冒、劣质中药饮片，应当及时封存并报告当地药品监督管理部门。

## 四、保管

医院对中药饮片的保管应符合要求。中药饮片仓库应当有与使用量相适应的面积，具备通风、调温、调湿、防潮、防虫、防鼠等条件及设施。中药饮片出入库应当有完整记录。中药饮片出库前，应当严格进行检查核对，不合格的不得出库使用。应当定期进行中药饮片养护检查并记录检查结果。养护中发现质量问题，应当及时上报本单位领导处理并采取相应措施。

## 五、调剂与临方炮制

医院对中药饮片调剂和临方炮制要符合国家有关规定。中药饮片调剂室应当有与调剂量相适应的面积，配备通风、调温、调湿、防潮、防虫、防鼠、除尘设施，工作场地、操作台面应当保持清洁卫生。中药饮片调剂室的药斗等储存中药饮片的容器应当排列合理，有品名标签。药品名称应当符合《中华人民共和国药典》或省、自治区、直辖市药品监督管理部门制定的规范名称。标签和药品要相符。

中药饮片装斗时要清斗，认真核对，装量适当，不得错斗、串斗。医院调剂用计量器具应当按照质量技术监督部门的规定定期校验，不合格的不得使用。

中药饮片调剂人员在调配处方时，应当按照《处方管理办法》和中药饮片调剂规程的有关规定进行审方和调剂。对存在"十八反""十九畏"、妊娠禁忌、超过常用剂量等可能引起用药安全问题的处方，应当由处方医生确认（"双签字"）或重新开具处方后方可调配。中药饮片调配后，必须经复核后方可发出。二级以上医院应当由主管中药师以上专业技术人员负责调剂复核工作，复核率应当达到100%。医院应当定期对中药饮片调剂质量进行抽查并记录检查结果。中药饮片调配每剂重量误差应当在5%以内。罂粟壳不得单方发药，必须凭有麻醉药处方权的执业医师签名的淡红色处方方可调配，每张处方不得超过三日用量，连续使用不得超过七天，成人一次的常用量为每天3～6g。处方保存三年备查。

医院进行临方炮制，应当具备与之相适应的条件和设施，严格遵照国家药品标准和省、自治区、直辖市药品监督管理部门制定的炮制规范炮制，并填写"饮片炮制加工及验收收录"，经医院质量检验合格后方可投入临床使用。

## 六、煎煮

医院开展中药饮片煎煮服务，应当有与之相适应的场地及设备，卫生状况良好，具有通风、调温、冷藏等设施。医院应当建立健全中药饮片煎煮的工作制度、操作规程和质量控制措施并严格执行。中药饮片煎煮液的包装材料和容器应当无毒、卫生、不易破损，并符合有关规定。

# 任务四　中成药剂管理

## 任务目标

**知识目标**

1. 掌握中药品种保护的范围、等级划分。
2. 熟悉中药品种的保护措施。
3. 了解中成药通用名称命名技术指导原则。

**能力目标**

1. 会区别中药品种保护的等级。
2. 会判断是否为申请一级保护的品种应具备的条件。

### 活动1　中成药通用名称管理

为加强注册管理，规范中成药的命名，体现中医药特色，尊重文化，继承传统，2017年11月28日，国家食品药品监督管理总局发布了《中成药通用名称命名技术指导原则》，其基本原则如下。

#### 一、科学简明，避免重名

① 中成药通用名称应科学、明确、简短、不易产生歧义和误导，避免使用生涩用语。一般字数不超过8个字（民族药除外，可采用约定俗成的汉译名）。

② 不应采用低俗、迷信用语。

③ 名称中应明确剂型，且剂型应放在名称最后。

④ 名称中除剂型外，不应与已有中成药通用名重复，避免同名异方、同方异名的产生。

#### 二、规范命名，避免夸大疗效

① 一般不应采用人名、地名、企业名称或濒危受保护动物、植物名称命名。

② 不应采用代号、固有特定含义名词的谐音命名。如：XOX、名人名字的谐音等。

③ 不应采用现代医学药理学、解剖学、生理学、病理学或治疗学的相关用语命名。如：癌、消炎、降糖、降压、降脂等。

④ 不应采用夸大、自诩、不切实际的用语。如：强力、速效、御制、秘制以及灵、宝、精等（名称中含药材名全称及中医术语的除外）。

### 活动2　中药品种保护

#### 一、案例分析

**案例8-2**　外资疯抢中药配方　"洋中药"返销中国赚大钱

牛黄清心丸是我国传统中成药，但若要生产其口服液和微胶囊的改进剂型产品，却要取得韩国人的同意，因为其早就在中国申请了发明专利。

我国生产的青蒿素，作为中国民间治疗疟疾草药黄花蒿中分离出来的有效单体，它是由中国科学家自主研究开发并在国际上注册的一类新药。虽然中国在复方制剂的研发方面取得了成功，但却将该项知识产权在中国以外地区的销售权卖给了诺华。即所有中国企业的青蒿素必须通过诺华公司才能变现价值,诺华公司仅用知识产权就卡住了中国药企的脖子。

据称,同样的案例还有很多,包括日本在中国六神丸的基础上开发出的救心丸,韩国在"牛黄救心丸"的基础上开发出的"牛黄清心液",江苏道地的传统中药材薄荷,目前已有8项专利落在美国人手里。这些本属于中国的产品,被外国申请了专利后再返销中国市场,而同样的事情每天还在继续。

对于中国严峻的中药形势,首先需要提高人们对中药知识产权保护的意识,使人们意识到其重要作用和重要价值。对于中药企业而言要抢先申请专利,运用专利把我国传统的中药自然资源保护起来,再转化为知识产权优势和经济优势。

据称,中药在知识产权领域需要保护的内容很多,包括专利、商标、处方、制剂工艺、药物有效成分、文献及信息资源、中药材、饮片等,都要尽可能地采取专利的方式进行保护。尤其是要以专利保护中医药核心技术、地道药材及中医药传统知识。

除此之外,还要对现行的《专利法》《商标法》《著作权法》《植物新品种保护条例》等相关的知识产权法律法规进行必要的修订和完善,加大保护范围,增加保护内容,尽快建立一个与国际规则接轨的公平竞争的法律环境。从制度上激励开发中医药知识产权的积极性,从法律上保护中国中医药的珍贵资源和传统优势。(资料来源:观察与思考,作者林华,2009年12月2日)

**讨论:** 看过资料后有何感想?我们应该怎么做?

## 二、中药品种保护条例

作为中国医药的"国粹",中药在中国有数千年的历史,蕴含着丰富的历史文化底蕴,具有浓厚的民族色彩和地域特征,所以中国在中药领域本应拥有更多的自主知识产权。中药知识产权的大量流失,使得我国的中药产业面临危机,如何保护中药知识产权?实施中药品种保护,是我国药品管理史上的一大突破,也是保护知识产权、振兴中医药事业的重大举措。随着我国加入WTO,中药的重要性和对其品种进行保护的重要性更为突出,为了加强对中药知识产权的保护,保护中药生产企业的合法权益,提高中药品种质量,促进中药事业的发展,国务院于1992年颁布了《中药品种保护条例》(以下简称《条例》),1993年1月1日起实施。《条例》的主要内容如下:

**1.《条例》的适用范围**

本条例适用于中国境内生产制造的中药品种,包括中成药、天然药物的提取物及其制剂和中药人工制成品。

申请专利的中药品种,依照《专利法》的规定办理,不适用本条例。

**2.中药保护品种的范围和等级划分**

(1)保护范围 必须是列入国家药品标准的品种。

(2)等级划分及保护期 受保护的中药品种分为一级、二级。一级保护品种的保护期限分别为30年、20年、10年;二级保护品种的保护期限为7年。保护期满需要延长保护期的,由生产企业在该品种保护期满前六个月依照条例规定的程序申报,由国家药品监管部门确定延长的保护期限,不得超过第一次批准的保护期限。

① 申请一级保护的品种应具备的条件:符合下列条件之一的中药品种,可以申请一级保护。a.对特定疾病有特殊疗效的;b.相当于国家一级保护野生药材物种的人工制成品;c.用于预防和治疗特殊疾病的。

② 申请二级保护的品种应具备的条件：符合下列条件之一的中药品种，可以申请二级保护。a. 符合本条例第六条规定的品种或者已经解除一级保护的品种；b. 对特定疾病有显著疗效的；c. 从天然药物中提取的有效物质及特殊制剂。

**3. 中药保护品种的保护措施**

① 中药一级保护品种的处方组成、工艺制法，在保护期限内由获得《中药保护品种证书》的生产企业和有关的药品监督管理部门、单位和个人负责保密，不得公开。负有保密责任的有关部门、企业和单位应当按照国家有关规定，建立必要的保密制度。向国外转让中药一级保护品种的处方组成、工艺制法的，应当按照国家有关保密的规定办理。

② 除临床用药紧缺的中药保护品种另有规定外，被批准保护的中药品种，在保护期内限于由获得《中药保护品种证书》的企业生产。

③ 对已批准保护的中药品种如果在批准前是由多家企业生产的、其中未申请《中药保护品种证书》的企业应当自公告发布之日起六个月内向国家药品监督管理部门申报，并按本条例的规定提供有关资料，经指定药品检验机构对该申报品种进行质量检验。对达到国家药品标准的，由国家药品监督管理部门批准后，补发《中药保护品种证书》。对未达到国家药品标准的，依照药品管理的法律、行政法规的规定撤销该中药品种的批准文号。

④ 中药保护品种在保护期内向国外申请注册的，须经国家药品监督管理部门批准。

● 查一查 ●

我国目前有多少种国家中药保护品种？一级的中药保护品种有哪些？

### 活动3　古代经典名方中药复方制剂的管理

古代经典名方的中药复方制剂，是指至今仍广泛应用、疗效确切、具有明显特色与优势的古代中医典籍所记载的方剂。具体目录由国务院中医药主管部门会同药品监督管理部门制定。

2008年，《中药注册管理补充规定》明确并强调，符合相关条件且来源于古代经典名方的中药复方制剂，可仅提供非临床安全性研究资料，就可直接申报生产。源于传统知识与临床实践，是中药新药研发的优势与特点，经典名方作为传统知识与临床实践的有效载体，是中药新药重要来源之一。

为传承发展中医药事业，加强古代经典名方中药复方制剂（以下简称经典名方制剂）的质量管理，2018年5月29日，国家药品监督管理部门会同国家中医药管理局组织制定并发布了《古代经典名方中药复方制剂简化注册审批管理规定》，对来源于国家公布目录中的古代经典名方且无上市品种（已按本规定简化注册审批上市的品种除外）的中药复方制剂申请上市，符合本规定要求的，实施简化审批。

## 实训8-1　调研中药饮片管理规定的实施情况

【实训目标】

1. 了解中药饮片的管理规定。

2. 能快速正确判断中药饮片生产企业、经营企业和医疗机构生产、购销和使用中药饮片的过程是否符合管理规定。

【实训环境】
1. 药品生产企业、批发企业和医疗机构。
2. 电脑、手机、网络。

【实训内容】
1. 全班学生分组，每组 4~6 人。小组可进行内部分工、合作。
2. 小组任选一个或两个调研方向
（1）中药饮片生产企业生产的各环节中实施中药饮片管理规定的情况。
（2）药品批发企业购销环节实施中药饮片管理规定的情况。
（3）医疗机构采购、使用环节实施中药饮片管理规定的情况。
3. 根据选择的调研方向，各小组提前查阅、熟悉《药品管理法》及其实施条例或其他与中药饮片管理相关的规定。
4. 各自拟出调研提纲、设计好调查问卷（附样卷）
5. 通过教师帮助或自行联系当地中药饮片生产企业、药品批发企业和医疗机构调研各企事业单位数量均为 2~5 家。尽量涵盖不同规模的企业、医院。
6. 准备好身份证明、介绍信、调查问卷、笔记本等。在企事业单位允许的情况下，必要时可准备录像、录音、照相设备。

【实训任务】
调研后完成以下实训任务：了解中药饮片生产企业生产的各环节中实施中药饮片管理规定的情况。针对具体的中药饮片具备查阅并对比是否符合炮制规范的基本技能。
具体要求：
1. 列出在调研中收集的各类中药饮片生产企业的品种、产地、规格、炮制方法，尽量选取有代表性的品种。
2 针对调研中发现的问题进行思考、分析、探讨，形成不少于 500 字的调研报告。
附：样卷

## 中药饮片的调查问卷（面向消费者）

您好，为了调查消费者购买中饮片的习惯和情况。我们设计了这份问卷，希望您能抽出一点时间来完成，问卷中可能会有一点问题涉及您的隐私，不过这份问卷只作为调查使用，不作商业用途，不会泄露被调查者的信息的，请您放心，谢谢您的配合。

1. 您的性别（　　）
A. 女　　　　　　　　　　　　　B. 男
2. 您的年龄范围？（　　）
A.18 岁以下　　　B.18~29 岁　　　C.30~49 岁　　　D.50 岁以上
3. 您是否服用过中药药剂？（　　）
A. 服用过　　　　　　　　　　　B. 没服用过
4. 在需要用药时，你会选择？（　　）
A. 中药　　　　B. 西药　　　　C. 中成药　　　　D. 其他
5. 关于中药药片，您了解多少？（　　）
A. 非常了解（读的是相关专业）　　B. 大概了解（有过购买经历）
C. 从未了解
6. 您认为中药调配麻烦不麻烦？（　　）

A. 很麻烦　　　　　B. 还可以　　　　　C. 很方便

7. 你可以接受将中药泡水作为茶饮吗？（　　　）

A. 接受　　　　　　B. 愿意接受　　　　C. 不接受

8. 如果您前来购买，能接受的价格是多少（　　　）

A. 30元及以下　　　B. 31～60元　　　　C. 90元及以上

9. 您对中药饮片的了解来源于哪里？（　　　）

A. 药师推荐　　　　B. 养生书籍　　　　C. 朋友推荐

10. 您以后会选择中药饮片来调理身体吗？（　　　）

A. 会　　　　　　　　　　　　　　　B. 不会

11. 您使用中药饮片，较担心的是（　　　）

A. 品种混淆　　　　B. 以假乱真　　　　C. 以次充好

D. 毒性中药饮片与其他饮片混杂　　　E. 规格混乱

F. 使用安全性　　　　　　　　　　　G. 其他

12. 您对中药饮片关心的是？（　　　）

A. 规格　　　　B. 质量　　　　C. 价格　　　　D. 功效

E. 毒性　　　　F. 剂量　　　　G. 副作用　　　H. 不良反应

13. 您对中药饮片的发展前景有什么建议？（　　　）

## 实训8-2　调研中药配方颗粒的使用情况

【实训目标】

1. 了解药店、医疗机构中药配方颗粒的使用情况。

2. 能快速正确判断药店、医疗机构对中药配方颗粒的使用是否符合规定。

【实训环境】

1. 社会零售药店、医疗机构。

2. 电脑、手机、网络。

【实训内容】

调研当地医疗机构中药配方颗粒的使用情况。

1. 全班学生分组，每组4～6人。小组可进行内部分工、合作。

2. 调研方向：中药配方颗粒在二级以上医疗机构、诊所的使用情况。

3. 提前收集中药配方颗粒使用的相关规定，提前了解当地中药配方颗粒试点临床医院。

4. 各自拟出调研提纲、设计好调查问卷（附样卷）

5. 准备好身份证明、介绍信、调查问卷、笔记本等。在医院允许的情况下，必要时可准备录音、照相设备。

【实训任务】

调研后完成以下实训任务。

任务一：熟悉二级以上医疗机构使用中药配方颗粒的情况。

具体要求：

1. 列出在调研中收集的二级以上医疗机构的规模、所使用中药配方颗粒的类别、品种、销售占比等总体情况。

2. 判断所调研医疗机构是否具有使用中药配方颗粒的资质，并对调研结果进行思考、分析、探讨，形成不少于 500 字的调研报告。

任务二：熟悉诊所使用中药配方颗粒的情况。

具体要求：

1. 调研诊所中药配方颗粒所涉及的品种、类别、销售占比等总体情况。

2. 判断所调研医疗机构是否有使用中药配方颗粒的资质，并对调研结果进行思考、分析、探讨，形成不少于 500 字的调研报告。

附：样卷

### 中药配方颗粒的调查问卷（面向消费者）

您好！为了解中药配方颗粒在本地的使用现状，特制作本调查问卷。调查仅为教学所用，不用于任何商业性质的活动，同时保证调查的保密性。谢谢您的配合。

年龄 _____ 性别 _____

1. 您生病一般首选服用（　　）
   A. 西药　　　　B. 中药　　　　C. 不一定
2. 您用药一般选用何种剂型（　　）
   A. 片剂　　　　B. 胶囊　　　　C. 颗粒剂　　　　D. 丸剂
   E. 气雾剂　　　F. 其他
3. 选购药品时你最关心（　　）
   A. 价格　　　　B. 疗效　　　　C. 剂型　　　　D. 口感
4. 您认为中药在使用过程中最大的缺点是什么？（　　）
   A. 服用量太大　B. 味道不好　　C. 疗效缓慢　　D. 其他
5. 您是否购买使用过中药配方颗粒？（　　）
   A. 是　　　　　B. 否
6. 您是否知道什么是中药配方颗粒？（　　）
   A. 是　　　　　B. 否
7. 您选用中药配方颗粒一般是（　　）
   A. 自行选购　　B. 经医生指导　C. 经药店人员推荐
8. 您认为您能接受中药配方颗粒的最高价格是（　　）
   A. 与一般同类中药同价　　　　B. 比一般同类中药价格略高
   C. 比一般同类中药高出一倍的价格　　D. 其他
9. 您是否支持中药配方颗粒发展？（　　）
   A. 不支持　　　B. 支持，有发展前途
10. 中药配方颗粒最吸引你的地方（　　）
    A. 服用方便，水冲即可　　　　B. 用量小、毒性小、不良反应小
    C. 携带方便，易于保管　　　　D. 其他

### 项目检测

**一、最佳选择题（每题的备选项中，只有 1 个最符合题意）**

1. 下列叙述中不符合我国中药管理规定的是（　　）
   A. 新发现的药材，必须经国务院药品监督管理部门审核批准方可销售

B. 药品经营企业购进中药材应标明产地

C. 城乡集市贸易市场可以销售中药材、中药饮片、中成药

D. 实施批准文号管理的中药材必须从具有药品生产、经营资格的企业购进

2. 关于中药材专业市场管理的说法，错误的是（　　）

A. 严禁销售假劣中药材

B. 严禁销售中药饮片以外的其他药品

C. 严禁销售国家规定的 27 种毒性药材

D. 严禁非法销售国家规定的 42 种濒危药材

3. 药品经营企业必须标明产地，方可销售的药品是（　　）

A. 中药材　　　　B. 中药饮片　　　　C. 中成药　　　　D. 民族药

4. 根据《野生药材资源保护管理条例》，国家一级保护野生药材物种是指（　　）

A. 资源严重减少的主要常用野生药材物种

B. 分布区域缩小的重要野生药材物种

C. 资源处于衰竭状态的重要野生药材物种

D. 濒临灭绝状态的稀有珍贵野生药材物种

5. 资源严重减少的主要常用野生药材物种。（　　）

A. 梅花鹿　　　　B. 马鹿　　　　C. 刺五加　　　　D. 甘草

6. 根据《中药品种保护条例》，可以申请中药一级保护品种的是（　　）

A. 国家一级保护野生药材物种

B. 已申请专利的中药品种

C. 对特定疾病有特殊疗效的中药品种

D. 从天然药物中提取的有效物质及特殊制剂

7. 符合申请中药二级保护品种的条件是（　　）

A. 对特定疾病有特殊疗效的　　　　B. 对特定疾病有显著疗效的

C. 用于预防特殊疾病的　　　　D. 用于治疗特殊疾病的

8. 根据《中药品种保护条例》，不可以申请中药品种保护的是（　　）

A. 天然药物提取物　　　　B. 天然药物提取制剂

C. 中药人工制品　　　　D. 已申请专利的中药制剂

9. 黄芩片、茯苓块、肉桂丝属于（　　）

A. 中药材　　　　B. 中药饮片　　　　C. 中成药　　　　D. 民族药

10. 《中药材生产质量管理规范》的英文缩写为（　　）

A. GMP　　　　B. GSP　　　　C. GAP　　　　D. GCP

二、配伍选择题（题目分为若干组，每组题目对应同一组备选项，备选项可重复选用，也可不选用。每题只有 1 个备选项最符合题意）

[1~2]

A. 7 年、7 年　　　　　　　　　　　B. 7 年、10 年

C. 10 年、10 年　　　　　　　　　　D. 20 年、30 年

1. 对特定疾病有显著疗效的中药品种，申请中药保护品种的保护期限和最长的延长保护期限分别为（　　）

2. 对特定疾病有特殊疗效的中药品种，申请中药保护品种的保护期限和最长的延长保护

期限分别为（　　）

[3～4]

A. 资源严重减少的主要常用野生药材物种

B. 分布区域缩小的重要野生药材物种

C. 资源处于衰竭状态的重要野生药材物种

D. 濒临灭绝状态的稀有珍贵野生药材物种

3. 根据《野生药材资源保护管理条例》，国家一级保护野生药材物种是指（　　）

4. 根据《野生药材资源保护管理条例》，国家二级保护野生药材物种是指（　　）

[5～7]

A. 梅花鹿　　　　B. 马鹿　　　　C. 刺五加　　　　D. 当归

5. 禁止采猎的野生药材物种是（　　）

6. 资源处于衰竭状态的重要野生药材物种是（　　）

7. 濒临灭绝状态的稀有珍贵野生药材物种是（　　）

三、多项选择题（每题的备选项中，有2个或2个以上符合题意）

1. 依据《野生药材资源保护管理条例》，以下哪些物种禁止任何单位和个人采猎（　　）

A. 虎　　　　B. 豹　　　　C. 羚羊　　　　D. 梅花鹿

2. 依据《中药品种保护条例》，符合下列哪些条件之一的中药品种，可以申请一级保护（　　）

A. 对特定疾病有特殊疗效的

B. 对特定疾病有显著疗效的

C. 相当于国家一级保护野生药材物种的人工制成品

D. 用于预防和治疗特殊疾病的

四、问答题

1. 什么是中药、中药材、中药饮片、中成药？

2. 中药由哪几部分组成？其产业是如何划分的？

3. 中药产业发展的基础是什么？它对中成药生产有什么影响？

4. GAP有什么作用？适用于什么范围？它从中药材生产的哪些环节作了规范性的规定？

5. 简述中药保护品种的范围及申请保护的条件。

6. 简述国家重点保护野生药材物种的分级情况和一级保护药材的名称。

（汤　静）

# 项目九
# 特殊管理药品的管理法规

## 项目说明

本项目共完成六个任务：任务一通过学习麻醉药品和精神药品管理条例，掌握主要法律管理规定，了解麻醉药品和精神药品的品种和种类，了解其他管制药品相关法规与管理规定；任务二学习医疗用毒性药品的管理；任务三和任务四使学生通过讨论认识药品类易制毒化学品及管理规定，了解放射性药品及品种管理；任务五通过学习含特殊药品复方制剂的管理，掌握含特殊药品复方制剂的管理规定；任务六学习兴奋剂管理，了解兴奋剂目录、分类和管理。

## 任务一  麻醉药品和精神药品的管理

### 任务目标

**知识目标**

1. 掌握麻醉药品及精神药品的定义、品种和管理规定。
2. 了解滥用麻醉药品和精神药品的危害性、其他相关药品的管理规定。

**能力目标**

1. 能识别麻醉药品和精神药品。
2. 能严格按照规定，开展特殊管理药品的关于研制、生产、经营、使用、储存等环节的工作。
3. 知道麻醉药品和精神药品严格监管的重要性。

国务院于 2005 年 8 月 3 日以第 442 号令公布了《麻醉药品和精神药品管理条例》（以下简称条例），自 2005 年 11 月 1 日起施行。2013 年 12 月 7 日《国务院关于修改部分行政法规的决定》（国务院令第 645 号）以及 2016 年 2 月 6 日《国务院关于修改部分行政法规的决定》（国务院令第 666 号）对其中个别条款做了修改。

### 活动1  滥用麻醉药品和精神药品的危害

#### 一、案例回放

**案例9-1  沾染毒品的代价（一）**

某大学一位女大学生，学习成绩优秀，其导师多次表示，希望能带她读研究生，可在大三时，一个偶尔的机会受骗沾上了毒品，从服用摇头丸（精神药品）开始，后又吸食海洛因（麻醉药品），越陷越深，曾两次戒毒，非常痛苦，但还是戒不掉，其哥哥是一个公司的老板，为了妹妹戒毒的事，多次往返于家里和学校，其所开公司因受影响也倒闭了，经济损失严重。女大学生亦无心学习，毕业证都没拿到，更不用说读研了，将终生为沾染"毒品"而付出惨重代价。

### 案例9-2　　沾染毒品的代价（二）

某市一个社会无业游民，因吸食海洛因卖掉家里所有的物品，仍不能满足需求，逼母亲到处去亲戚家借钱，直到借不来时，竟抢母亲的生活费，其母不给，就拿刀去砍亲生母亲，堕落为社会渣滓，到社会上去偷去抢。最后自己因吸毒得了一身病，惨死于家中。

> **资料卡**
>
> **麻醉药品连续使用产生依赖性的主要特征**
>
> 麻醉药品连续使用产生依赖性的主要特征：强迫性要求连续使用，不择手段想尽办法获得。有加大剂量的趋势。停药后有戒断症状：哈欠连天，涕泪俱下，周身酸痛，冲动自伤。对用药者个人和家庭、社会危害极大。

**讨论**：上述案例显示，滥用毒品后果十分严重，给个人、家庭和社会上带来了很大危害。结合以上两案例，大家想一想，分组讨论，总结一下滥用麻醉药品和精神药品的危害有哪些？每组选出一名代表发言。

扫码观看数字资源9-1　特殊管理药品的特点及管理。

## 二、滥用麻醉药品和精神药品的危害性

### 1. 对个人和家庭的危害

吸毒者为了追求吸食后的快感，反复用药以致成瘾。成瘾者健康水平明显下降，个人前途渺茫，甚至丧失人格、道德沦落；它严重地妨碍吸毒青少年的身心发育；由于长期大量用药，常呈现出中毒症状，如肝炎并发症、局部脓肿、肺炎、败血症等；吸毒者为满足个人毒瘾，不惜花费大量金钱购用毒品，造成家庭经济衰败，加之成瘾者个人道德沦丧，最终导致家庭破裂。

### 2. 对社会的危害

吸毒者不择手段去获取毒品而构成犯罪行为，带来严重的社会治安问题。同时，政府又不得不付出额外的经济开支去对付这一社会毒害；加之上瘾者的劳动能力下降，影响劳动生产率，造成经济上的损失是十分严重的。

## 活动2　麻醉药品和精神药品的定义及品种目录

### 一、麻醉药品和精神药品的定义

**1. 麻醉药品**

麻醉药品是指列入麻醉药品目录的药品和其他物质。

**2. 精神药品**

精神药品是指列入精神药品目录的药品和其他物质。依据精神药品使人体产生的依赖性和危害人体健康的程度，精神药品分为第一类精神药品和第二类精神药品。

> **资料卡**
>
> 麻醉药品包括：阿片类、可卡因类、大麻类、合成麻醉药类及其他易产生依赖性的药品、药用原植物及其制剂。

## 二、麻醉药品与精神药品目录

根据《麻醉药品和精神药品管理条例》第三条的规定，国家食品药品监督管理总局、公安部、国家卫生计生委于2013年11月11日联合公布《麻醉药品品种目录（2013年版）》和《精神药品品种目录（2013年版）》（食药监药化监〔2013〕230号），自2014年1月1日起施行。

**1. 麻醉药品**

共121种，其中我国生产及使用的有27种：可卡因、罂粟浓缩物（包括罂粟果提取物、罂粟果提取物粉）、二氢埃托啡、地芬诺酯、芬太尼、氢可酮、氢吗啡酮、美沙酮、吗啡（包括吗啡阿托品注射液）、阿片（包括复方樟脑酊、阿桔片）、羟考酮、哌替啶、瑞芬太尼、舒芬太尼、蒂巴因、可待因、右丙氧芬、双氢可待因、乙基吗啡、福尔可定、布桂嗪、罂粟壳。

**2. 精神药品**

共149种，根据人体产生依赖性程度的不同，精神药品分为第一类精神药品（68种）和第二类精神药品（81种），其中我国生产及使用的第一类有7种：丁丙诺啡、γ-羟丁酸、氯胺酮、马吲哚、哌醋甲酯、司可巴比妥、三唑仑；第二类有29种：异戊巴比妥、格鲁米特、喷他佐辛、戊巴比妥、阿普唑仑、巴比妥、氯氮䓬、氯硝西泮、地西泮、艾司唑仑、氟西泮、劳拉西泮、甲丙氨酯、咪达唑仑、硝西泮、奥沙西泮、匹莫林、苯巴比妥、唑吡坦、丁丙诺啡透皮贴剂、布托啡诺及其注射剂、咖啡因、安钠咖、地佐辛及其注射剂、麦角胺咖啡因片、氨酚氢可酮片、曲马多、扎来普隆、佐匹克隆。

含可待因复方口服液体制剂（包括口服溶液剂、糖浆剂）列入第二类精神药品管理。口服固体制剂每剂量单位含羟考酮碱大于5mg，且不含其他麻醉药品、精神药品或药品类易制毒化学品的复方制剂列入第一类精神药品管理；口服固体制剂每剂量单位含羟考酮碱不超过5mg，且不含其他麻醉药品、精神药品或药品类易制毒化学品的复方制剂列入第二类精神药品管理。丁丙诺啡与纳洛酮的复方口服固体制剂列入第二类精神药品管理。瑞马唑仑（包括其可能存在的盐、单方制剂和异构体）列入第二类精神药品管理。

**资料卡**

> **麻醉药品与麻醉药（剂）的区别**
>
> 麻醉药品与麻醉药（剂）不同。麻醉药（剂）是指医疗上用于全身麻醉和局部麻醉的药品，全身麻醉药如乙醚等，能暂时地引起不同程度的意识和感觉消失，常用于外科手术。这些药品虽然具有麻醉作用，但没有成瘾性（可卡因除外）。麻醉药品是指连续使用后能成瘾癖，危害人身健康的药品。例如，在医疗上应用的吗啡类镇痛药，能作用于吗啡受体发挥镇痛作用。其特点是镇痛作用强，但是反复应用，多易成瘾，故一般只限于急性剧痛时短期应用。

### 活动3　麻醉药品和精神药品的管理

《麻醉药品和精神药品管理条例》对两类药品的具体管理非常严格，实行全方位的管制。国家对麻醉药品药用原植物以及麻醉药品和精神药品实行管制。除条例另有规定的外，任何单位、个人不得进行麻醉药品药用原植物的种植以及麻醉药品和精神药品的实验研究、生产、经营、使用、储存、运输等活动。

## 一、麻醉药品和精神药品的种植、实验研究与生产管理

**1. 生产总量控制**

国家根据麻醉药品和精神药品的医疗、国家储备和企业生产所需原料的需要确定需求总量，对麻醉药品药用原植物的种植、麻醉药品和精神药品的生产实行总量控制。国务院药品监管部门据需求总量制定年度生产计划。其原植物种植企业由国务院药监部门和农业主管部门共同确定，其他单位和个人不得种植麻醉药品药用原植物，否则，按《麻醉药品和精神药品管理条例》和《刑法》中的有关规定处罚。

**2. 研制规定**

麻醉药品和精神药品新品种的研究试制，其研究单位必须按照国家食品药品监管局2005年11月1日发布的《关于麻醉药品和精神药品实验研究管理规定的通知》执行，按规定和要求申请取得《麻醉药品和精神药品实验研究立项批件》，此批件不得转让。研究、试制完毕后按有关新药审批办法办理，并要严格试制品的保管与使用手续，防止流失。麻醉药品和第一类精神药品的临床试验，不得以健康人为受试对象。

**3. 定点生产制度**

国家对麻醉药品和精神药品实行定点生产制度。从事麻醉药品、第一类精神药品生产以及第二类精神药品原料药生产的企业，应经省级药品监督管理部门审查，国家药品监督管理部门批准；第二类精神药品的药剂生产单位应经所在地省级药监部门批准。未经批准任何单位和个人，一律不得从事麻醉药品和精神药品的生产活动。

麻醉药品和精神药品的标签必须印有国务院药品监督管理部门规定的标志（图9-1、图9-2）。

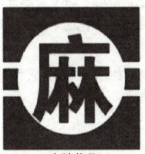

麻醉药品

图9-1　麻醉药品专用标志

（颜色：天蓝色与白色相间）

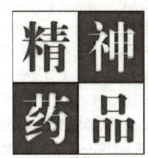

精神药品

图9-2　精神药品专用标志

（颜色：绿色与白色相间）

## 二、麻醉药品和精神药品的经营及进出口管理

### （一）定点经营制度

国家对麻醉药品和精神药品实行定点经营制度。国家药品监督管理部门应当根据麻醉药品和第一类精神药品的需求总量，确定麻醉药品和第一类精神药品的定点批发企业布局，并应当根据年度需求总量对布局进行调整、公布。

药品经营企业不得经营麻醉药品和第一类精神药品的原料药，但供医疗、科研、教学使用的小包装的上述药品可由国家规定的药品批发企业经营。

### （二）定点经营企业需具备的条件

麻醉药品和精神药品定点批发企业除应当具备药品经营企业的开办条件外，还应当具

备下列条件。

① 有符合《麻醉药品和精神药品管理条例》规定的麻醉药品和精神药品储存条件。
② 有通过网络实施企业安全管理和向药品监督管理部门报告经营信息的能力。
③ 单位及其工作人员2年内没有违反有关禁毒的法律、行政法规规定的行为。
④ 符合国务院药品监督管理部门公布的定点批发企业布局。

麻醉药品和第一类精神药品的定点批发企业，还应当具有保证供应责任区域内医疗机构所需麻醉药品和第一类精神药品的能力，并具有保证麻醉药品和第一类精神药品安全经营的管理制度。

### （三）定点经营资格审批

① 跨省、自治区、直辖市从事麻醉药品和第一类精神药品批发业务的药品经营企业称为全国性批发企业，应当经国家药品监督管理部门批准，并予以公布。
② 在本省、自治区、直辖市行政区域内从事麻醉药品和第一类精神药品批发业务的药品经营企业称为区域性批发企业，应当经所在地省级药品监督管理部门批准，并予以公布。
③ 专门从事第二类精神药品批发业务的药品经营企业，应当经所在地省级药品监督管理部门批准，并予以公布。

> **知识链接**
>
> 全国性批发企业、区域性批发企业可以从事第二类精神药品批发业务。如需开展此项业务，企业《药品经营许可证》的经营范围应有此项目；如许可经营范围没有的，企业应当向所在地省级药品监督管理部门申请变更《药品经营许可证》经营范围，企业所在地省级药品监督管理部门应当在其《药品经营许可证》经营范围中加注（第二类精神药品原料药或第二类精神药品制剂）。

④ 从事第二类精神药品零售的企业，应经所在地设区的市级药品监督管理部门批准，并实行统一进货、统一配送、统一管理的药品零售连锁企业。

### （四）麻醉药品和精神药品购销

#### 1. 麻醉药品和第一类精神药品购销

（1）麻醉药品和第一类精神药品购进　全国性批发企业应从定点生产企业购进麻醉药品和第一类精神药品。区域性批发企业可从全国性批发企业购进麻醉药品和第一类精神药品；经所在地省级药品监管部门批准，也可从定点生产企业购进麻醉药品和第一类精神药品。

（2）麻醉药品和第一类精神药品销售　全国性批发企业在确保责任区内区域性批发企业供药的基础上，可以在全国范围内向其他区域性批发企业销售麻醉药品和第一类精神药品。全国性批发企业向取得麻醉药品和第一类精神药品使用资格的医疗机构销售麻醉药品和第一类精神药品，必须经医疗机构所在地省级药品监督管理部门批准。

区域性批发企业在确保责任区内医疗机构供药的基础上，可以在本省行政区域内向其他医疗机构销售麻醉药品和第一类精神药品。由于特殊地理位置的原因，区域性批发企业需要就近向其他省、自治区、直辖市行政区域内取得麻醉药品和第一类精神药品使用资格的医疗机构销售麻醉药品和第一类精神药品的，应当经企业所在地省级药品监督管理部门批准。

全国性批发企业和区域性批发企业向医疗机构销售麻醉药品和第一类精神药品，应当将药品送至医疗机构。医疗机构不得自行提货。见图9-3、图9-4。

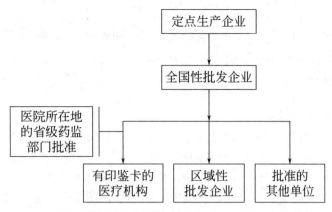

图9-3 全国性批发企业购销麻醉药品和和第一类精神药品

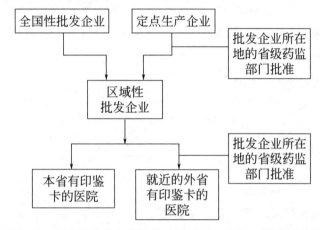

图9-4 区域性批发企业购销麻醉药品和和第一类精神药品

**2. 第二类精神药品购销**

从事第二类精神药品批发业务的企业,可以从第二类精神药品定点生产企业、具有第二类精神药品经营资格的定点批发企业(全国性批发企业、区域性批发企业、其他专门从事第二类精神药品批发业务的企业)购进第二类精神药品。

从事第二类精神药品的零售企业,应当凭执业医师出具的处方,按规定剂量销售二类精神药品,并将处方保存2年备查;禁止超剂量或无处方销售。不得向未成年人销售第二类精神药品;在难以确定购药者是否为未成年人的情况下,可查验购药者身份证明。药品零售连锁企业门店所零售的第二类精神药品,应当由本企业直接配送,不得委托配送。

**3. 其他管理规定**

① 麻醉药品和第一类精神药品不得零售。

② 企业、单位之间购销麻醉药品和精神药品一律禁止使用现金进行交易。

③ 全国性批发企业、区域性批发企业在销售麻醉药品和第一类精神药品时,应当建立购买方销售档案,内容包括:购买方的合法资质文件复印件(加盖单位公章)、企业法定代表人、主管麻醉药品和第一类精神药品负责人、采购人员及其联系方式,采购人员身份证明及法人委托书。

**(五)麻醉药品和精神药品的进出口管理**

麻醉药品和精神药品的进出口业务按照国家有关的规定办理,其他部门一律不得办理麻醉药品和精神药品进出口业务。

因医疗、教学和科研工作需要进口麻醉药品和精神药品，应报国家药品监督管理部门审查批准，发给《麻醉药品进口准许证》或《精神药品进口准许证》后，方可申请办理进口手续。

### 三、麻醉药品和精神药品的使用管理

#### （一）生产企业使用规定

（1）以麻醉药品和第一类精神药品为原料生产普通药品的规定　药品生产企业需要以麻醉药品和第一类精神药品为原料生产普通药品的，应向所在地省级药品监督管理部门报年度需求计划，经国家药品监督管理部门批准后向定点生产企业购买。

（2）以第二类精神药品为原料生产普通药品的规定　药品生产企业需要以第二类精神药品为原料生产普通药品的，其需求计划由省级药监部门批准即可购买。

（3）非药品生产企业使用咖啡因作原料的规定　食品、食品添加剂、化妆品、油漆等非药品生产企业需要使用咖啡因作原料的，应经所在地省级药监部门批准，向定点批发企业或定点生产企业购买。

#### （二）教学、科研单位使用规定

教学、科研单位需要使用麻醉药品和精神药品开展实验、教学活动的，应当经所在地省级药品监督管理部门批准，向定点批发企业或者定点生产企业购买。

#### （三）医疗机构使用规定

**1. 购用要求**

医疗机构需要使用麻醉药品和第一类精神药品的，应当经所在地设区的市级卫生主管部门批准，取得《麻醉药品、第一类精神药品购用印鉴卡》（以下简称《印鉴卡》）。医疗机构应当凭《印鉴卡》向定点批发企业购买。

> **知识链接**　《麻醉药品、第一类精神药品购用印鉴卡》管理规定
>
> （1）取得《印鉴卡》的必备条件
>
> 医疗机构向设区的市级卫生行政部门提出办理《印鉴卡》，应当具备下列条件。
>
> ① 有与使用麻醉药品和第一类精神药品相关的诊疗科目。
> ② 具有经过麻醉药品和第一类精神药品培训的、专职从事麻醉药品和第一类精神药品管理的药学专业技术人员。
> ③ 有获得麻醉药品和第一类精神药品处方资格的执业医师。
> ④ 有保证麻醉药品和第一类精神药品安全储存的设施和管理制度。
>
> （2）《印鉴卡》有效期为3年。《印鉴卡》有效期满前3个月，医疗机构应当向市级卫生行政部门重新提出申请。

**2. 使用规定**

（1）处方资格　医务人员必须具有医师以上专业技术职务并经考核能正确使用麻醉药品和精神药品，取得麻醉药品和第一类精神药品的处方资格后，方可开具此类处方，但不得为自己开具该种处方。

（2）处方开具　执业医师应使用专用处方开具麻醉药品和精神药品，单张处方的最大用量应符合《处方管理办法》的规定。麻醉药品和第一类精神药品注射剂每张处方为一次用量，麻醉药品和第一类精神药品控（缓）释制剂每张处方不得超过7日常用量，其他剂型的

麻醉药品和第一类精神药品每张处方不得超过3日常用量，哌醋甲酯用于治疗儿童多动症时，每张处方不得超过15日常用量。医师开具麻醉、精神药品处方时，应有病历记录。

第二类精神药品一般每张处方不得超过7日常用量；对于慢性病或某些特殊情况的患者，处方用量可以适当延长，医师应当注明理由。

为门（急）诊癌症疼痛患者和中重度慢性疼痛患者开具的麻醉药品、第一类精神药品注射剂，每张处方不得超过3日常用量；控缓释制剂，每张处方不得超过15日常用量；其他剂型，每张处方不得超过7日常用量。

（3）处方管理　对麻醉药品和第一类精神药品处方，处方的调配人、核对人应仔细核对并签名，予以登记。对不符合规定的，处方的调配人、核对人应拒绝发药。

医疗机构应对麻醉药品和精神药品的处方进行专册登记，麻醉药品和第一类精神药品处方至少保存3年，第二类精神药品处方至少保存2年。

禁止非法使用、储存、转让或借用麻醉药品和精神药品。医疗单位对违反规定、滥用麻醉药品和精神药品者有权拒绝发药并及时向当地药监部门报告。

**3. 借用和配制规定**

① 医疗机构抢救患者急需麻醉药品和第一类精神药品而本医疗机构无法提供时，可以从其他医疗机构或者定点批发企业紧急借用；抢救工作结束后，应当及时将借用情况报所在地设区的市级药品监督管理部门和卫生主管部门备案。

② 对临床需要而市场无供应的麻醉药品和精神药品，持有医疗机构制剂许可证和印鉴卡的医疗机构需要配制制剂的，应当经所在地省级药品监督管理部门批准。

医疗机构配制的麻醉药品和精神药品制剂只能在本医疗机构使用，不得对外销售。

## 四、麻醉药品和精神药品的储存与运输

**1. 储存**

麻醉药品药用原植物、麻醉药品和精神药品的定点生产、经营单位及使用单位，必须设置具有相应储藏条件的专用仓库或专柜，并指定专人承担麻醉药品和精神药品的储运工作。

> **知识链接　麻醉药品和精神药品的储存要求**
>
> 麻醉药品和第一类精神药品的储存要求：专库或专柜（专库要有专用防盗门），专人负责，专用账册，双人双锁，有监控设施和报警装置。第二类精神药品的储存也要有专库或专柜，专人负责，专用账册。麻醉药品和精神药品入库双人验收，出库双人复核。麻醉药品和精神药品专用账册保存至自药品有效期期满之日起不少于5年。

**2. 运输管理**

① 托运、承运和自行运输麻醉药品和精神药品的，应当采取安全保障措施，防止麻醉药品和精神药品在运输过程中被盗、被抢、丢失。

② 铁路运输应用集装箱或行李车等；道路运输应采用封闭式车辆，中途不应停车过夜；公路、水路应有专人负责押运。

③ 托运或者自行运输麻醉药品和第一类精神药品的单位，应当向所在地设区的市级药品监督管理部门申请领取运输证明。运输证明有效期为1年。托运人办理麻醉药品和第一类精神药品运输手续，应当将运输证明副本交付承运人。

**3. 邮寄管理**

邮寄麻醉药品和精神药品，寄件人应提交所在地市级药监部门出具的准予邮寄证明。

邮政营业机构应当查验、收存证明，才可收寄。

### 五、麻醉药品和精神药品的监督管理

对已经发生滥用、造成严重社会危害的麻醉药品和精神药品品种，国家药品监管部门应采取在一定限期内中止生产、经营、使用或限定其使用范围和用途等措施。药品监管部门、卫生主管部门发现生产、经营企业和使用单位的麻、精药品管理存在安全隐患时，应责令立即排除或限期排除；对有证据证明可能流入非法渠道的，应及时采取查封、扣押的行政强制措施，7日内作出处理并通报同级公安机关。

麻醉药品和精神药品的生产、经营企业和使用单位对过期、损坏的麻、精药品应登记造册，并向所在地县级药品监管部门申请销毁，并在5日内到场监督销毁。医疗机构由卫生主管部门负责监督销毁。发生以上药品被盗、被抢、丢失或其他流入非法渠道的，案发单位应立即采取必要的控制措施，同时报告所在地县级公安机关和药品监管部门。医疗机构还应报其主管部门。

## 活动4　其他相关药品的管理规定

**1. 戒毒药品美沙酮的管理**

根据《中华人民共和国刑法》第357条规定，毒品是指鸦片、海洛因、甲基苯丙胺（冰毒）、吗啡、大麻、可卡因以及国务院规定管制的其他能够使人形成瘾癖的麻醉药品和精神药品。

目前，我国政府一方面对毒品违法犯罪活动严加惩处，一方面对于吸食毒品的人，要加强教育，限期戒除。但吸食毒品一旦上瘾，极难戒断。

戒毒药品系指控制并消除滥用阿片类药物成瘾者的急剧戒断症状与体征的戒毒治疗药品，和能减轻消除稽延性症状的戒毒治疗辅助药品。美沙酮是一种长效阿片类药物，属于国家管制的镇痛麻醉药品。吸毒人员服用美沙酮后，可以不再吸食海洛因，并且不会产生戒断毒品后的痛苦症状，也就是用美沙酮把毒品替代掉，因此，这种疗法被称为"替代治疗"（也称维持治疗）。

**知识链接　美沙酮口服溶液的管理**

对于在戒毒治疗中使用特殊管理药品的问题，国家食品药品监督管理局、公安部和卫生部于2006年5月31日联合发布《关于戒毒治疗中使用麻醉药品和精神药品有关规定的通知》，通知规范了戒毒治疗中使用两类药品的申请与购买的程序和手续；系统规定了药物维持治疗中美沙酮口服溶液的管理，从它的配制、购用和安全管理等，都有明确规定。

开展美沙酮维持治疗应选用美沙酮口服溶液（规格：1mg/mL，5000mL/瓶）。申请配制此溶液的单位，应按照国家食品药品监督管理局制定的注册标准［WSI-（X-514）—2003Z］进行配制。申请配制的单位必须按规定取得《美沙酮口服溶液试制批件》和《制备美沙酮溶液备案批件》，后者批件有效期3年。

美沙酮口服液配制使用单位应按照有关规定，分别建立美沙酮药物配制、储藏、运输和使用等管理制度，并确保配制的美沙酮口服液只用于美沙酮维持治疗，不得挪作他用。强制、劳教、自愿戒毒机构用于戒毒治疗的美沙酮口服液仍按原渠道供应。

**2. 罂粟壳的管理**

罂粟壳属于麻醉药品管制品种，是部分中成药生产和医疗配方使用的原料。为进一步加强对罂粟壳的监督管理，药监部门特制定了《罂粟壳管理暂行规定》，对其生产、经营、

使用及研制做了具体规定。

国家指定甘肃省农垦总公司为罂粟种植定点单位,也是罂粟壳的定点生产单位,其他任何单位和个人均不得从事罂粟壳的生产活动。

各种植、生产加工以及供应罂粟壳的单位,必须有专人负责,严格管理,不得擅自销售给其他任何单位和个人。

国家药品监督管理局指定各省、自治区、直辖市一个中药经营企业为罂粟壳定点经营单位,承担本辖区罂粟壳的省级批发业务。

省级以下罂粟壳的批发业务由所在地省级药品监督管理部门在地(市)、县(市)指定一个中药经营企业承担,严禁跨辖区或向省外销售。

指定的中药饮片经营门市部应凭盖有乡镇卫生院以上医疗单位公章的医生处方零售罂粟壳(处方保存三年备查),不准生用,严禁单味零售。

**3. 氯胺酮的管理**

氯胺酮属于静脉全麻药品,具有一定的精神依赖性潜力,国家药品监管局于 2001 年下发《关于氯胺酮管理问题的通知》,规定氯胺酮原料药按第二类精神药品管理。为进一步加强对氯胺酮的管理,2003 年 2 月 11 日,国家药品监管局印发了《关于氯胺酮管理问题的补充通知》,规定氯胺酮游离碱及其可能存在的盐均按第二类精神药品管理。

2004 年 7 月 5 日,国家食品药品监管局印发《关于进一步加强对氯胺酮管理的通知》。该通知指出,氯胺酮(包括其可能存在的盐及其制剂)已列入第一类精神药品管理。按照第一类精神药品经营管理的有关规定,氯胺酮制剂必须统一纳入麻醉药品经营渠道经营。氯胺酮制剂生产企业从 7 月 15 日起,应将氯胺酮制剂销售给一级麻醉药品经营企业,由一级麻醉药品经营企业销售给有关二级麻醉药品经营企业。医疗机构凭《麻醉药品、第一类精神药品购用印鉴卡》从麻醉药品经营企业购买氯胺酮制剂。氯胺酮原料药生产企业应按照国家药品监管局下达的计划将氯胺酮原料药销售给制剂生产企业或经国家药品监管局批准的出口企业。

**案例9-3** "迷魂药"之谜

有一种药品叫三唑仑(图9-5),很多人也许还是第一次听到,但说到它的俗名迷魂药、蒙汗药,大多数人就不会感到陌生了。作为国家严格管制的一种精神药品,这种药不允许随意销售。但是不久前,有关部门发现吉林一制药股份有限公司违法销售了大量的三唑仑,导致管制药品严重流失。

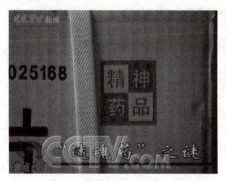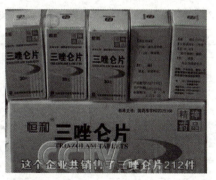

图9-5 三唑仑外包装

由于三唑仑社会危害大,从今年 3 月 1 日起,国家正式将三唑仑由二类精神药品升为一类。而这家制药股份有限公司非法销售三唑仑正是在此之后。对此他们表示,这是由于"认识不足"造成的。目前这家制药股份有限公司的三唑仑生产,已被勒令停止。

这个企业是我们国家定点的两户三唑仑生产企业之一,我们对整个三唑仑的生产销售情况全面进行了检查。在检查中发现,截至5月27日,这个企业共销售了三唑仑片212件,计1658000片。其中销往北京一家集团药业股份有限公司,这是国家局规定的唯一的销售渠道,当时是97件。

212件三唑仑药品居然只有不到一半销往了国家指定的正规渠道,随后的调查更让药监部门感到吃惊。发现销往北京一家集团药业股份有限公司的97件中,这家公司只接收到20件,其他77件已经流入非法渠道。

三唑仑这种国家规定的一类精神药品在正常渠道内是治病救人的良药,而一旦流入非法途径就成了毒品。药厂如此大量地流失三唑仑使这起案件迅速成为新中国成立以来非法销售三唑仑数量最多的一起大案。(资料来源:国际央视焦点访谈官方网站,2005-11-3)

**案例分析:** ① 销售渠道,按规定只能售给有资质的定点单位。
② 第二类转第一类文件贯彻不力。
③ 对购货单位资质审查不严。
④ 使第一类精神药品流入非法渠道。

## 任务二 医疗用毒性药品的管理

### 任务目标

**知识目标**
1. 掌握医疗用毒性药品的主要管理规定。
2. 熟悉医疗用毒性药品的定义及其品种。

**能力目标**
1. 能识别医疗用毒性药品。
2. 能严格按照规定,开展医疗用毒性药品的关于生产、经营、使用、储存等环节的工作。

为了加强毒性药品管理,国务院于1988年发布了《医疗用毒性药品管理办法》,对毒性药品的生产、供应、使用等做了明确规定。2002年10月14日,国家药品监督管理局发布《关于切实加强医疗用毒性药品监管的通知》(国药监安〔2002〕368号),该通知进一步明确了对毒性药品的生产、经营、储运和使用进行严格监管的要求。

### 活动1 医疗用毒性药品的定义和品种

● 想一想 ●

通常人们便秘会服用中药巴豆,若服药过量会出现什么状况?

**案例9-4** 著名的水银千年毒害事件

医学界发现多宗儿童肢端病状,症状为盗汗、手足发红并剧痛、口腔炎、脱发等症状,少数儿童不明不白的死亡。后来一位名医从患者尿中发现大量水银,才真相大白。水银在临床常用于治疗慢性皮肤病、梅毒等病症,但长期大量使用毒性显而易见。

20世纪,欧美各国发现了蓝色人,阳光照射到的皮肤呈蓝色,未照射的呈灰色,经研究后证实是银在皮肤上导致银质反映。是含银类药物用来治疗皮肤病所致。如硝酸银、弱蛋白银等药物使用不当所引起。

**讨论**：巴豆和水银都是我国公布的毒性药品品种，以上两个毒性药品的例子说明了什么问题？

这些药物：合理使用，掌握用量的效果是 ＿＿＿＿＿＿＿＿＿＿＿＿＿＿＿＿

使用不当，略有不慎的后果是 ＿＿＿＿＿＿＿＿＿＿＿＿＿＿＿＿

### 1. 医疗用毒性药品的定义

医疗用毒性药品（以下简称毒性药品）是指毒性剧烈、治疗剂量与中毒剂量相近、使用不当会致人中毒或死亡的药品。以上列举两个例子中的巴豆和水银都是医疗用毒性药品。

### 2. 毒性药品的品种

毒性药品分为中药和西药两大类。

（1）毒性中药品种（27种） 砒石（红砒、白砒）、砒霜、水银、生马前子、生川乌、生草乌、生白附子、生附子、生半夏、生南星、生巴豆、斑蝥、青娘虫、红娘虫、生甘遂、生狼毒、生藤黄、生千金子、生天仙子、闹羊花、雪上一枝蒿、白降丹、蟾酥、洋金花、红粉、轻粉、雄黄。

（2）毒性西药品种（13种） 去乙酰毛花苷C、阿托品、洋地黄毒苷、氢溴酸后马托品、三氧化二砷、毛果芸香碱、升汞、水杨酸毒扁豆碱、亚砷酸钾、氢溴酸东莨菪碱、士的宁、亚砷酸注射液、A型肉毒毒素及其制剂。

> **知识链接**　**A型肉毒毒素的管理**
>
> 2008年7月21日，国家食品药品监督管理局、卫生部发布《关于将A型肉毒毒素列入毒性药品管理的通知》（国食药监办〔2008〕405号），将A型肉毒毒素及其制剂列入毒性药品管理。2016年6月24日，国家食品药品监督管理总局办公厅发布《关于加强注射用A型肉毒毒素管理的通知》（食药监办药化监〔2016〕88号），要求药品生产经营企业切实加强注射用A型肉毒毒素购销管理，防止注射用A型肉毒毒素从合法渠道流入非法从事美容业务的机构，防止假药进入合法渠道。
>
> 注射用A型肉毒毒素生产（进口）企业应当指定具有医疗用毒性药品收购经营资质的药品批发企业作为本企业注射用A型肉毒毒素的经营企业，并经指定的经营企业直接将注射用A型肉毒毒素销售至已取得《医疗机构执业许可证》的医疗机构或医疗美容机构。未经指定的药品经营企业不得购销注射用A型肉毒毒素。生产经营企业不得向未取得《医疗机构执业许可证》的单位销售注射用A型肉毒毒素。药品零售企业不得经营注射用A型肉毒毒素。

## 活动2　毒性药品生产管理

① 毒性药品年度生产、收购、供应和配制计划，由省级药品监督管理部门根据医疗需要制定并下达。

② 药品生产企业生产毒性药品时，必须由医药专业人员负责生产、配制和质量检验，并建立严格的管理制度，严防与其他药品混杂。每次配料，必须经2人以上复核无误，并详细记录每次生产所用原料和成品数，经手人要签字备查。

③ 凡加工炮制毒性中药，必须按照《中华人民共和国药典》或者省、自治区、直辖市药品监督管理部门制定的《炮制规范》的规定进行。药材符合药用要求的，方可供应、配方

和用于中成药生产。

④ 生产毒性药品及其制剂，必须严格执行生产工艺操作规程，在本单位药品检验人员的监督下准确投料，并建立完整的记录，保存5年备查。

在生产毒性药品及制剂过程中产生的废弃物，必须妥善处理，不得污染环境。所有工具、容器要处理干净，以防污染其他药品。标示量要准确无误。

### 活动3　毒性药品供应及使用管理

**1.经营资格管理**

毒性药品的收购和经营，由药品监督管理部门指定的药品经营企业承担；配方用药由有关药品零售企业、医疗机构负责供应。其他任何单位或者个人均不得从事毒性药品的收购、经营和配方业务。

**2.运输与储存要求**

毒性药品的包装容器上必须印有毒性药品标志。在运输过程中应采取有效措施，防止发生事故。

药品经营企业（含医疗机构药房）要严格按照GSP或相关规定的要求，毒性药品应专柜加锁并由专人保管，做到双人、双锁、专账记录。必须建立健全保管、验收、领发、核对等制度，严防收假、发错，严禁与其他药品混杂。

**3.零售要求**

药品零售企业供应毒性药品，必须凭盖有医生所在医疗机构公章的处方。每次处方剂量不超过二日极量。

**4.医疗机构的使用和调配要求**

医疗机构供应和调配毒性药品，必须凭医生签名的处方。每次处方剂量不超过二日极量。

调配处方时，必须认真负责，计量准确，按医嘱注明要求，并由配方人员及具有药师以上技术职称的复核人员签名盖章后方可发出。

对处方未注明"生用"的毒性中药，应当付炮制品。如发现处方有疑问时，必须经原处方医生重新审定后再行调配。处方一次有效，取药后处方保存二年备查。

**5.科研和教学单位使用要求**

科研和教学单位所需的毒性药品，必须持本单位的证明信，经所在地县级以上药品监督管理部门批准后，供应单位方能发售。

### 活动4　对违法行为的处罚

对违反有关法律和法规，擅自生产、收购、经营毒性药品的单位或者个人，将没收其全部毒性药品，并处以警告或按非法所得的5～10倍罚款。情节严重、致人伤残或死亡，构成犯罪的，由司法机关依法追究其刑事责任。

## 任务三　放射性药品的管理

**任务目标**

**知识目标**

1.掌握放射性药品的定义和品种范围。

2. 了解放射性药品的管理规定。

**能力目标**

1. 能识别放射性药品。

2. 能严格按照规定，开展放射性药品的关于生产、经营、使用、储存等环节的工作。

根据《药品管理法》的有关规定，国务院于1989年1月发布了《放射性药品管理办法》。2011年1月8日，根据《国务院关于废止和修改部分行政法规的决定》进行第一次修订。2017年3月1日，根据《国务院关于修改和废止部分行政法规的决定》进行第二次修订。《放射性药品管理办法》对放射性药品的研制、生产、经营、使用及运输等问题做了具体规定。

## 活动1　放射性药品的定义及品种

**案例9-5**　放射性药物打翻怎么办？答案就在这场应急演练

第三届中国国际进口博览会开幕在即，10月15日，某卫监所在虹桥医学园区"美中嘉和医学影像中心"开展突发公共卫生事件应急演练，为进博会顺利召开作好充分准备。

演练内容包括放射源失控事故实战演练及个人防护服穿戴桌面推演，该卫监医疗卫生条线15名监督员参加应急演练。

此次演练内容为当天12：30发生放射源失控事故：1名放射工作人员不慎将放射性药物打翻，造成该名放射工作人员体表、核医学科注射室部分地面放射性污染，该单位已按规定向有关部门报告，并采取了应急控制措施。

根据预案，该卫监所接报后立即启动应急响应处置机制，按照突发公共卫生事件应急处置流程开展信息报告，并立即开展放射卫生突发事件调查处置。调查人员分现场检查组、现场检测组、事故调查组三组，分别对事故单位核医学科基本情况、安全防控措施落实、放射安全制度、应急预案等开展监督检查，对事故现场放射污染情况开展现场检测、对相关人员、患者开展询问调查。

处置过程中，调查人员借助执法记录仪与指挥中心互联互通，实时汇报调查进程；参演人员通力合作，在1.5小时内完成了初步调查报告，查明了事故原因，判定该事故为一起放射工作人员操作不规范所致的一般性辐射事故，因事故单位现场处置措施及时得当，未造成严重后果。（资料来源：潇湘晨报，2020年10月19日）

讨论：1. 什么是放射性药品？
　　　2. 我国对放射性药品如何管理？

### 一、放射性药品的定义

放射性药品是指用于临床诊断或者治疗的放射性核素制剂或者其标记药物。包括裂变制品、堆照物品、加速器制品、放射性同位素发生器及其配套药盒、放射免疫分析药盒等。

### 二、放射性药品的品种

2020年版《中国药典》共收载了以下24种放射性药品和6种注射用冻干无菌粉末，具体如下。

24种放射性药品：

1. 氙［$^{133}$Xe］注射液
2. 氯化亚铊［$^{201}$Tl］注射液
3. 胶体磷［$^{32}$P］酸铬注射液
4. 磷［$^{32}$P］酸钠盐口服溶液
5. 磷［$^{32}$P］酸钠盐口服溶液
6. 枸橼酸镓［$^{67}$Ga］注射液
7. 铬［$^{51}$Cr］酸钠注射液
8. 邻碘［$^{131}$I］马尿酸钠注射液
9. 高锝［$^{99m}$Tc］酸钠注射液
10. 碘［$^{131}$I］化钠口服溶液
11. 诊断用碘［$^{131}$I］化钠胶囊
12. 碘［$^{131}$I］密封籽源
13. 锝［$^{99m}$Tc］依替菲宁注射液
14. 锝［$^{99m}$Tc］亚甲基二膦酸盐注射液
15. 锝［$^{99m}$Tc］喷替酸盐注射液
16. 锝［$^{99m}$Tc］聚合白蛋白注射液
17. 锝［$^{99m}$Tc］焦磷酸盐注射液
18. 锝［$^{99m}$Tc］双半胱氨酸注射液
19. 锝［$^{99m}$Tc］甲氧异腈注射液
20. 锝［$^{99m}$Tc］植酸盐注射液
21. 锝［$^{99m}$Tc］双半胱乙酯注射液
22. 氯化锶［$^{89}$Sr］注射液
23. 来昔决南钐［$^{153}$Sm］注射液
24. 氟［$^{18}$F］脱氧葡糖注射液

6种注射用冻干无菌粉末有：注射用亚锡亚甲基二膦酸盐，注射用亚锡依替菲宁，用亚锡植酸盐，注射用亚锡喷替酸，注射用亚锡聚合白蛋白，注射用亚锡焦磷酸钠。

## 活动2  放射性药品的生产和经营管理

**1. 放射性药品生产、经营企业许可证管理**

（1）开办放射性药品生产、经营企业的法定程序

① 开办放射性药品生产、经营企业，必须具备《药品管理法》规定的条件，符合国家有关放射性同位素安全和防护的规定与标准，并履行环境影响评价文件的审批手续。

② 开办放射性药品生产企业，经国务院国防科技工业主管部门审查同意，国务院药品监督管理部门审核批准后，由所在省、自治区、直辖市药品监督管理部门发给《放射性药品生产企业许可证》。

③ 开办放射性药品经营企业，经国务院药品监督管理部门审核并征求国务院国防科技工业主管部门意见后批准的，由所在省、自治区、直辖市药品监督管理部门发给《放射性药品经营企业许可证》。

④ 无许可证的生产、经营企业，一律不准生产、销售放射性药品。

（2）放射性药品生产、经营企业许可证的法律要求 《放射性药品生产企业许可证》《放射性药品经营企业许可证》的有效期为5年，期满前6个月，放射性药品生产、经营企业应当分别向原发证的药品监督管理部门提出申请换发新证。

**2. 开办放射性药品生产、经营企业应具备的条件**

放射性药品生产、经营企业，必须配备与生产、经营放射性药品相适应的专业技术人员，具有安全、防护和废气、废物、废水处理等设施，并建立严格的质量管理制度。

**3. 放射性药品生产、经营规定**

放射性药品生产企业生产已有国家标准的放射性药品，必须经国务院药品监督管理部门征求国务院国防科技工业主管部门意见后审核批准，并发给批准文号。凡是改变国务院药品监督管理部门已批准的生产工艺路线和药品标准的，生产单位必须按原报批程序提出补充申请，经国务院药品监督管理部门批准后方能生产。

放射性药品生产、经营企业，必须建立质量检验机构，严格实行生产全过程的质量控制和检验。产品出厂前，必须经质量检验。符合国家药品标准的产品方可出厂，不符合标

准的产品一律不准出厂。

经国务院药品监督管理部门审核批准的含有短半衰期放射性核素的药品，可以边检验边出厂，但发现质量不符合国家药品标准时，该药品的生产企业应当立即停止生产、销售，并立即通知使用单位停止使用，同时报告国务院药品监督管理、卫生行政、国防科技工业主管部门。

### 活动3　放射性药品的包装和运输管理

**1. 包装、标签、说明书要求**

放射性药品的包装必须安全实用，符合放射性药品质量要求，具有与放射性剂量相适应的防护装置。包装必须分内包装和外包装两部分，外包装必须贴有商标、标签、说明书和放射性药品标志，内包装必须贴有标签。

标签必须注明药品品名、放射性比活度、装量。

说明书除注明前款内容外，还需注明生产单位、批准文号、批号、主要成分、出厂日期、放射性核素半衰期、适应证、用法、用量、禁忌证、有效期和注意事项等。

**2. 运输要求**

放射性药品的运输，按国家运输、邮政等部门制订的有关规定执行。

严禁任何单位和个人随身携带放射性药品乘坐公共交通运输工具。

### 活动4　放射性药品的使用管理

**1. 医疗单位人员配备要求**

医疗单位设置核医学科、室（同位素室），必须配备与其医疗任务相适应的并经核医学技术培训的技术人员。非核医学专业技术人员未经培训，不得从事放射性药品使用工作。

**2.《放射性药品使用许可证》的管理**

医疗单位使用放射性药品，必须符合国家有关放射性同位素安全和防护的规定。所在地的省、自治区、直辖市药品监督管理部门，应当根据医疗单位核医疗技术人员的水平、设备条件，核发相应等级的《放射性药品使用许可证》，无许可证的医疗单位不得临床使用放射性药品。

《放射性药品使用许可证》有效期为5年，期满前6个月，医疗单位应当向原发证的行政部门重新提出申请，经审核批准后，换发新证。

**3. 医疗单位使用要求**

持有《放射性药品使用许可证》的医疗单位，必须负责对使用的放射性药品进行临床质量检验，收集药品不良反应等项工作，并定期向所在地药品监督管理、卫生行政部门报告。由省、自治区、直辖市药品监督管理、卫生行政部门汇总后分别报国务院药品监督管理、卫生行政部门。

## 任务四　药品类易制毒化学品的管理

### 任务目标

**知识目标**

1. 掌握药品类易制毒化学品的品种。

2.熟悉药品类易制毒化学品的管理规定。

**能力目标**

1.能严格按照规定,开展特殊管理药品的关于研制、生产、经营、使用、储存等环节的工作。

2.知道药品类易制毒化学品严格监管的重要性。

2005年8月26日,国务院公布《易制毒化学品管理条例》(国务院令第445号),该条例自2005年11月1日起施行。2016年2月《国务院关于修改部分行政法规的决定》(国务院第666号)对其中个别条款做了修改。条例明确了国家药品监督管理部门对第一类易制毒化学品中药品类易制毒化学品的监督管理职责,对药品类易制毒化学品实施一定的特殊管理。根据《易制毒化学品管理条例》,卫生部制定了《药品类易制毒化学品管理办法》(卫生部令第72号),并于2010年3月18日发布,自2010年5月1日起施行。

## 活动1　药品类易制毒化学品的界定和管理部门

**1.药品类易制毒化学品的概念**

药品类易制毒化学品,是指《易制毒化学品管理条例》中所确定的麦角酸、麻黄素等物质。

**2.品种与分类**

易制毒化学品分为三类。第一类是可以用于制毒的主要原料,第二类、第三类是可以用于制毒的化学配剂。药品类易制毒化学品属于第一类易制毒化学品。

易制毒化学品分类和品种是由国务院批准调整,涉及药品类易制毒化学品的,是由国家药品监督管理部门负责及时调整并予公布。

目前,药品类易制毒化学品分为两类,即麦角酸和麻黄素等物质。药品类易制毒化学品品种目录(2010版)所列物质有:麦角酸、麦角胺、麦角新碱、麻黄素(麻黄素也称为麻黄碱)、伪麻黄素、消旋麻黄素、去甲麻黄素、甲基麻黄素、麻黄浸膏、麻黄浸膏粉等麻黄素类物质。

**3.管理部门及职责**

国家药品监督管理部门主管全国药品类易制毒化学品生产、经营、购买等方面的监督管理工作。县级以上地方人民政府药品监督管理部门负责本行政区域内的药品类易制毒化学品生产、经营、购买等方面的监督管理工作。

## 活动2　药品类易制毒化学品的管理

国家对药品类易制毒化学品实行定点生产、定点经营、购买许可制度。

**1.生产许可管理**

(1)生产许可　生产药品类易制毒化学品的企业,应当依照有关规定取得药品类易制毒化学品生产许可。药品类易制毒化学品的生产许可,由企业所在地省级药品监督管理部门审批。

(2)不得委托生产　药品类易制毒化学品以及含有药品类易制毒化学品的制剂不得委托生产。

**2.经营许可管理**

(1)经营许可　经营药品类易制毒化学品的企业,应当依照有关规定取得药品类易制化学品经营许可。药品类易制毒化学品的经营许可，国家药品监督管理局委托省、自治区、直辖市药品监督管理部门办理。

申请经营药品类易制毒化学品原料药的药品经营企业，应具有麻醉药品和第一类精神药品定点经营资格或者第二类精神药品定点经营资格。

（2）销售渠道　药品类易制毒化学品单方制剂和小包装麻黄素，纳入麻醉药品销售渠道经营，仅能由麻醉药品全国性批发企业和区域性批发企业经销，不得零售。

未实行药品批准文号管理的品种，纳入药品类易制毒化学品原料药渠道经营。

**3. 购买许可管理**

（1）购买许可　购买药品类易制毒化学品的，应当办理《药品类易制毒化学品购用证明》（以下简称《购用证明》），符合豁免办理《购用证明》的情形除外。

（2）《购用证明》申请范围　具有药品类易制毒化学品的生产、经营、使用相应资质的单位，方有申请《购用证明》的资格。

> **资料卡**
>
> **豁免办理《购用证明》的情形**
>
> 符合以下情形之一的，豁免办理《购用证明》：
>
> ① 医疗机构凭麻醉药品、第一类精神药品购用印鉴卡购买药品类易制毒化学品单方制剂和小包装麻黄素的；
>
> ② 麻醉药品全国性批发企业、区域性批发企业持麻醉药品调拨单购买小包装麻黄素以及单次购买麻黄素片剂 6 万片以下、注射剂 1.5 万支以下的；
>
> ③ 按规定购买药品类易制毒化学品标准品、对照品的；
>
> ④ 药品类易制毒化学品生产企业凭药品类易制毒化学品出口许可自营出口药品类易制毒化学品的。

**4.《购用证明》的申请和管理**

申请《购用证明》的单位，向所在地省级药品监督管理部门或者省级药品监督管理部门确定并公布的设区的市级药品监督管理部门提出申请，经审查，符合规定的，由省级药品监督管理部门发给《购用证明》。《购用证明》由国家药品监督管理部门统一印制，有效期为 3 个月。

购买药品类易制毒化学品时必须使用《购用证明》原件，不得使用复印件、传真件。《购用证明》只能在有效期内一次使用。《购用证明》不得转借、转让。

**5. 购销管理**

（1）购销药品类易制毒化学品原料药　药品类易制毒化学品生产企业应当将药品类易制毒化学品原料药销售给取得《购用证明》的药品生产企业、药品经营企业和外贸出口企业。药品类易制毒化学品经营企业应当将药品类易制毒化学品原料药销售给本省、自治区、直辖市行政区域内取得《购用证明》的单位。药品类易制毒化学品经营企业之间不得购销药品类易制毒化学品原料药。

（2）教学科研单位购买药品类易制毒化学品的要求　教学科研单位只能凭《购用证明》从麻醉药品全国性批发企业、区域性批发企业和药品类易制毒化学品经营企业购买药品类易制毒化学品。

(3）购销药品类易制毒化学品单方制剂和小包装麻黄素

① 药品类易制毒化学品生产企业应将药品类易制毒化学品单方制剂和小包装麻黄素销售给麻醉药品全国性批发企业。

② 麻醉药品全国性批发企业、区域性批发企业应按照规定的渠道销售药品类易制毒化学品单方制剂和小包装麻黄素。麻醉药品区域性批发企业之间不得购销药品类易制毒化学品单方制剂和小包装麻黄素。

③ 麻醉药品区域性批发企业之间因医疗急需等特殊情况需要调剂药品类易制毒化学品单方制剂的，应当在调剂后2日内将调剂情况分别报所在地省、自治区、直辖市药品监督管理部门备案。

（4）禁止使用现金或者实物进行交易　药品类易制毒化学品禁止使用现金或者实物进行交易。

（5）建立购买方档案　药品类易制毒化学品生产企业、经营企业销售药品类易制毒化学品，应当逐一建立购买方档案。

**资料卡**

**购买方为非医疗机构的档案**

购买方为非医疗机构的，档案内容至少包括：

① 购买方《药品生产许可证》或《药品经营许可证》、企业营业执照等资质证明文件复印件；

② 购买方企业法定代表人、主管药品类易制毒化学品负责人、采购人员姓名及其联系方式；

③ 法定代表人授权委托书原件及采购人员身份证明文件复印件；

④《购用证明》或者麻醉药品调拨单原件；

⑤ 销售记录及核查情况记录。

购买方为医疗机构的，档案应当包括医疗机构麻醉药品、第一类精神药品购用印鉴卡复印件和销售记录。

（6）建立核查记录

① 药品类易制毒化学品生产企业、经营企业销售药品类易制毒化学品时，应当核查采购人员身份证明和相关购买许可证明，无误后方可销售，并保存核查记录。

② 发货应当严格执行出库复核制度，认真核对实物与药品销售出库单是否相符，并确保将药品类易制毒化学品送达购买方《药品生产许可证》或者《药品经营许可证》所载明的地址，或者医疗机构的药库。

③ 在核查、发货、送货过程中发现可疑情况的，应当立即停止销售，并向所在地药品监督管理部门和公安机关报告。

**6.安全管理**

① 药品类易制毒化学品生产企业、经营企业、使用药品类易制毒化学品的药品生产企业和教学科研单位，应当按规定配备相应仓储安全管理设施，制定相应的安全管理制度。

② 药品类易制毒化学品储存要求与麻醉药品和第一类精神药品储存要求基本相同。药品类易制毒化学品入库应当双人验收，出库应当双人复核，做到账物相符。

③ 药品类易制毒化学品生产企业、经营企业和使用药品类易制毒化学品的药品生产企

业，应建立药品类易制毒化学品专用账册。专用账册保存期限应当自药品类易制毒化学品有效期期满之日起不少于2年。

# 任务五　含特殊药品复方制剂的管理

## 任务目标

**知识目标**
1. 掌握含特殊药品复方制剂的经营合法资质审核、零售管理、禁止事项。
2. 熟悉含特殊药品复方制剂的品种范围、含麻黄碱类复方制剂的管理。

**能力目标**
1. 能识别含特殊药品复方制剂。
2. 能严格按照规定，开展含特殊药品复方制剂的经营工作。

### 活动1　部分含特殊药品复方制剂的品种范围

**案例9-6**　含麻黄碱制剂违规销售被制毒品一律吊证

近段时间来，江苏、浙江、山东等地相继发生了不法分子向药品零售企业套购新康泰克等含麻黄碱类复方制剂（以下简称含麻制剂）的情况，给制毒分子犯罪活动提供了可乘之机。5月28日，国家食品药品监管局发出通报，要求严查违法销售含麻黄碱类复方制剂药品企业。

通报称，2011年6月13日，江苏省溧水百缘药房有限公司当班员工为谋取非法利益，违反含麻制剂非处方药销售一次不得超过5个最小包装的规定，将400盒复方盐酸伪麻黄碱缓释胶囊（新康泰克）销售给不明身份的人员，致使大量含麻制剂流入制毒分子手中。案发后，溧水区食品药品监管局存在处罚过轻问题。2012年2月22日，江苏省食品药品监管局按照国家局要求，责成南京市食品药品监管局对此案立案调查。根据南京市局的调查结果，案件属实，且流出制剂被制毒分子用于制作毒品，造成了严重后果。因此，依照《国务院关于加强食品等产品安全监督管理的特别规定》第三条第二款的规定，给予该企业吊销《药品经营许可证》的严厉处罚。

当前，含麻制剂从药用渠道流失用于制作毒品，形势十分严峻。国家局要求各级食品药品监管部门要从这一案件中吸取教训，举一反三，严格监管。对于违反规定将含麻制剂销售到非法渠道并被用于制作毒品的，不论数量多少，一律按情节严重处理，吊销《药品生产许可证》或《药品经营许可证》。同时，要广泛开展违法销售含麻制剂对社会危害性的宣传教育。对于发生执法不严、违法不究等玩忽职守问题的，要追究有关当事人的责任。（资料来源：国讯，中国医药报，2012-06-01）

讨论：1. 含麻黄碱制剂在零售企业的销售规定是什么？
　　　2. 为什么要规范对含特殊药品复方制剂的购销行为？

（1）口服固体制剂（每剂量单位：含可待因≤15mg的复方制剂；含双氢可待因≤10mg的复方制剂；含羟考酮≤5mg的复方制剂）　具体品种如下：①阿司待因片；②阿司可咖胶囊；③阿司匹林可待因片；④氨酚待因片；⑤氨酚待因片（Ⅱ）；⑥氨酚双氢可待因片；⑦复方磷酸可待因片；⑧萘普待因片；⑨氯酚待因片；⑩洛芬待因缓释片；⑪洛芬待因片；⑫可待因桔梗片；⑬愈创罂粟待因片。

（2）含可待因复方口服液体制剂（列入第二类精神药品管理） ①复方磷酸可待因溶液；②复方磷酸可待因溶液（Ⅱ）；③复方磷酸可待因口服溶液；④复方磷酸可待因口服溶液（Ⅲ）；⑤复方磷酸可待因糖浆；⑥愈酚待因口服溶液；⑦愈酚伪麻待因口服溶液；⑧可愈糖浆。

（3）复方地芬诺酯片。

（4）复方甘草片、复方甘草口服溶液。

（5）含麻黄碱类复方制剂。

（6）其他含麻醉药品口服复方制剂 ①复方福尔可定口服溶液；②复方福尔可定糖浆；③复方枇杷喷托维林颗粒；④尿通卡克乃其片。

（7）含精神药品的复方制剂 ①复方曲马多片；②氨酚曲马多片；③氨酚曲马多胶囊；④氨酚氢可酮片。

## 活动2 部分含特殊药品复方制剂的管理

具有《药品经营许可证》的企业均可经营含特殊药品复方制剂。药品生产企业和药品批发企业可以将含特殊药品复方制剂销售给药品批发企业、药品零售企业和医疗机构（另有规定的除外）。

### 资料卡

近年来，青少年滥用含可待因复方口服溶液问题日益严重，国内发生多起因滥用复方磷酸可待因口服溶液成瘾甚至致死事件，严重影响青少年身心健康，造成严重的社会危害。为坚决遏制含可待因复方口服液体制剂在非法渠道肆意贩卖的势头，阻断该类药品非法滥用，切实保护公众身心健康，国家食品药品监管总局、公安部、国家卫生计生委于2015年4月3日联合发布《关于将含可待因复方口服液体制剂列入第二类精神药品管理的公告》，自2015年5月1日起含可待因复方口服液体制剂（包括口服溶液剂、糖浆剂）列入第二类精神药品管理。

羟考酮是从生物碱蒂巴因中提取的半成品阿片类药物，其药理作用及作用机制与吗啡相似，主要起阵痛作用。由于羟考酮生物利用度高，给药途径多，因而在临床上应用广泛，但在临床上发现高剂量连续使用羟考酮后，突然中断或减量，部分患者有戒断综合征的发生。2019年8月2日，国家药品监督管理局、公安部、国家卫生健康委员会联合印发了《关于将含羟考酮复方制剂等品种列入精神药品管理的公告》，从2019年9月1日起，口服固体制剂每剂量单位含羟考酮碱大于5mg，且不含其他麻醉药品、精神药品或药品类易制毒化学品的复方制剂列入第一类精神药品管理；口服固体制剂每剂量单位含羟考酮碱不超过5mg，且不含其他麻醉药品、精神药品或药品类易制毒化学品的复方制剂列入第二类精神药品管理。

**1. 审核合法资质**

药品生产、批发企业经营含特殊药品复方制剂时，应按照药品GMP、药品GSP的要求建立客户档案，核实并留存购销方资质。

销售含特殊药品复方制剂时，如发现购买方资质可疑的，应立即报请所在地设区的市级药品监管部门协助核实；发现采购人员身份可疑的，应立即报请所在地县级以上（含县级）公安机关协助核实。

**2. 药品购销管理**

药品批发企业从药品生产企业直接购进的复方甘草片、复方地芬诺酯片等含特殊药品复方制剂,可以将此类药品销售给其他批发企业、零售企业和医疗机构;如果从药品批发企业购进的,只能销售给本省(区、市)的药品零售企业和医疗机构。

药品生产、批发企业经营含特殊药品复方制剂时必须严格按照规定开具、索要销售票据。药品生产和经营企业核实购买方付款的单位、金额与销售票据载明的单位、金额相一致。

**3. 药品出库复核与配送管理**

药品生产、批发企业销售含特殊药品复方制剂时,应当严格执行出库复核制度,认真核对实物与销售出库单是否相符,并确保药品送达购买方《药品经营许可证》所载明的仓库地址、药品零售企业注册地址,或者医疗机构的药库。

药品送达后,购买方应查验货物,无误后由入库员在随货同行单上签字。随货同行单原件留存,复印件加盖公章后及时返回销售方。销售方应查验返回的随货同行单复印件记载内容有无异常,并保存备查。

**4. 药品零售管理**

药品零售企业销售含特殊药品复方制剂时,处方药应当严格执行处方药与非处方药分类管理有关规定,复方甘草片、复方地芬诺酯片列入必须凭处方销售的处方药管理,严格凭医师开具的处方销售;除处方药外,非处方药一次销售不得超过 5 个最小包装(含麻黄碱复方制剂另有规定除外)。

复方甘草片、复方地芬诺酯片和含麻黄碱类复方制剂应设置专柜由专人管理、专册登记,上述药品登记内容包括药品名称、规格、销售数量、生产企业、生产批号。

药品零售企业如发现超过正常医疗需求,大量、多次购买含特殊药品复方制剂的,应当立即向当地食品药品监督管理部门报告。

**5. 禁止事项**

药品生产企业和药品批发企业禁止使用现金进行含特殊药品复方制剂交易。含特殊药品复方制剂一律不得通过互联网销售。

### 活动3　含麻黄碱类复方制剂的管理

**1. 规范经营行为**

具有蛋白同化制剂、肽类激素定点批发资质的药品经营企业,方可从事含麻黄碱类复方制剂的批发业务。

除个人合法购买外,禁止使用现金进行含麻黄碱类复方制剂交易。

**2. 审核购买方资质**

药品生产企业和药品批发企业销售含麻黄碱类复方制剂时,应当核实购买方资质证明材料、采购人员身份证明等情况,无误后方可销售,并跟踪核实药品到货情况,核实记录保存至药品有效期后一年备查。

发现含麻黄碱类复方制剂购买方存在异常情况时,应当立即停止销售,并向当地县级以上公安机关和药品监管部门报告。

**3. 销售管理**

① 将单位剂量麻黄碱类药物含量大于 30mg(不含 30mg)的含麻黄碱类复方制剂,列入必须凭处方销售的处方药管理。医疗机构应当严格按照《处方管理办法》开具处方。药品

零售企业必须凭执业医师开具的处方销售上述药品。

② 含麻黄碱类复方制剂每个最小包装规格麻黄碱类药物含量口服固体制剂不得超过 720mg，口服液体制剂不得超过 800mg。

③ 药品零售企业销售含麻黄碱类复方制剂，应当查验购买者的身份证，并对其姓名和身份证号码予以登记。除处方药按处方剂量销售外，一次销售不得超过 2 个最小包装。

④ 药品零售企业不得开架销售含麻黄碱类复方制剂，应当设置专柜由专人管理、专册登记，登记内容包括药品名称、规格、销售数量、生产企业、生产批号、购买人姓名、身份证号码。

⑤ 药品零售企业发现超过正常医疗需求，大量、多次购买含麻黄碱类复方制剂的，应当立即向当地药品监管部门和公安机关报告。

## 任务六　含兴奋剂药品的管理

### 任务目标

**知识目标**

1. 掌握含兴奋剂药品的管理层次、标签和说明书管理。
2. 掌握蛋白同化制剂、肽类激素的经营、销售、使用等方面的管理规定。
3. 熟悉兴奋剂的定义、目录与分类。

**能力目标**

1. 能识别含兴奋剂药品。
2. 能严格按照规定，开展含兴奋剂药品的经营、销售、使用等工作。

2004 年 1 月 13 日，国务院发布《反兴奋剂条例》（国务院令第 398 号），自 2004 年 3 月 1 日起施行。2014 年 7 月 29 日，《国务院关于修订部分行政法规的决定》（国务院令第 653 号）对其中个别条款做了修订。

### 活动1　兴奋剂目录与分类

**案例9-7**　**拿干净金牌！2019年国家体育总局查处兴奋剂违规68起**

近日，国家体育总局反兴奋剂中心发布 2019 年度年报。年报显示，2019 年反兴奋剂中心实施检查、检测数量均位于世界前列，全年共查处兴奋剂违规 68 起。

根据年报发布数据，2019 年反兴奋剂中心实施检查 20314 例，实验室完成检测 19769 例。共有 11 个国家运动项目管理单位成立反兴奋剂部门，22 个省（市）成立了省级反兴奋剂机构，反兴奋剂治理体系初见成效，据年报公布，阳性率由 2018 年的 0.60% 下降至 0.23%，违规率由 2018 年的 0.36% 下降至 0.33%。

2019 年，反兴奋剂中心在山西二青会、武汉军运会、男篮世界杯和天津残运会等赛事中完成反兴奋剂工作任务，并在二青会首次成功组织实施了独立观察员项目。在完成兴奋剂管制链条各项工作的基础上，推动中国反兴奋剂智慧管理平台、干血点项目等重点项目；推动兴奋剂入刑取得实质性进展，反兴奋剂法治体系进一步完善；成功举办了以"中国模式——综合性运动会反兴奋剂工作"为主题的首届 CHINADA 国际反兴奋剂工作专业研讨会，加强国际合作和对外交流；开展"拿干净金牌"的反兴奋剂理论体系研究，构建科学的反兴奋剂理论体系。

（资料来源：央广网，王启慧，2020-07-07）

**1. 兴奋剂含义**

含兴奋剂药品，在医疗临床上应用广泛。对于普通患者，只要按药品说明书和医嘱服用含兴奋剂药品是安全无危害的。因为运动员的职业特点，所以要加强含兴奋剂药品的管理。

兴奋剂在英语中称"Dope"，原义为"供赛马使用的一种鸦片麻醉混合剂"。由于运动员为提高成绩而最早服用的药物大多属于兴奋剂药物刺激剂类，所以尽管后来被禁用的其他类型药物并不都具有兴奋性，甚至有的还具有抑制性，国际上对禁用药物仍习惯沿用兴奋剂的称谓。因此，如今通常所说的兴奋剂不再是单指那些起兴奋作用的药物，而实际上是对禁用药物的统称。

《反兴奋剂条例》所称兴奋剂，是指兴奋剂目录所列的禁用物质等。

**2. 兴奋剂目录**

兴奋剂目录由国务院体育主管部门会同国务院药品监督管理部门、国务院卫生主管部门、国务院商务主管部门和海关总署制定、每年调整并公布。

国家体育总局、商务部、国家卫生健康委、海关总署、国家药品监督管理局于2020年12月31日联合发布2021年兴奋剂目录公告，《2021年兴奋剂目录》自2021年1月1日起施行。

我国公布的《2021年兴奋剂目录》共358个品种，其中品种类别分布如下：①蛋白同化制剂品种87个；②肽类激素品种65个；③麻醉药品品种14个；④刺激剂（含精神药品）品种75个；⑤药品类易制毒化学品品种3个；⑥医疗用毒性药品品种1个；⑦其他品种（β受体阻滞剂、利尿剂等）113个。

## 活动2　含兴奋剂药品的管理

**1. 兴奋剂的管理层次**

（1）实行特殊管理　兴奋剂目录所列禁用物质属于麻醉药品、精神药品、医疗用毒性药品和易制毒化学品的，其生产、销售、进口、运输和使用，依照药品管理法和有关行政法规的规定实行特殊管理。

（2）实行严格管理　兴奋剂目录所列禁用物质属于我国尚未实施特殊管理的蛋白同化制剂、肽类激素的，实行严格管理。

（3）实行特殊管理　除上述实行特殊管理和严格管理的品种外，兴奋剂目录所列其他禁用物质，实行处方药管理。

**2. 含兴奋剂药品标签和说明书管理**

药品、食品中含有兴奋剂目录所列禁用物质的，生产企业应当在包装标识或者产品说明书上用中文注明"运动员慎用"字样。

兴奋剂目录发布执行后的第9个月首日起，药品生产企业所生产的含兴奋剂目录新列入物质的药品，必须在包装标识或产品说明书上标注"运动员慎用"字样。之前生产的，在有效期内可继续流通使用。

**3. 蛋白同化制剂、肽类激素的经营管理**

① 依照药品管理法的规定取得《药品经营许可证》的药品批发企业，具备一定的条件，并经省、自治区、直辖市药品监督管理部门批准，方可经营蛋白同化制剂、肽类激素。

② 除胰岛素外，药品零售企业不得经营蛋白同化制剂或者其他肽类激素。

③ 进口蛋白同化制剂、肽类激素，除取得国务院药品监督管理部门发给的进口药品注册证书外，还应当取得《进口准许证》。

**4. 蛋白同化制剂、肽类激素的销售及使用管理**

① 蛋白同化制剂、肽类激素的生产企业只能向医疗机构、具有蛋白同化制剂、肽类激素经营资质的药品批发企业和其他同类生产企业供应蛋白同化制剂、肽类激素。

② 蛋白同化制剂、肽类激素的批发企业只能向医疗机构、蛋白同化制剂、肽类激素的生产企业和其他具有蛋白同化制剂、肽类激素经营资质的批发企业供应蛋白同化制剂、肽类激素。

③ 蛋白同化制剂、肽类激素的生产企业或批发企业，可以向药品零售企业供应肽类激素中胰岛素。

④ 医疗机构只能凭依法享有处方权的执业医师开具的处方向患者提供蛋白同化制剂、肽类激素。处方应当保存2年。

⑤ 兴奋剂目录发布执行之日起，不具备蛋白同化制剂和肽类激素经营资格的药品经营企业不得购进目录所列蛋白同化制剂和肽类激素，之前购进的新列入兴奋剂目录的蛋白同化制剂和肽类激素，应当按照《反兴奋剂条例》规定销售至医疗机构、蛋白同化制剂、肽类激素的生产企业或批发企业。药品零售企业已购进的新列入兴奋剂目录的蛋白同化制剂和肽类激素可以继续销售，但应当严格按照处方药管理，处方保存2年。

⑥ 药师发现处方中有含兴奋剂药品且患者为运动员时，必须进一步核对并确认无误后，方可调剂该类药品，并提供详细的用药指导。

# 实训9　药品经营企业购销特殊管理药品模拟

【实训目标】

1. 知道购销特殊管理药品的经营企业应具备的资质要求
2. 知道药品批发企业和零售企业经营特殊管理药品的范围。
3. 能严格按照规定，开展特殊管理药品的经营管理。

【实训内容】

教师组织学生分小组完成实训活动，学生提前学习本章中关于经营麻醉药品、精神药品、医疗用毒性药品、药品类易制毒化学品、含特殊药品复方制剂、兴奋剂的规定。

经营企业分为批发企业和零售企业，每个小组根据麻醉药品、精神药品、医疗用毒性药品、药品类易制毒化学品、含特殊药品复方制剂、兴奋剂分别讨论模拟的批发企业和零售企业是否能经营该类药品，若能经营，企业应具备的资质及经营要求。

每个小组从讨论结果中随机选取两类药品进行展示，交流收获体会。

【考核评价】

教师对各小组完成任务的表现、讨论的结果进行评分，对存在问题进行分析，总结实训收获。

项目检测

一、最佳选择题（每题的备选项中，只有1个最符合题意）

1. 药品零售连锁企业经批准可以销售（　　）

A. 麻醉药品 B. 第一类精神药品
C. 疫苗 D. 第二类精神药品

2.《麻醉药品、第一类精神药品购用印鉴卡》有效期为（　　）
A.1 年　　　　　B.2 年　　　　　C.3 年　　　　　D.5 年

3. 关于《医疗用毒性药品管理办法》，关于生产企业生产医疗用毒性药品规定的说法，错误的是（　　）

A. 生产医疗用毒性药品计划必须经国家药品监督管理局批准
B. 生产医疗用毒性药品必须按照经过批准的生产计划生产
C. 医疗用毒性药品的生产必须由医药专业人员负责配制和质量检验
D. 每次配料必须由 2 人以上复核

4. 根据《医疗用毒性药品管理办法》，下列叙述错误的是（　　）

A. 医疗单位供应和调配毒性药品，凭医生签名的正式处方
B. 每次处方剂量不得超过三日极量
C. 对处方未注明"生用"的毒性中药，应当付炮制品
D. 调配处方时，必须认真负责、计量准确

5. 医疗机构购买放射性药品应持有（　　）

A. 购用印鉴卡 B. 购用卡
C. 盖有医疗单位公章的医生处方供应 D. 放射性药品使用许可证

6. 下列关于药品类易制毒化学品购销行为的说法，错误的是（　　）
A. 购买药品类易制毒化学品原料药必须取得《药品类易制毒化学品购用证明》
B. 麻醉药品区域性批发企业之间不得购销小包装麻黄素
C. 药品类易制毒化学品只能使用现金或实物进行交易
D. 销售药品类易制毒化学品应当逐一建立购买方档案

7. 根据《药品类易制毒化学品管理办法》，关于麦角新碱的说法，错误的是（　　）

A. 药品批发企业应建立专用账册，实行双人双锁管理
B. 麦角新碱属于第二类易制毒化学品
C. 购买麦角新碱原料药须取得《药品类易制毒化学品购用证明》
D. 医疗机构如果需要购进麦角新碱，应提供《麻醉药品，第一类精神药品购用印鉴卡》的复印件

8. 关于含特殊药品复方制剂购销管理的说法，错误的是（　　）

A. 具有蛋白同化制剂、肽类激素定点批发资质的药品经营企业，方可从事含麻黄碱类复方制剂的批发业务
B. 药品零售企业不得开架销售含麻黄碱类复方制剂
C. 具有蛋白同化制剂、肽类激素定点批发资质的药品经营企业，方可从事复方甘草片、复方地芬诺酯片的批发业务
D. 药品零售企业不得开架销售复方甘草片、复方地芬诺酯片

9. 关于含兴奋剂药品管理的说法，正确的是（　　）

A. 严禁药品零售企业销售胰岛素以外的蛋白同化制剂或其他肽类激素
B. 药品经营企业不得经营含兴奋剂药品
C. 医疗机构调配蛋白同化制剂和肽类激素，处方应当保存 3 年备查

D. 药品中含有兴奋剂目录所列禁用物质的，生产企业应当在包装标识或者产品说明书上注明"运动员禁用"字样

**二、配伍选择题**（题目分为若干组，每组题目对应同一组备选项，备选项可重复选用，也可不选用。每题只有1个备选项最符合题意）

[1~3]
A. 第二类精神药品　　　　　　　B. 第一类精神药品
C. 医疗用毒性药品　　　　　　　D. 麻醉药品

1. 根据特殊管理药品有关品种目录管理的规定，含可待因复方口服溶液剂属于（　　）
2. 根据特殊管理药品有关品种目录管理的规定，罂粟壳属于（　　）
3. 根据特殊管理药品有关品种目录管理的规定，哌替啶属于（　　）

[4~6]
A. 所在地省、自治区、直辖市卫生行政部门
B. 所在地省、自治区、直辖市药品监督管理部门
C. 所在地设区的市级卫生行政部门
D. 所在地设区的市级药品监督管理部门

4. 根据《麻醉药品和精神药品管理条例》，药品零售连锁企业门店从事第二类精神药品零售业务的审批部门是（　　）
5. 根据《麻醉药品和精神药品管理条例》，从事麻醉药品和第一类精神药品区域性批发业务的审批部门是（　　）
6. 根据《麻醉药品和精神药品管理条例》，《麻醉药品、第一类精神药品购用印鉴卡》的审批部门是（　　）

[7~8]
A. 胰岛素注射剂　　　　　　　　B. 列入兴奋剂目录的利尿剂
C. A型肉毒毒素制剂　　　　　　D. 复方盐酸伪麻黄碱缓释胶囊

7. 药品零售企业不得销售的是（　　）
8. 药品零售企业可以经营的肽类激素是（　　）

[9~10]
A. 药品类易制毒化学品
B. 含麻黄碱类复方制剂
C. 第三类易制毒化学品
D. 含可待因复方口服液体制剂

9. 必须由具有蛋白同化制剂、肽类激素定点批发资质的药品批发企业从事批发业务的产品是（　　）
10. 药品零售企业在销售时，应查验登记购买者身份证信息，且单次不得超过2个最小包装的是（　　）

**三、多项选择题**（每题的备选项中，有2个或2个以上符合题意）

1. 根据《麻醉药品和精神药品管理条例》，下列叙述正确的有（　　）
A. 麻醉药品和第一类精神药品不得零售
B. 运输第一类精神药品的承运人在运输过程中应当携带运输证明副本
C. 第二类精神药品经营企业应当在药品库房中设置专区储存第二类精神药品

D. 医疗机构抢救患者急需麻醉药品而本医疗机构无法提供时可以从定点批发企业借用

2. 下列药品属于药品类易制毒化学品的有（　　）

A. 麦角新碱　　　B. 罂粟浓缩物　　　C. 麻黄浸膏　　　D. 麦角酸

3. 关于蛋白同化制剂、肽类激素的销售与使用的说法，正确的有（　　）

A. 蛋白同化制剂应储存在专库或专柜中，应有专人负责管理

B. 除胰岛素外，药品零售企业不得经营蛋白同化制剂或者其他肽类激素

C. 药品零售企业已购进的新列入兴奋剂目录的蛋白同化制剂和肽类激素可以继续销售，但应当严格按照处方药管理

D. 医疗机构蛋白同化制剂、肽类激素处方应当保存2年备查

4. 根据《关于加强含麻黄碱类复方制剂管理有关事宜的通知》，药品零售企业销售含麻黄碱类复方制剂时应（　　）

A. 设置专柜　　　B. 开架销售　　　C. 专册登记　　　D. 专人管理

（韩宝来）

# 项目十 药品信息、广告的管理

## 项目说明

本项目共完成两个任务,任务一使同学们熟悉药品包装的组成,掌握直接接触药品包装材料和容器的管理规定,熟知说明书的格式及书写要求,熟知不同药品标签包括的内容,掌握药品名称、商标及专有标识的管理规定;任务二使同学们掌握药品广告审查和发布的要求,了解违法药品广告的处罚规定。

## 任务一 药品包装、标签和说明书管理

### 任务目标

**知识目标**
1. 掌握直接接触药品的包装材料和容器的管理规定。
2. 掌握药品标签内容的要求。
3. 掌握药品名称、注册商标及专有标识的管理规定。
4. 熟悉药品说明书的格式要求及各项内容书写要求。

**能力目标**
1. 能分辨药品的内、外包装,并说出常见药品内包装的材料和容器。
2. 能正确解读药品标签和说明书的内容。
3. 能区分药品的通用名称、商品名称和注册商标,并辨别药品标签和说明书印制是否符合规定。

### 活动1 药品包装管理

#### 一、药品包装的概念与功能

药品包装是利用适当的材料或容器、利用包装技术对药物制剂的半成品或成品进行分(灌)、封、装、贴签等加工过程的总称。

药品包装分为内包装和外包装。内包装是指直接接触药品的包装。内包装以外的称为外包装,外包装按照从里到外又可以分为中包装和大包装。《药品管理法》规定,药品包装应当适合药品质量的要求,方便储存、运输和医疗使用。发运中药材应当有包装,在每件包装上,应当注明品名、产地、日期、供货单位,并附有质量合格的标志。

药品的包装材料和容器、标签和说明书,三者是药品不可或缺的组成部分,与药品质量息息相关。

#### 二、直接接触药品的包装材料和容器管理的规定

**1.《药品管理法》规定**

直接接触药品的包装材料和容器应当符合药用要求,符合保障人体健康、安全的标准,

并由药品监督管理部门在审批药品时一并审批。药品生产企业不得使用未经批准的直接接触药品的包装材料和容器，对不合格的直接接触药品的包装材料和容器，由药品监督管理部门责令停止使用。

**2. 直接接触药品的包装材料和容器（药包材）的注册**

2004年7月20日实施的《直接接触药品的包装材料和容器管理办法》明确规定，生产、进口和使用药包材，必须符合药包材国家标准。药包材国家标准由国家药品监督管理局制定和颁布。国家药品监督管理局制定注册药包材产品目录，并对目录中的产品实行注册管理。药包材注册申请包括生产申请、进口申请和补充申请。

（1）实施注册管理的药包材产品目录  输液瓶（袋、膜及配件）；安瓿；药用（注射剂、口服或者外用剂型）瓶（管、盖）；药用胶塞；药用预灌封注射器；药用滴眼（鼻、耳）剂瓶（管）；药用硬片（膜）；药用铝箔；药用软膏管（盒）；药用喷（气）雾剂泵（阀门、罐、筒）；药用干燥剂。

（2）药包材生产申请与审批  见图10-1。

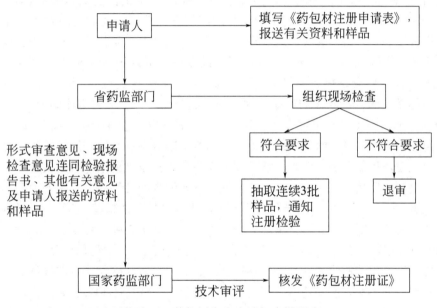

图10-1  药包材生产申请与审批程序

（3）药包材进口申请与注册

① 申请人提出药包材进口申请的，应当填写《药包材注册申请表》，向国家药品监督管理局报送有关资料和样品。

② 国家药品监督管理局应当在5日内对申报资料进行形式审查，符合要求的予以受理，发给受理通知单和检验通知单；不符合要求的不予受理，发给不予受理通知单，并说明理由。

③ 申请人凭检验通知单向国家药品监督管理局设置或者确定的药包材检验机构报送连续3批样品。国家药品监督管理局根据工作需要，可以对进口药包材研制情况及生产条件进行现场考核，并抽取样品。

④ 国家药品监督管理局在收到药包材检验机构对样品的检验报告及意见后，组织完成技术审评。符合规定的，核发《进口药包材注册证》；不符合规定的，发给《审批意见通知件》。中国香港、中国澳门和中国台湾地区的药包材生产厂商申请药包材注册的，参照进口

药包材办理，符合规定的，发给《药包材注册证》。

（4）药包材的再注册　国家药品监督管理局核发的《药包材注册证》或者《进口药包材注册证》的有效期为5年。有效期届满需要继续生产或者进口的，申请人应当在有效期届满前6个月申请再注册。

（5）药包材的补充申请　药包材经批准注册后，变更药包材标准、改变工艺及《药包材注册证》或者《进口药包材注册证》中所载明事项等的，申请人应当提出补充申请。补充申请的申请人，应当是药包材批准证明文件的持有人。

## 活动2　药品说明书管理

### 一、案例分析

**案例10-1**　擅自删减药品说明书致人损害案

1995年8月18日，胡某某因患三叉神经痛，前往上海市第九人民医院就诊。医生诊断后开出处方药卡马西平片，该药的生产厂是上海黄海制药厂。药盒内附有该厂印制的药品说明书。患者服药7天后，身上出现皮疹。其阅读了说明书，未见说明有关不良反应部分包括皮疹的记载，便未疑与服用该药有关，仍继续服用。至第10天，原告皮疹反应加重，并扩展至全身，同时伴有发热。当月29日和31日，患者就近前往龙华医院和上海市宛平医院急诊，两医院均未作出药疹的诊断。因症状日趋恶化，患者又被送往瑞金医院紧急抢救，诊断结论为：卡马西平引起重症多形红斑性药疹。患者于9月1日入住该院治疗，当月23日出院，回家中休养。经法医鉴定：被鉴定人胡爱苗因服用卡马西平过敏，致全身泛发性黄豆大小水肿红斑，目前面部无明显色素改变，全身各处泛发性色素沉着，复视（轻度）。

上海黄海制药厂是在1988年1月19日取得该药的生产批复的。所附的说明书中列举了30余种不良反应。黄海厂生产的卡马西平经上海市药品检验所检验，符合中国药典的规定，但该厂随药附送的说明书在"不良反应"一栏中，仅列举了5种不良反应，而将市卫生局同意其生产的批文附件中列举的其他28种不良反应全部删除，其中包括皮疹。

因原告与被告交涉赔偿未获结果，遂向法院起诉。一审法院判决：被告黄海厂赔偿原告胡爱苗医疗费、误工费、营养费、护理费、交通费和鉴定费共计13223.68元；被告黄海厂补偿原告胡爱苗5000元。二审判决：撤销一审判决；被告上海黄海制药厂赔偿原告胡爱苗医疗费、误工费、营养费、护理费、交通费和鉴定费共计人民币14848.68元；被告上海黄海制药厂补偿原告胡爱苗人民币55000元。（资料来源：http：//www.110.com/，2010年7月23日）

**讨论：** 1. 该案中药品生产厂家应该承担什么责任？
　　　　2. 如果此案例发生在2019年12月1日新版《药品管理法》施行之后，应当怎样处罚？

《药品管理法》第四十九条规定，药品包装应当按照规定印有或者贴有标签并附有说明书。为规范药品说明书和标签的管理，原国家食品药品监督管理局于2006年3月10日审议通过了《药品说明书和标签管理规定》，自2006年6月1日起施行。

### 二、药品标签和说明书的总体要求

**1. 核准的规定**

药品包装必须按照规定印有或者贴有标签，不得夹带其他任何介绍或者宣传产品、企业的文字、音像及其他资料。药品生产企业生产供上市销售的最小包装必须附有说明书。药品说明书和标签由国家药品监督管理局予以核准。药品的标签应当以说明书为依据,其内容不得超出说明书的范围,不得印有暗示疗效、误导使用和不适当宣传产品的文字和标识。

### 2. 文字表述要求

药品说明书和标签的文字表述应当科学、规范、准确。非处方药说明书还应当使用容易理解的文字表述,以便患者自行判断、选择和使用。药品说明书和标签中的文字应当清晰易辨,标识应当清楚醒目,不得有印字脱落或者粘贴不牢等现象,不得以粘贴、剪切、涂改等方式进行修改或者补充。

药品说明书和标签应当使用国家语言文字工作委员会公布的规范化汉字,增加其他文字对照的,应当以汉字表述为准。

### 3. 加注警示

为了保护公众健康和指导正确合理用药,药品生产企业可以主动提出在药品说明书或者标签上加注警示语,国家药品监督管理局也可以要求药品生产企业在说明书或者标签上加注警示语。

## 三、药品说明书的概念及作用

药品说明书,是指药品生产企业印制并提供的,包含药理学、毒理学、药效学、医学等药品安全性、有效性重要科学数据和结论的,用以指导临床正确使用药品的技术性资料。

药品说明书是载明药品最基本、最重要信息的法定文件。由国家药品监督管理局在审批药品上市时,对药品的标签和说明书一并核准。药品说明书在科学、医药学和法律方面具有重要意义。根据《药品说明书和标签管理规定》第九条规定,药品说明书的基本作用是用以指导安全、合理使用药品。药品说明书是医师、药师和患者准确选择和合理使用药品的主要依据,按照国际惯例,药品说明书是所有国家医师、药师和患者使用药品唯一具有法律依据的临床用药资料,在医疗纠纷的处理中,说明书是评判医师用药是否有误的重要证据之一,严格按说明书使用药品对保护医药人员和患者权益有着重要作用。还有药品说明书是药品生产企业按照国家要求的格式及内容撰写,是对药品信息科学严谨、实事求是的描述,是向医药卫生人员和人民群众宣传介绍药品特性、普及医药知识的主要媒介。

## 四、药品说明书的撰写要求和修改规定

### 1. 药品说明书的撰写要求

药品说明书对疾病名称、药学专业名词、药品名称、临床检验名称和结果的表述,应当采用国家统一颁布或规范的专用词汇,度量衡单位应当符合国家标准的规定。

药品说明书应当列出全部活性成分或者组方中的全部中药药味。注射剂和非处方药还应当列出所用的全部辅料名称。药品处方中含有可能引起严重不良反应的成分或者辅料的,应当予以说明。

药品说明书应当充分包含药品不良反应信息,详细注明药品不良反应。

### 2. 药品说明书的修改规定

药品生产企业应当主动跟踪药品上市后的安全性、有效性情况,需要对药品说明书进行修改的,应当及时提出申请。根据药品不良反应监测、药品再评价结果等信息,国家药品监督管理局也可以要求药品生产企业修改药品说明书。药品说明书获准修改后,药品生产企业应当将修改的内容立即通知相关药品经营企业、使用单位及其他部门,并按要求及

时使用修改后的说明书和标签。药品说明书核准日期和修改日期应当在说明书中醒目标示。

### 五、药品说明书的格式要求

国家食品药品监督管理局分别于2006年5月10日发布《化学药品和治疗用生物制品说明书规范细则》和《预防用生物制品说明书规范细则》，2006年6月22日发布《中药、天然药物处方药说明书内容书写要求》以及《中药、天然药物处方药说明书撰写指导原则》，2006年10月20日发布《非处方药说明书规范细则》，这些规范细则或指导原则对化学药品、生物制品和中药说明书的格式及各项内容的书写要求做出明确规定。不同药品说明书的格式要求详见表10-1。

表10-1 不同药品说明书格式要求

核准日期
修改日期

特殊药品、OTC、外用药品标识位置

×××说明书
忠告语
警示语位置

| 说明书所列项目 | 化学药品和治疗用生物制品处方药 | 中药、天然药物处方药 | 非处方药 | 治疗用生物制品 |
|---|---|---|---|---|
| 【药品名称】 | √ | √ | √ | √ |
| 通用名称： | √ | √ | √ | √ |
| 商品名称： | ? | ? | ? | ? |
| 英文名称： | ? | ? | ? | ? |
| 汉语拼音： | √ | √ | √ | √ |
| 【成分】 | √ | √ | √ | |
| 【性状】 | √ | √ | √ | |
| 【成分和性状】 | | | | √ |
| 【作用类别】 | | | √（化学药品要求） | |
| 【接种对象】 | | | | √ |
| 【作用与用途】 | | | | √ |
| 【适应证】 | √ | √ | √ | |
| 【功能主治】 | | | | |
| 【规格】 | √ | √ | √ | √ |
| 【免疫程序和剂量】 | | | | √ |
| 【用法用量】 | √ | √ | √ | |
| 【不良反应】 | √ | √ | √ | √ |
| 【禁忌】 | √ | √ | √ | √ |
| 【注意事项】 | √ | √ | √ | √ |
| 【孕妇及哺乳期妇女用药】 | √ | ? | | |
| 【儿童用药】 | √ | ? | | |
| 【老年用药】 | √ | ? | | |

续表

| 说明书所列项目 | 化学药品和治疗用生物制品处方药 | 中药、天然药物处方药 | 非处方药 | 治疗用生物制品 |
|---|---|---|---|---|
| 【药物相互作用】 | √ | ?（注射剂须列出此项） | √ | |
| 【药物过量】 | √ | | | |
| 【临床试验】 | ? | ? | | |
| 【药理毒理】 | √ | ? | | |
| 【药代动力学】 | √ | ? | | |
| 【贮藏】 | √ | √ | √ | √ |
| 【包装】 | √ | √ | √ | √ |
| 【有效期】 | √ | √ | √ | √ |
| 【执行标准】 | √ | √ | √ | √ |
| 【批准文号】 | √ | √ | √ | √ |
| 【说明书修订日期】 | | | √ | |
| 【生产企业】 | √ | √ | √ | √ |
| 　企业名称 | √ | √ | √ | √ |
| 　生产地址 | √ | √ | √ | √ |
| 　邮政编码 | √ | √ | √ | √ |
| 　电话和传真号码 | √ | √ | √ | √ |
| 　网址 | ? | ? | ? | ? |
| 　如有问题可与生产企业联系 | | | √ | |

注："√"表示药品说明书必须列出此项内容；"?"表示药品说明书有此项内容列出，无此项内容可不列该项。

## 六、药品说明书各项内容书写要求

**1.核准和修改日期**

核准日期为国家药品监督管理局批准该药品注册的时间。化学药品、治疗用生物制品修改日期为此后历次修改的时间，中药、天然药物仅列最后一次的修改日期；未进行修改的，可不列修改日期。核准和修改日期应当印制在说明书首页左上角。修改日期位于核准日期下方，按时间顺序逐行书写。

对于2006年7月1日之前批准注册的中药、天然药物，其"核准日期"应为按照《关于印发中药、天然药物处方药说明书格式内容书写要求及撰写指导原则的通知》要求提出补充申请后，国家药品监督管理局或省级药品监督管理局予以核准的日期。修改日期指该药品说明书的修改被国家药品监督管理局或省级药品监督管理局核准的日期。

**2.特殊药品、非处方药和外用药品标识**

麻醉药品、精神药品、医疗用毒性药品、放射性药品、非处方药和外用药品等专用标识在说明书首页右上方标注。

**3.说明书标题**

"×××说明书"中的"×××"是指该药品的通用名称。

（1）处方药　"请仔细阅读说明书并在医师指导下使用"，该内容必须标注，并印制在说明书标题下方。

（2）非处方药　请仔细阅读说明书并按说明使用或在药师指导下购买和使用。该忠告语必须标注在说明书标题下方，采用加重字体印刷。

**4. 警示语**

警示语是指对药品严重不良反应及其潜在的安全性问题的警告，还可以包括药品禁忌、注意事项及剂量过量等需提示用药人群特别注意的事项。含有化学药品（维生素类除外）的中药复方制剂，应注明本品含××（化学药品通用名称）。

有该方面内容的，应当在说明书标题下以醒目的黑体字注明。无该方面内容的，不列该项。

**5.【药品名称】**

按下列顺序列出。

① 通用名称：中国药典收载的品种，其通用名称应当与药典一致，或者与国家批准的该品种药品标准中的药品名称一致；药典未收载的品种，其名称应当符合药品通用名称命名原则。

② 商品名称：未批准使用商品名称的药品不列该项。

③ 英文名称：无英文名称的药品不列该项。

④ 汉语拼音。

**6.【成分】**

（1）化学药品处方药和治疗用生物制品

① 列出活性成分的化学名称、化学结构式、分子式、分子量。并按下列方式书写。

化学名称：

化学结构式：

分子式：

分子量：

② 复方制剂可以不列出每个活性成分化学名称、化学结构式、分子式、分子量内容。本项可以表达为"本品为复方制剂，其组分为："。组分按一个制剂单位（如每片、粒、支、瓶等）分别列出所含的全部活性成分及其量。

③ 多组分或者化学结构尚不明确的化学药品或者治疗用生物制品，应当列出主要成分名称，简述活性成分来源。

④ 处方中含有可能引起严重不良反应的辅料的，该项下应当列出该辅料名称。

⑤ 注射剂应当列出全部辅料名称。

（2）预防用生物制品　包括该制品的主要成分（如生产用毒株或基因表达提取物等）和辅料、生产用细胞、简述制备工艺、成品剂型和外观等。冻干制品还应增加冻干保护剂的主要成分。

（3）中药、天然药物处方药　应列出处方中所有的药味或有效部位、有效成分等。注射剂还应列出所用的全部辅料名称；处方中含有可能引起严重不良反应的辅料的，在该项下也应列出该辅料名称。成分排序应与国家批准的该品种药品标准一致，辅料列于成分之后。对于处方已列入国家秘密技术项目的品种，以及获得中药一级保护的品种，可不列此项。

（4）化学药品非处方药　处方组成及各成分含量应与该药品注册批准证明文件一致。成分含量按每一个制剂单位（如每片、粒、包、支、瓶等）计。单一成分的制剂须写明成分通用名称及含量，并注明所有辅料成分。表达为"本品每×含×××××××。辅料为：×××××××"。

复方制剂需写明全部活性成分组成及各成分含量，并注明所有辅料成分。表达为"本品为复方制剂，每×含××××××××。辅料为：××××××××"。

（5）中成药非处方药　除《中药品种保护条例》第十三条规定的情形外，必须列出全部处方组成和辅料，处方所含成分及药味排序应与药品标准一致。处方中所列药味其本身为多种药材制成的饮片，且该饮片为国家药品标准收载的，只需写出该饮片名称。

**7.【性状】**

包括药品的外观、臭、味、溶解度以及物理常数等。应与国家批准的该品种药品标准中的性状一致。

**8.【作用类别】**

仅化学药品非处方药有此项内容。按照国家药品监督管理局公布的该药品非处方药类别书写，如"解热镇痛类"。

**9.【适应证】/【功能主治】**

应当根据该药品的用途，采用准确的表述方式，明确用于预防、治疗、诊断、缓解或者辅助治疗某种疾病（状态）或者症状。应与国家批准的该品种药品标准中的功能主治或适应证一致。

预防用生物制品标注【接种对象】和【作用与用途】，【接种对象】应注明适宜接种的易感人群、接种人群的年龄、接种的适宜季节等。【作用与用途】应明确该制品的主要作用，如"用于×××疾病的预防"。

**10.【规格】**

（1）化学药品和治疗用生物制品　规格指每支、每片或其他每一单位制剂中含有主药（或效价）的重量或含量或装量。生物制品应标明每支（瓶）有效成分的效价（或含量及效价）及装量（或冻干制剂的复溶后体积）。表示方法一般按照中国药典要求规范书写，有两种以上规格的应当分别列出。

（2）预防用生物制品　明确该制品每1次人用剂量及有效成分的含量或效价单位，及装量（或冻干制剂的复溶后体积）。

（3）中药、天然药物处方药　应与国家批准的该品种药品标准中的规格一致。同一药品生产企业生产的同一品种，如规格或包装规格不同，应使用不同的说明书。

（4）化学药品非处方药　规格指每支、每片或其他每一单位制剂中含有主药的重量、含量或装量。生物制品应标明每支（瓶）有效成分效价（或含量）及装量（或冻干制剂的复溶体积）。计量单位必须以中文表示。每一说明书只能写一种规格。

（5）中成药非处方药　应与药品标准一致。数字以阿拉伯数字表示，计量单位必须以汉字表示。每一说明书只能写一种规格。

**11.【用法用量】**

（1）化学药品和治疗用生物制品　应当包括用法和用量两部分。需按疗程用药或者规定用药期限的，必须注明疗程、期限。应当详细列出该药品的用药方法，准确列出用药的剂量、计量方法、用药次数以及疗程期限，并应当特别注意与规格的关系。用法上有特殊要求的，应当按实际情况详细说明。

（2）中药、天然药物处方药　应与国家批准的该品种药品标准中的用法用量一致。

（3）非处方药　用量按照国家药品监督管理局公布的该药品非处方药用量书写。数字以阿拉伯数字表示，所有重量或容量单位必须以汉字表示。

用法可根据药品的具体情况，在国家药品监督管理局公布的该药品非处方药用法用量和适应证或功能主治范围内描述，用法不能对用药人有其他方面的误导或暗示。需提示患者注意的特殊用法用量应当在注意事项中说明。老年人或儿童等特殊人群的用法用量不得使用"儿童酌减"或"老年人酌减"等表述方法，可在【注意事项】中注明"儿童用量（或老年人用量）应咨询医师或药师"。

（4）预防用生物制品　此项内容标注为【免疫程序和剂量】　应当明确接种部位、接种途径（如肌内注射、皮下注射、划痕接种等）。特殊接种途径的应描述接种的方法、全程免疫程序和剂量（包括免疫针次、每次免疫的剂量、时间间隔、加强免疫的时间及剂量）。每次免疫程序因不同年龄段而不同的，应当分别作出规定。冻干制品应当规定复溶量及复溶所用的溶媒。

**12.【不良反应】**

应当实事求是地详细列出该药品不良反应。并按不良反应的严重程度、发生的频率或症状的系统性列出。尚不清楚有无不良反应的，可在该项下以"尚不明确"表述。

预防用生物制品包括接种后可能出现的偶然或者一过性反应的描述，以及对于出现的不良反应是否需要特殊处理。

国家药品监督管理局公布的该药品不良反应内容不得删减。

**13.【禁忌】**

（1）处方药　应当列出该药品不能应用的各种情况，例如禁止应用该药品的人群或者疾病情况。尚不清楚有无禁忌的，可在该项下以"尚不明确"来表述。预防用生物制品列出禁止使用或者暂缓使用该制品的各种情况。

（2）非处方药　应列出该药品不能应用的各种情况，如禁止应用该药品的人群或疾病等情况。国家药品监督管理局公布的该药品禁忌内容不得删减。

【禁忌】内容应采用加重字体印刷。

**14.【注意事项】**

（1）处方药　列出使用时必须注意的问题，包括需要慎用的情况（如肝、肾功能的问题），影响药物疗效的因素（如食物、烟、酒），用药过程中需观察的情况（如过敏反应，定期检查血象、肝功能、肾功能）及用药对于临床检验的影响等。滥用或者药物依赖性内容可以在该项目下列出。如有与中医理论有关的证候、配伍、妊娠、饮食等注意事项，应在该项下列出。处方中如含有可能引起严重不良反应的成分或辅料，应在该项下列出。注射剂如需进行皮内敏感试验的，应在该项下列出。中药和化学药品组成的复方制剂，必须列出成分中化学药品的相关内容及注意事项。尚不清楚有无注意事项的，可在该项下以"尚不明确"来表述。

预防用生物制品列出使用的各种注意事项。以特殊接种途径进行免疫的制品，应明确接种途径，如注明"严禁皮下或肌内注射"。使用前检查包装容器、标签、外观、有效期是否符合要求。还包括疫苗包装容器开启时，对制品使用的要求（如需振摇），冻干制品的重溶时间等。疫苗开启后应在规定的时间内使用，以及由于接种该制品而出现的紧急情况的应急处理办法等。减毒活疫苗还需在该项下注明：本品为减毒活疫苗，不推荐在该疾病流行季节使用。

（2）非处方药　应列出使用该药必须注意的问题，包括需要慎用的情况（如肝、肾功能的问题），影响药物疗效的因素（如食物、烟、酒等），孕妇、哺乳期妇女、儿童、老人等特殊人群用药，用药对于临床检验的影响，滥用或药物依赖情况，以及其他保障用药人自我药疗安全用药的有关内容。

必须注明"对本品过敏者禁用,过敏体质者慎用""本品性状发生改变时禁止使用""如正在使用其他药品,使用本品前请咨询医师或药师""请将本品放在儿童不能接触的地方"。对于可用于儿童的药品必须注明"儿童必须在成人监护下使用"。处方中含兴奋剂的品种应注明"运动员应在医师指导下使用"。对于是否适用于孕妇、哺乳期妇女、儿童、老人等特殊人群尚不明确的,必须注明相应人群应在医师指导下使用。如有与中医理论有关的证候、配伍、饮食等注意事项,应在该项下列出。中药和化学药品组成的复方制剂,应注明本品含××(化学药品通用名称),并列出成分中化学药品的相关内容及注意事项。

国家药品监督管理局公布的该药品注意事项内容不得删减。

【注意事项】内容应采用加重字体印刷。

**15.【孕妇及哺乳期妇女用药】**

着重说明该药品对妊娠、分娩及哺乳期母婴的影响,并写明可否应用本品及用药注意事项。未进行该项实验且无可靠参考文献的,应当在该项下予以说明。

中药、天然药物如未进行该项相关研究,可不列此项。如有该人群用药需注意的内容,应在【注意事项】项下予以说明。

**16.【儿童用药】**

(1)化学药品和预防用生物制品  主要包括儿童由于生长发育的关系而对于该药品在药理学、毒理学或药代动力学方面与成人的差异,并写明可否应用本品及用药注意事项。未进行该项实验且无可靠参考文献的,应当在该项下予以说明。

(2)中药、天然药物  如进行过该项相关研究,应说明儿童患者可否应用该药品。可应用者需应说明用药须注意的事项。如未进行该项相关研究,可不列此项。如有该人群用药需注意的内容,应在【注意事项】项下予以说明。

**17.【老年用药】**

(1)化学药品和预防用生物制品  主要包括老年人由于机体各种功能衰退的关系而对于该药品在药理学、毒理学或药代动力学方面与成人的差异,并写明可否应用本品及用药注意事项。未进行该项实验且无可靠参考文献的,应当在该项下予以说明。

(2)中药、天然药物  如进行过该项相关研究,应对老年患者使用该药品的特殊情况予以说明。包括使用限制、特定监护需要、与老年患者用药相关的危险性以及其他与用药有关的安全性和有效性的信息。如未进行该项相关研究,可不列此项。如有该人群用药需注意的内容,应在【注意事项】项下予以说明。

**18.【药物相互作用】**

(1)化学药品和预防用生物制品  列出与该药产生相互作用的药品或者药品类别,并说明相互作用的结果及合并用药的注意事项。未进行该项实验且无可靠参考文献的,应当在该项下予以说明。

(2)中药、天然药物处方药  如进行过该项相关研究,应详细说明哪些或哪类药物与本药品产生相互作用,并说明相互作用的结果。如未进行该项相关研究,可不列此项,但注射剂除外,注射剂必须以"尚无本品与其他药物相互作用的信息"来表述。

(3)非处方药  应列出与该药产生相互作用的药物及合并用药的注意事项。未进行该项实验且无可靠参考文献的,应当在该项下予以说明。必须注明"如与其他药物同时使用可能会发生药物相互作用,详情请咨询医师或药师。"

19.【药物过量】

仅化学药品和治疗用生物制品标注此项内容。应详细列出过量应用该药品可能发生的毒性反应、剂量及处理方法。未进行该项实验且无可靠参考文献的，应当在该项下予以说明。

20.【临床试验】

（1）化学药品和预防用生物制品  为本品临床试验概述，应当准确、客观地进行描述。包括临床试验的给药方法、研究对象、主要观察指标、临床试验的结果包括不良反应等。没有进行临床试验的药品不书写该项内容。

（2）中药、天然药物  对于2006年7月1日之前批准注册的中药、天然药物，如在申请药品注册时经国家药品监督管理部门批准进行过临床试验，应当描述为"本品于××××年经××××批准进行过××例临床试验"。对于2006年7月1日之后批准注册的中药、天然药物，如申请药品注册时，经国家药品监督管理部门批准进行过临床试验的，应描述该药品临床试验的概况，包括研究对象、给药方法、主要观察指标、有效性和安全性结果等。未按规定进行过临床试验的，可不列此项。

21.【药理毒理】

（1）化学药品和预防用生物制品  包括药理作用和毒理研究两部分内容。药理作用为临床药理中药物对人体作用的有关信息。也可列出与临床适应证有关或有助于阐述临床药理作用的体外试验和（或）动物实验的结果。复方制剂的药理作用可以为每一组成成分的药理作用。毒理研究所涉及的内容是指与临床应用相关，有助于判断药物临床安全性的非临床毒理研究结果。应当描述动物种属类型，给药方法（剂量、给药周期、给药途径）和主要毒性表现等重要信息。复方制剂的毒理研究内容应当尽量包括复方给药的毒理研究结果，若无该信息，应当写入单药的相关毒理内容。未进行该项实验且无可靠参考文献的，应当在该项下予以说明。

（2）中药、天然药物  申请药品注册时，按规定进行过系统相关研究的，应列出药理作用和毒理研究两部分内容：药理作用是指非临床药理试验结果，应分别列出与已明确的临床疗效密切相关的主要药效试验结果。毒理研究是指非临床安全性试验结果，应分别列出主要毒理试验结果。未进行相关研究的，可不列此项。

22.【药代动力学】

（1）化学药品和预防用生物制品  应当包括药物在体内吸收、分布、代谢和排泄的全过程及其主要的药代动力学参数，以及特殊人群的药代动力学参数或特征。说明药物是否通过乳汁分泌、是否通过胎盘屏障及血脑屏障等。应以人体临床试验结果为主，如缺乏人体临床试验结果，可列出非临床试验的结果，并加以说明。

未进行该项实验且无可靠参考文献的，应当在该项下予以说明。

（2）中药、天然药物  应包括药物在体内的吸收、分布、代谢和排泄过程以及药代动力学的相关参数，一般应以人体临床试验结果为主，如缺乏人体临床试验结果，可列出非临床试验结果，并加以说明。未进行相关研究的，可不列此项。

23.【贮藏】

（1）化学药品和预防用生物制品  具体条件的表示方法按《中国药典》要求书写，并注明具体温度，如阴凉处（不超过20℃）保存。生物制品应当同时注明制品保存和运输的环境条件，特别应明确具体温度。

（2）中药、天然药物  应与国家批准的该品种药品标准"贮藏"项下的内容一致。需要注明具体温度的，应按《中国药典》中的要求进行标注。

### 24.【包装】
包括直接接触药品的包装材料和容器及包装规格，并按该顺序表述。

包装规格一般是指上市销售的最小包装的规格。

### 25.【有效期】
以月为单位表述，可以表述为：××个月（×用阿拉伯数字表示）。

### 26.【执行标准】
应列出目前执行的国家药品标准的名称、版本，如《中国药典》2015年版二部，或名称及版本，或名称及编号，如 WS-10001（HD-0001）—2002。

### 27.【批准文号】
指该药品的药品批准文号，进口药品注册证号或者医药产品注册证号。

麻醉药品、精神药品、蛋白同化制剂和肽类激素还需注明药品准许证号。

### 28.【说明书修订日期】
指经批准使用该说明书的日期。仅非处方药标注此项内容。

### 29.【生产企业】
国产药品该项内容应当与《药品生产许可证》载明的内容一致，进口药品应当与提供的政府证明文件一致。并按下列方式列出。

企业名称：

生产地址：

邮政编码：

电话和传真号码：需标明区号。

注册地址：应与《药品生产许可证》中的注册地址一致。

网址：如无网址可不写，此项不保留。

如有问题可与生产企业联系（该内容非处方药必须标注，并采用加重字体印刷在【生产企业】项后）。

## 活动3 药品标签管理

### 一、药品标签的定义及分类

药品的标签是指药品包装上印有或者贴有的内容，分为内标签和外标签。药品内标签指直接接触药品的包装的标签，外标签指内标签以外的其他包装的标签。

### 二、药品标签内容的规定

**1.药品内标签**

应当包含药品通用名称、适应证或者功能主治、规格、用法用量、生产日期、产品批号、有效期、生产企业等内容。包装尺寸过小无法全部标明上述内容的，至少应当标注药品通用名称、规格、产品批号、有效期等内容。

**2.药品外标签**

应当注明药品通用名称、成分、性状、适应证或者功能主治、规格、用法用量、不良反应、禁忌、注意事项、贮藏、生产日期、产品批号、有效期、批准文号、生产企业等内容。适应证或者功能主治、用法用量、不良反应、禁忌、注意事项不能全部注明的，应当标出主要内容并注明"详见说明书"字样。对贮藏有特殊要求的药品，应当在标签的醒目位置注明。

**3. 用于运输、储藏的包装的标签**

至少应当注明药品通用名称、规格、贮藏、生产日期、产品批号、有效期、批准文号、生产企业，也可以根据需要注明包装数量、运输注意事项或者其他标记等必要内容。

**4. 原料药的标签**

应当注明药品名称、贮藏、生产日期、产品批号、有效期、执行标准、批准文号、生产企业，同时还需注明包装数量以及运输注意事项等必要内容。

### 三、同一厂家的同一药品标签的规定

同一药品生产企业生产的同一药品，药品规格和包装规格均相同的，其标签的内容、格式及颜色必须一致；药品规格或者包装规格不同的，其标签应当明显区别或者规格项明显标注。同一药品生产企业生产的同一药品，分别按处方药与非处方药管理的，两者的包装颜色应当明显区别。

### 四、药品标签中有效期的标注方法

药品标签中的有效期应当按照年、月、日的顺序标注，年份用四位数字表示，月、日用两位数表示。其具体标注格式为"有效期至××××年××月"或者"有效期至××××年××月××日"；也可以用数字和其他符号表示为"有效期至××××.××."或者"有效期至××××/××/××"等。

预防用生物制品有效期的标注按照国家药品监督管理局批准的注册标准执行，治疗用生物制品有效期的标注自分装日期计算，其他药品有效期的标注自生产日期计算。

有效期若标注到日，应当为起算日期对应年月日的前一天，若标注到月，应当为起算月份对应年月的前一月。

> **案例10-2　药品标签与说明书不符案**
>
> 某食品药品监管局在日常监督检查中，在 B 药品批发企业冰箱内发现该企业购进 A 药品生产企业生产的"人血白蛋白"99 瓶，每瓶内包装标签载明："批准文号：国药准字 S1097008，规格：20%·5g"。每瓶内装"人血白蛋白使用说明书"一份，载明："批准文号：国药准字 S1097009，规格：蛋白浓度20%，装量为 10g/瓶"，明显与包装标签不符。（资料来源：中国医药报，范仁祥，2006 年 1 月 7 日）
>
> 讨论：此案例违反《药品说明书和标签管理规定》的哪些规定？应当如何处理？

## 活动4　药品名称、商标和专有标识管理

### 一、药品标签和说明书中的药品名称管理规定

药品说明书和标签中标注的药品名称必须符合国家药品监督管理局公布的药品通用名称和商品名称的命名原则，并与药品批准证明文件的相应内容一致。

**1. 药品通用名称**

药品通用名称是指列入国家药品标准的药品名称，是药品的法定名称。药品通用名称应当显著、突出，其字体、字号和颜色必须一致，并符合以下要求。

① 对于横版标签，必须在上三分之一范围内显著位置标出；对于竖版标签，必须在右三分之一范围内显著位置标出。

② 不得选用草书、篆书等不易识别的字体，不得使用斜体、中空、阴影等形式对字体进行修饰。

③ 字体颜色应当使用黑色或者白色，与相应的浅色或者深色背景形成强烈反差。

④ 除因包装尺寸的限制而无法同行书写的，不得分行书写。

**2. 药品商品名称**

系指经国家药品监督管理局批准的特定企业使用的商品名称。商品名称不得与通用名称同行书写，其字体和颜色不得比通用名称更突出和显著，其字体以单字面积计不得大于通用名称所用字体的二分之一。

> **资料卡**
>
> **药品商品名称的申请**
>
> 针对药品名称混乱、一药多名等问题，为加强药品监督管理，维护公共健康利益，为了规范药品名称管理，2006年3月15日国家药监局发布《关于进一步规范药品名称管理的通知》，通知指出药品商品名称应当符合《药品商品名称命名原则》的规定，并得到国家食品药品监督管理局批准后方可使用。药品商品名称的使用范围应严格按照《药品注册管理办法》的规定，除新的化学结构、新的活性成分的药物，以及持有化合物专利的药品外，其他品种一律不得使用商品名称。同一药品生产企业生产的同一药品，成分相同但剂型或规格不同的，应当使用同一商品名称。
>
> 自2006年6月1日起，新注册的药品，其名称和商标的使用应当符合《药品说明书和标签管理规定》（国家食品药品监督管理局令第24号）的要求。

**3. 注册商标**

药品说明书和标签中禁止使用未经注册的商标以及其他未经国家药品监督管理局批准的药品名称。药品标签使用注册商标的，应当印刷在药品标签的边角，含文字的，其字体以单字面积计不得大于通用名称所用字体的四分之一。

## 二、药品包装、标签上印制专有标识的规定

麻醉药品、精神药品、医疗用毒性药品、放射性药品等特殊管理的药品、外用药品、非处方药品等国家规定有专有标识的，其说明书和标签必须印有规定的标识。如图10-2所示。

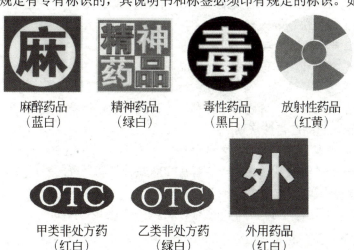

麻醉药品　　精神药品　　毒性药品　　放射性药品
（蓝白）　　（绿白）　　（黑白）　　（红黄）

甲类非处方药　　乙类非处方药　　外用药品
（红白）　　　　（绿白）　　　　（红白）

图10-2　专有标识

# 任务二 药品广告管理

## 任务目标

**知识目标**

1. 掌握药品广告审查和发布的相关规定。
2. 了解药品广告的相关概念。
3. 了解违法药品广告的处罚规定。

**能力目标**

1. 能按规定进行药品广告的申请和审批。
2. 能识别违法药品广告,并指出相应的法律依据。

### 活动1 药品广告的界定和管理规定

#### 一、案例分析

**案例10-3** 太原公布11起虚假违法广告典型案例之药品违法广告(节选)

**1. "黄金鑫瑙"药品违法广告案**

当事人利用电视发布"黄金鑫瑙"药品广告,使用了"冠心病、脑血栓用上当天就见效;心肌梗死、中风偏瘫吃完60天从根好……不管心脏病、脑血栓有多严重,患病的时间有多长,当天服用,当天见效,只需60天,都能获得康复"等内容,并利用广告代言人作推荐、证明。

**2. "雪联太"等药品违法广告案**

当事人利用电视、广播发布"雪联太"等药品广告,使用了"国药雪联太对3年以内的心脑血管疾病有效率为99.8%,治愈率为93.7%""郑一毛,一副眼贴9块1,虽然这么便宜,不管多严重的眼病,都能给你治好"等内容。

**3. "化糖1号"药品广告违法案**

当事人利用电视发布"化糖1号"药品广告,使用了"看看看,全国的糖尿病患者都在用化糖1号,当天降糖药全停,血糖稳在5.0,轻松告别并发症。""化糖1号一经上市,全国热卖,患者用了都说快"等内容,并利用广告代言人作推荐、证明。

**4. "华佗首乌方"药品广告违法案**

当事人利用广播发布"华佗首乌方"药品广告,使用了"传世奇方华佗首乌方,国药准字号,药劲大,吸收好,专为一体多病患者量身打造,当天就见效。只需三服药,新病老病全甩掉,大病小病都治好"等内容,并利用广告代言人作推荐、证明。

**5. "关键要素"药品广告违法案**

当事人利用电视发布"关键要素"药品广告,使用了"开创30天修好老病骨,90天换新骨的修骨奇素——关键要素。它能一次解决200多种骨病"等内容,并利用广告代言人作推荐、证明。(资料来源:新华网,2020年1月7日)

讨论:以上案例违反了药品广告的哪些规定?应该如何处罚?

#### 二、药品广告的概念

凡利用各种媒介或者形式发布的广告含有药品名称、药品适应证(功能主治)或者与药品有关的其他内容的,为药品广告。

### 三、相关概念

(1)广告主　是指为推销商品或者服务,自行或者委托他人设计、制作、发布广告的自然人、法人或者其他组织。

(2)广告经营者　是指接受委托提供广告设计、制作、代理服务的自然人、法人或者其他组织。

(3)广告发布者　是指为广告主或者广告主委托的广告经营者发布广告的自然人、法人或者其他组织。

(4)广告代言人　是指广告主以外的,在广告中以自己的名义或者形象对商品、服务作推荐、证明的自然人、法人或者其他组织。

### 四、药品广告相关的管理规定

《药品管理法》第八章和《药品管理法实施条例》第七章对药品广告的管理提出总的要求。2018年修正的《广告法》中也有涉及药品广告的管理规定。2020年3月1日起施行的《药品、医疗器械、保健食品、特殊医学用途配方食品广告审查管理暂行办法》(以下简称《暂行办法》)对药品广告的申请、审查、内容要求和处罚规定进一步细化。

## 活动2　药品广告的审查和发布

药品广告应当经广告主所在地省、自治区、直辖市人民政府确定的广告审查机关批准;未经批准的,不得发布。

### 一、药品广告的申请和审查

**1.药品广告的组织指导机关和审查机关**

国家市场监督管理总局负责组织指导药品广告审查工作。

各省、自治区、直辖市药品监督管理部门(以下称广告审查机关)负责药品广告审查,依法可以委托其他行政机关具体实施广告审查。

**2.无需审查的情形**

药品广告中只宣传产品名称(含药品通用名称和药品商品名称)的,不再对其内容进行审查。

**3.药品广告申请人的资质要求**

药品注册证明文件持有人及其授权同意的生产、经营企业为广告申请人(以下简称申请人)。申请人可以委托代理人办理药品广告审查申请。

**4.药品广告的审查程序**

见图10-3。

**5.申请药品广告审查应当提交的资料**

申请药品广告审查,应当依法提交《广告审查表》、与发布内容一致的广告样件,以及下列合法有效的材料。

①申请人的主体资格相关材料,或者合法有效的登记文件。

②产品注册证明文件、注册的产品标签和说明书,以及生产许可文件。

③广告中涉及的知识产权相关有效证明材料。

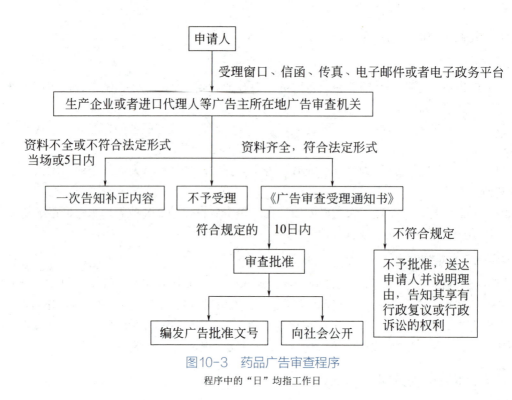

图10-3 药品广告审查程序
程序中的"日"均指工作日

经授权同意作为申请人的生产、经营企业,还应当提交合法的授权文件;委托代理人进行申请的,还应当提交委托书和代理人的主体资格相关材料。

**6.药品广告批准文号**

(1)格式 药品广告批准文号为"×药广审(视、声、文)第000000-00000号"。其中"×"为各省、自治区、直辖市的简称;"视""声""文"代表广告媒介形式的分类;"0"由11位数字组成,前6位代表广告批准文号失效年月日(年份仅显示后2位),后5位代表广告批准序号。

(2)有效期 药品广告批准文号的有效期与产品注册证明文件最短的有效期一致。产品注册证明文件未规定有效期的,广告批准文号有效期为两年。

(3)注销的情形 申请人有下列情形的,不得继续发布审查批准的广告,并应当主动申请注销药品广告批准文号,广告审查机关发现申请人有下列情形的,应当依法注销其药品广告批准文号。

① 主体资格证照被吊销、撤销、注销的。
② 产品注册证明文件被撤销、注销的。
③ 法律、行政法规规定应当注销的其他情形。

## 二、药品广告的发布

经广告审查机关审查通过并向社会公开的药品广告,可以依法在全国范围内发布。广告主、广告经营者、广告发布者应当严格按照审查通过的内容发布药品广告,不得进行剪辑、拼接、修改。已经审查通过的广告内容需要改动的,应重新申请广告审查。

**1.不得发布广告的药品**

① 麻醉药品、精神药品、医疗用毒性药品、放射性药品、药品类易制毒化学品,以及戒毒治疗的药品。

②军队特需药品、军队医疗机构配制的制剂。
③医疗机构配制的制剂。
④依法停止或者禁止生产、销售或者使用的药品。
⑤法律、行政法规禁止发布广告的情形。

**2. 处方药广告发布的限制**

处方药（不得发布广告的除外）只能在国务院卫生行政部门和国务院药品监督管理部门共同指定的医学、药学专业刊物上发布。

不得利用处方药的名称为各种活动冠名进行广告宣传。不得使用与处方药名称相同的商标、企业字号在医学、药学专业刊物以外的媒介变相发布广告，也不得利用该商标、企业字号为各种活动冠名进行广告宣传。

## 三、药品广告内容的要求

### （一）原则性规定

药品广告的内容应当真实、合法，以国务院药品监督管理部门核准的药品说明书为准，不得含有虚假的内容。药品广告涉及药品名称、药品适应证或者功能主治、药理作用等内容的，不得超出说明书范围。

### （二）药品广告必须标明的内容

药品广告应当显著标明禁忌、不良反应、广告批准文号，处方药广告还应当显著标明"本广告仅供医学药学专业人士阅读"，非处方药广告还应当显著标明非处方药标识（OTC）和"请按药品说明书或者在药师指导下购买和使用"。

广告中应当显著标明的内容，其字体和颜色必须清晰可见、易于辨认，在视频广告中应当持续显示。

### （三）药品广告不得含有的情形

**1.《广告法》第九条规定**

广告不得有下列情形：①使用或者变相使用中华人民共和国的国旗、国歌、国徽，军旗、军歌、军徽；②使用或者变相使用国家机关、国家机关工作人员的名义或者形象；③使用"国家级""最高级""最佳"等用语；④损害国家的尊严或者利益，泄露国家秘密；⑤妨碍社会安定，损害社会公共利益；⑥危害人身、财产安全，泄露个人隐私；⑦妨碍社会公共秩序或者违背社会良好风尚；⑧含有淫秽、色情、赌博、迷信、恐怖、暴力的内容；⑨含有民族、种族、宗教、性别歧视的内容；⑩妨碍环境、自然资源或者文化遗产保护；⑪法律、行政法规规定禁止的其他情形。

**2.《广告法》第十六、十七、十九、四十条规定**

药品广告不得含有下列内容：①表示功效、安全性的断言或者保证；②说明治愈率或者有效率；③与其他药品的功效和安全性或者其他医疗机构比较；④利用广告代言人作推荐、证明；⑤法律、行政法规规定禁止的其他内容；⑥除药品广告外，禁止其他任何广告涉及疾病治疗功能，并不得使用医疗用语或者易使推销的商品与药品相混淆的用语；⑦广播电台、电视台、报刊音像出版单位、互联网信息服务提供者不得以介绍健康、养生知识等形式变相发布药品广告；⑧在针对未成年人的大众传播媒介上不得发布药品广告。

**3.《暂行办法》第十一条规定**

药品广告不得包含以下情形：①使用或者变相使用国家机关、国家机关工作人员、军队单位或者军队人员的名义或者形象,或者利用军队装备、设施等从事广告宣传;②使用科研单位、学术机构、行业协会或者专家、学者、医师、药师、临床营养师、患者等的名义或者形象作推荐、证明;③违反科学规律,明示或者暗示可以治疗所有疾病、适应所有症状、适应所有人群,或者正常生活和治疗病症所必需等内容;④引起公众对所处健康状况和所患疾病产生不必要的担忧和恐惧,或者使公众误解不使用该产品会患某种疾病或者加重病情的内容;⑤含有"安全""安全无毒副作用""毒副作用小";明示或者暗示成分为"天然",因而安全性有保证等内容;⑥含有"热销、抢购、试用""家庭必备、免费治疗、免费赠送"等诱导性内容,"评比、排序、推荐、指定、选用、获奖"等综合性评价内容,"无效退款、保险公司保险"等保证性内容,怂恿消费者任意、过量使用药品、保健食品和特殊医学用途配方食品的内容;⑦含有医疗机构的名称、地址、联系方式、诊疗项目、诊疗方法以及有关义诊、医疗咨询电话、开设特约门诊等医疗服务的内容;⑧法律、行政法规规定不得含有的其他内容。另外,《药品管理法》第九十条规定非药品广告不得有涉及药品的宣传。

## 活动3　违反药品广告管理的处罚

违反《暂行办法》规定的,按《广告法》的相关规定处罚,具体处罚措施见表10-2。

表10-2　违法药品广告管理的处罚

| 违法行为 | 行政处罚 |
| --- | --- |
| 未显著、清晰表示广告中应当显著标明内容的 | 由市场监督管理部门责令停止发布广告,对广告主处十万元以下的罚款 |
| 未经审查发布药品广告 | 由市场监督管理部门责令停止发布广告,责令广告主在相应范围内消除影响,处广告费用一倍以上三倍以下的罚款,广告费用无法计算或者明显偏低的,处十万元以上二十万元以下的罚款;情节严重的,处广告费用三倍以上五倍以下的罚款,广告费用无法计算或者明显偏低的,处二十万元以上一百万元以下的罚款,可以吊销营业执照,并由广告审查机关撤销广告审查批准文件、一年内不受理其广告审查申请 |
| 广告批准文号已超过有效期,仍继续发布广告的 | |
| 未按照审查通过的内容发布药品广告的 | |
| 违反《暂行办法》第十一条第二项至第五项规定,发布药品广告的 | 同上;构成虚假广告的,由市场监督管理部门责令停止发布广告,责令广告主在相应范围内消除影响,处广告费用三倍以上五倍以下的罚款,广告费用无法计算或者明显偏低的,处二十万元以上一百万元以下的罚款;两年内有三次以上违法行为或者有其他严重情节的,处广告费用五倍以上十倍以下的罚款,广告费用无法计算或者明显偏低的,处一百万元以上二百万元以下的罚款,可以吊销营业执照,并由广告审查机关撤销广告审查批准文件、一年内不受理其广告审查申请 |
| 违反《暂行办法》第十一条第六项至第八项规定,发布药品广告的 | 《广告法》及其他法律法规有规定的,依照相关规定处罚,没有规定的,由县级以上市场监督管理部门责令改正;对负有责任的广告主、广告经营者、广告发布者处以违法所得三倍以下罚款,但最高不超过三万元;没有违法所得的,可处一万元以下罚款 |
| 发布含有禁止广告的药品 | 由市场监督管理部门责令停止发布广告,对广告主处二十万元以上一百万元以下的罚款,情节严重的,并可以吊销营业执照,由广告审查机关撤销广告审查批准文件、一年内不受理其广告审查申请;对广告经营者、广告发布者,由市场监督管理部门没收广告费用,处二十万元以上一百万元以下的罚款,情节严重的,并可以吊销营业执照、吊销广告发布登记证件 |
| 违反处方药广告的限制规定的 | |

续表

| 违法行为 | 行政处罚 |
|---|---|
| 隐瞒真实情况或者提供虚假材料申请药品广告审查的 | 广告审查机关不予受理或者不予批准，予以警告，一年内不受理该申请人的广告审查申请 |
| 以欺骗、贿赂等不正当手段取得药品广告批准文号的 | 广告审查机关予以撤销，处十万元以上二十万元以下的罚款，三年内不受理该申请人的广告审查申请 |

市场监督管理部门对违反《暂行办法》规定的行为作出行政处罚决定后，应当依法通过国家企业信用信息公示系统向社会公示。

## 实训10-1　药品标签、说明书实例分析

【实训目标】
1. 能正确解读药品标签、说明书各项内容。
2. 能根据相关法律法规判断药品标签、说明书是否符合规定要求。

【实训内容】
1. 学生每3~4人一组，各组分别收集10种常用药品包装和说明书，药品应尽可能包括中药、化学药品的处方药和非处方药。
2. 每组对收集到的药品包装、标签和说明书进行观察，对药品标签和说明书的项目和内容进行统计。
3. 根据相关法律法规，对统计结果进行分析，并研讨其中存在的问题。
4. 撰写统计和分析报告。

【考核评价】
小组互评和教师点评相结合。小组间根据统计结果的准确性、完备性和语言表达能力进行评分。教师结合小组互评结果、学生实训态度和统计分析报告进行总评。

## 实训10-2　识别药品通用名称、商品名称和注册商标

【实训目标】
1. 能准确判别药品的通用名称、商品名称和注册商标。
2. 能判断药品标签上通用名称、商品名称和注册商标的印制是否符合规定。

【实训内容】
1. 学生每3~4人一组，熟悉药品通用名称、商品名称和注册商标的相关法律规定。
2. 以小组为单位，在模拟药店的货架上，随机抽取药品包装进行药品通用名称、商品名称和注册商标的识别。
3. 小组间互相自由提问。
4. 教师主持，并随机抽取药品，所有组参与抢答比赛。
5. 撰写实训报告。

【考核评价】
小组互评和教师点评相结合。小组间根据组间提问时回答问题的准确度和速度进行评

分。教师结合小组互评结果、任务表现和抢答的情况进行总评。

## 实训 10-3　违法药品广告案例分析

【实训目标】
　　1. 能快速、准确识别违法药品广告。
　　2. 能指出违法药品广告的违法情形。

【实训内容】
　　1. 学生每 3~4 人一组，熟悉药品广告的相关法律规定。
　　2. 以小组为单位，分别收集 5 种药品广告。
　　3. 根据相关法律法规，学生对收集到的药品广告进行分析，讨论其是否符合相关法律要求；若不符合法律要求，需指出具体的违法情形及要承担的法律责任。
　　4. 小组展示结果，撰写实训报告。

【考核评价】
　　小组互评和教师点评相结合。小组间对搜集到的药品广告的数量、质量及案例分析结果进行评分。教师结合小组互评结果，对各小组完成任务的表现和案例分析的结果总评。

## 项目检测

**一、最佳选择题（每题的备选项中，只有 1 个最符合题意）**

1. 药品的每个最小销售单元的包装应（　　）
 A. 印有商标　　　　　　　　　　B. 印有商品名
 C. 印有执行标准　　　　　　　　D. 按照规定印有或贴有标签并附有说明书

2. 有关药品说明书和标签的说法，错误的是（　　）
 A. 药品说明书由省级药品监督管理部门核准
 B. 药品标签由国家药品监督管理部门核准
 C. 药品包装必须按照规定印有或者贴有标签
 D. 药品生产企业生产供上市销售的最小包装必须附有说明书

3. 药品商品名称单字面积不得大于通用名称单字面积的（　　）
 A. 四分之一　　　B. 三分之一　　　C. 二分之一　　　D. 二倍

4. 有关药品通用名称印制与标注的说法，错误的是（　　）
 A. 字体颜色应当使用黑色或者白色，与相应的浅色或者深色背景形成强烈反差
 B. 横版标签，必须在上 1/3 范围内显著位置标出，竖版标签，必须在左 1/3 范围显著位置标出
 C. 不得使用斜体、中空、阴影等形式对字体进行修饰
 D. 应当显著、突出，其字体、字号和颜色必须一致

5. 运输、储藏包装标签没有要求标示（　　）
 A. 药品通用名称、规格　　　　　B. 产品批号、有效期、生产日期
 C. 批准文号、贮藏　　　　　　　D. 不良反应、禁忌、注意事项

6. 说明书【药品名称】项中内容及排列顺序的要求是（　　）
 A. 通用名称、汉语拼音、商品名称、英文名称

B. 通用名称、商品名称、英文名称、汉语拼音

C. 通用名称、商品名称、汉语拼音、英文名称

D. 通用名称、英文名称、商品名称、汉语拼音

7. 北京某生产企业拟在上海某药学杂志2020年第10期（月刊）上刊登处方药广告，符合规定可以刊登的广告批准文号为（　　）

  A. 沪药广审（文）第200910-00025号

  B. 京药广审（视）第201210-00055号

  C. 京药广审（文）第201210-00055号

  D. 京药广审（声）第200910-00025号

8. 利用广播、电影、电视、报纸、期刊以及其他媒介发布药品广告，必须在发布前，向哪个部门申请审查（　　）

  A. 工商行政管理部门　　　　　B. 药品监督管理部门

  C. 卫生行政管理部门　　　　　D. 广电总局

9. 如在药品广告中出现下列宣传用语，可以直接确定其属于药品虚假宣传的是（　　）

  A. "改善睡眠"　　　　　　　　B. "应在专业人员指导下使用"

  C. "使用3个疗程治愈糖尿病"　　D. "改善肠道功能"

10. 药品广告宣传中不得出现的是（　　）

  A. 药品广告上注明了药品生产企业的名称

  B. 在视频广告中持续显示广告批准文号

  C. 药品广告上有负责无效索赔的承诺

  D. 在某非处方药冠名的商业活动广告上标明该非处方药商品名称

11. 药品广告中功能疗效宣传可以出现的内容包括（　　）

  A. 含有不科学地表示功效的断言或者保证的

  B. 说明适应证或功能主治的

  C. 与其他药品的功效和安全性进行比较的

  D. 含有"家庭必备、免费治疗、免费赠送"等内容

12. 药品广告中必须标明的内容不包括（　　）

  A. 药品的禁忌　　　　　　　　B. 忠告语

  C. 咨询热线、咨询电话　　　　D. 药品的不良反应

13. 有关非处方药广告的说法，错误的是（　　）

  A. 忠告语是：本广告仅供医学药学专业人士阅读

  B. 可以在国家卫生行政部门和国家药品监督管理部门同指定的医学、药学专业刊物上发布广告

  C. 必须标明非处方药专用标识（OTC）

  D. 不得含有引起公众对所处健康状况和所患疾病产生不必要的担忧和恐惧，或者使公众误解不使用该产品会患某种疾病或者加重病情的内容

二、配伍选择题（题目分为若干组，每组题目对应同一组备选项，备选项可重复选用，也可不选用。每题只有1个备选项最符合题意）

[1~4]

  A.【禁忌】　　　B.【注意事项】　　　C.【不良反应】　　　D.【成分】

1. 列出药品中所用的全部辅料名称的说明书项目是（　　）
2. 列出某药品不能应用的人群、疾病等情况的说明书项目是（　　）
3. 列出用药过程中需定期检查血象的说明书项目是（　　）
4. 列出处方中含有可能引起严重不良反应的成分或辅料的说明书项目（　　）

[5～7]

A.【药物相互作用】　　　　　　　　B.【不良反应】
C.【注意事项】　　　　　　　　　　D.【适应证】

5. 影响药物疗效的因素应列在（　　）
6. 中药和化学药组成的复方制剂，成分中的化学药品的相关内容及注意事项（　　）
7. "服用本品后可能出现皮疹，停药后可恢复"应列入说明书的（　　）

[8～10]

A. 有效期至 2021 年 11 月 01 日
B. 有效期至 2021 年 11 月
C. 有效期至 2021 年 10 月 31 日
D. 有效期至 2021 年 10 月 30 日

8. 生产日期为 2019 年 10 月 31 日的产品，有效期可标注为（　　）
9. 生产日期为 2019 年 11 月 1 日的产品，有效期可标注为（　　）
10. 生产日期为 2019 年 12 月 15 日的产品，有效期可标注为（　　）

[11～12]

A. 氯雷他定片（OTC）　　　　　　B. 复方樟脑酊
C. 阿奇霉素分散片　　　　　　　　D. 曲马多

11. 可以在大众媒介发布广告的药品是（　　）
12. 必须在广告中注明"本广告仅供医学药学专业人士阅读"的药品是（　　）

### 三、多项选择题（每题的备选项中，有 2 个或 2 个以上符合题意）

1. 说明书和标签必须印有规定的标识的是（　　）

A. 板蓝根颗粒　　　　　　　　　　B. 哌醋甲酯
C. 达克宁栓　　　　　　　　　　　D. 维生素 C 注射液

2. 药品内、外标签都必须标示的内容包括（　　）

A. 产品批号　　B. 批准文号　　C. 规格　　D. 有效期

3. 若某药品有效期是 2021 年 2 月 1 日，则在药品包装标签上，有效期的正确表述方法是（　　）

A. 有效期至 2021.02.01　　　　　　B. 有效期至 2021/2/1
C. 有效期至 2021/02/01　　　　　　D. 有效期至 2021 年 2 月 1 日

4. 不得发布广告的药品有（　　）

A. 麻醉药品、精神药品、毒性药品、放射性药品、易制毒化学品
B. 依法停止或者禁止生产、销售或者使用的药品
C. 军队特需药品
D. 医疗机构制剂

5. 有关广告审查管理的说法，正确的有（　　）

A. 药品经营企业作为药品广告批准文号的申请人，必须征得药品注册证明文件持有人

的同意

B. 已批准的药品广告内容需要改动的，应当到原审查机关审查备案

C. 申请药品广告批准文号，应当向生产企业或者进口代理人等广告主所在地省级药品监督管理部门提出

D. 药品广告批准文号有效期为1年，过期作废

6. 药品广告中不得含有的内容包括（　　）

A. 安全无毒副作用

B. 含有医疗机构的名称、地址、联系方式

C. 使用科研单位、医师、药师、患者等的名义或者形象作推荐、证明

D. 治愈率达85%

## 四、思考题

1. 化学药品处方药和非处方药的说明书项目有何异同点？
2. 化学药品处方药和中成药处方药的说明书项目有何异同点？
3. 化学药品处方药和中成药非处方药的说明书项目有何异同点？
4. 药品说明书中的成分如何标注？
5. 药品说明书中的注意事项如何标注？
6. 药品标签如何分类？内标签至少要标明哪些内容？
7. 药品标签中通用名和商品名的标注要求有哪些？
8. 药品标签和说明书中有效期的标注有何不同？
9. 哪些药品的标签和说明书上应当印有专有标识？
10. 药品广告申请人的资质要求有哪些？药品广告的审查机关是哪个部门？
11. 哪些药品不得发布广告？
12. 如何识别违法药品广告？

（何方方）

# 项目十一
# 医疗器械和特殊食品的管理

## 项目说明

本项目共完成三个任务：任务一通过案例使学生了解我国医疗器械管理规定，认识医疗器械质量的重要性；任务二使学生掌握保健食品监督管理的有关规定，能够按照法规要求生产经营保健食品；任务三使学生熟悉特殊医学用途配方食品和婴幼儿配方食品的管理规定，能够做到不虚假宣传。

## 任务一　医疗器械管理

### 任务目标

**知识目标**
1. 掌握医疗器械管理的基本要求。
2. 掌握医疗器械经营和使用管理规定。
3. 了解医疗器械生产管理规定。
4. 了解医疗器械广告管理规定。

**能力目标**
1. 能列举不同类别的医疗器械。
2. 会辨别医疗器械是否按照规定注册、生产、经营和使用。
3. 会识别医疗器械广告的合法性。

### 活动1　案例分析

**案例11-1**　国家药监局通报疫情防控期间查处医疗器械违法违规案例

2020年1月31日起至2月初，苏州工业园区市场监管局下辖四个分局陆续接到消费者举报称辖区内多家药房所售"飘安"品牌一次性口罩质量低劣，涉嫌假冒。各基层分局执法人员立即响应，快速核查所涉15家药房予以立案。因涉案医用口罩基本已在案发前的小年夜当天售罄，现场仅在一家涉事药房查到标称河南飘安集团有限公司生产的"飘安牌一次性使用口罩"700只。外包装标注二类医疗器械生产许可证与产品注册证编号，适用范围为"医用"，外观质量粗糙，且最小销售包装上无生产日期和有效期，涉嫌假冒伪劣、不符合医疗器械执行标准，执法人员当场予以查扣。经查，各药房所售产品外包装基本一致、实物材质接近，货源均来自叶某。经检验，产品"细菌过滤效率"指标均不足30%，不具备医用口罩应有的防护功能。经进一步查证，涉案15家药房同于1月23日购进了同款"河南飘安一次性使用口罩"，外包装标注二类医疗器械生产许可证与产品注册证编号，标称适用范围为"医用"。产品总数达8500袋共17万只，销售均价约13元/袋，货值合计约11.05万元。

涉案15家药房已同时构成《医疗器械监督管理条例》第四十条规定的经营未依法注册

的医疗器械、第三十二条规定的未履行医疗器械进货查验记录和销售记录制度。按照《医疗器械监督管理条例》第六十三条第一款规定，从严从速给予 15 家药店行政处罚。

案件查办同时，苏州工业园区市场监管局一方面将该系列案件进展向江苏省药监局苏州检查分局进行汇报，协同查办；另一方面，及时将案件线索移交公安机关，由公安机关立案侦查。在当地警方的大力配合下，园区公安机关干警在河南濮阳县一公司的二楼办公地内，将最终的幕后人员王某、谢某抓获。王、谢二人对自己生产、销售不符合标准的医疗器械的犯罪事实供认不讳。目前，该案件由公安机关继续侦查处置。（资料来源：国家药监局官网，2020 年 4 月 3 日）

【案例思考】

苏州某药房有限公司等 15 家药店经营假冒伪劣"飘安牌"医用口罩系列案是新冠肺炎疫情发生以来，药品监管系统坚决贯彻党中央、国务院决策部署，切实加强医用防护服、医用口罩等疫情防控医疗器械质量安全监管，严厉打击制售假劣医疗器械违法违规行为，查处的一批违法违规案件之一。只有全力保障疫情防控所需医疗器械产品安全，才能有效维护医务工作者和患者合法权益。

## 活动2　医疗器械管理的基本要求

### 一、医疗器械的概念

医疗器械，是指直接或者间接用于人体的仪器、设备、器具、体外诊断试剂及校准物、材料以及其他类似或者相关的物品，包括所需要的计算机软件；其效用主要通过物理等方式获得，不是通过药理学、免疫学或者代谢的方式获得，或者虽然有这些方式参与但是只起辅助作用；其目的是：疾病的诊断、预防、监护、治疗或者缓解；损伤的诊断、监护、治疗、缓解或者功能补偿；生理结构或者生理过程的检验、替代、调节或者支持；生命的支持或者维持；妊娠控制；通过对来自人体的样本进行检查，为医疗或者诊断目的提供信息。

目前国家对体外诊断试剂的注册管理分为两类，其中用于血源筛查和采用放射性核素标记的体外诊断试剂按照药品进行管理，其他体外诊断试剂均按照医疗器械进行管理。按照药品管理的体外诊断试剂的注册，按照《药品注册管理办法》规定的程序进行审评审批。对按照医疗器械管理的体外诊断试剂，按照《体外诊断试剂注册管理办法》的规定办理产品备案或者注册的审评审批。

医疗器械是医药产品的重要组成部分，其质量直接关系到公众的生命健康。为了保证医疗器械的安全、有效，保障人体健康和生命安全，医疗器械的研制、生产、经营和使用等环节必须遵守相关法规规定。2000 年 1 月 4 日，国务院公布了《医疗器械监督管理条例》（国务院令第 276 号），2014 年 2 月 12 日，国务院第 39 次会议修订通过，2017 年 5 月 4 日再次修订公布《医疗器械监督管理条例》（国务院令第 680 号）。以该条例为核心，《医疗器械注册管理办法》《医疗器械生产监督管理办法》《医疗器械生产质量管理规范》《医疗器械临床试验质量管理规范》《医疗器械经营监督管理办法》《医疗器械经营质量管理规范》《医疗器械网络销售监督管理办法》等规范性文件为配套，形成了医疗器械各环节完备的法规体系。

### 二、医疗器械的分类

国家对医疗器械按照风险程度实行分类管理。评价医疗器械风险程度，应当考虑医疗器械的预期目的、结构特征、使用方法等因素。

第一类是风险程度低，实行常规管理可以保证其安全、有效的医疗器械。

第二类是具有中度风险，需要严格控制管理以保证其安全、有效的医疗器械。

第三类是具有较高风险，需要采取特别措施严格控制管理以保证其安全、有效的医疗器械。

> **资料卡**
>
> **医疗器械分类列举**
>
> 第一类：如大部分手术器械、听诊器、医用X线胶片、医用X线防护装置、全自动电泳仪、医用离心机、切片机、牙科椅、煮沸消毒器、纱布绷带、弹力绷带、橡皮膏、创可贴、拔罐器、手术衣、手术帽、口罩、集尿袋等。
>
> 第二类：如体温计、血压计、助听器、制氧机、避孕套、针灸针、心电诊断仪器、无创监护仪器、光学内镜、便携式超声诊断仪、全自动生化分析仪、恒温培养箱、牙科综合治疗仪、医用脱脂棉、医用脱脂纱布等。
>
> 第三类：如植入式心脏起搏器、体外震波碎石机、患者有创监护系统、人工晶体、有创内镜、超声手术刀、彩色超声成像设备、激光手术设备、高频设备、微波治疗仪、医用核磁共振成像设备、X线治疗设备、200mA以上X线机、医用高能设备、人工心肺机、内固定器材、人工心脏瓣膜、人工肾、呼吸麻醉设备、一次性使用无菌注射器、一次性使用输液器、输血器、CT设备等。

### 三、医疗器械产品注册与备案

第一类医疗器械实行产品备案管理，第二类、第三类医疗器械实行产品注册管理。

第一类医疗器械产品备案，由备案人向所在地设区的市级人民政府药品监督管理部门提交备案资料。申请第二类医疗器械产品注册，注册申请人应当向所在地省、自治区、直辖市人民政府药品监督管理部门提交注册申请资料。申请第三类医疗器械产品注册，注册申请人应当向国务院药品监督管理部门提交注册申请资料。

向我国境内出口第一类医疗器械的境外生产企业，由其在我国境内设立的代表机构或者指定我国境内的企业法人作为代理人，向国务院药品监督管理部门提交备案资料和备案人所在国（地区）主管部门准许该医疗器械上市销售的证明文件。向我国境内出口第二类、第三类医疗器械的境外生产企业，应当由其在我国境内设立的代表机构或者指定我国境内的企业法人作为代理人，向国务院药品监督管理部门提交注册申请资料和注册申请人所在国（地区）主管部门准许该医疗器械上市销售的证明文件。

对符合安全、有效要求的，准予注册并发给医疗器械注册证。医疗器械注册证有效期为5年。有效期届满需要延续注册的，应当在有效期届满6个月前向原注册部门提出延续注册的申请。

接到延续注册申请的药品监督管理部门应当在医疗器械注册证有效期届满前作出准予延续的决定。逾期未作出决定的，视为准予延续，但有下列情形之一的，不予延续注册：①注册人未在规定期限内提出延续注册申请的；②医疗器械强制性标准已经修订，申请延续注册的医疗器械不能达到新要求的；③对用于治疗罕见疾病以及应对突发公共卫生事件急需的医疗器械，未在规定期限内完成医疗器械注册证载明事项的。

生产、经营未取得医疗器械注册证的第二类、第三类医疗器械的，由县级以上人民政府药品监督管理部门没收违法所得、违法生产经营的医疗器械和用于违法生产经营的工具、设备、原材料等物品；违法生产经营的医疗器械货值金额不足 1 万元的，并处 5 万元以上 10 万元以下罚款；货值金额 1 万元以上的，并处货值金额 10 倍以上 20 倍以下罚款；情节严重的，5 年内不受理相关责任人及企业提出的医疗器械许可申请。

> **资料卡**
>
> **医疗器械注册证格式与备案凭证格式**
>
> 医疗器械注册证格式由国务院药品监督管理部门统一制定，其编排方式为：
>
> ×1 械注 ×2××××3×4××5××××6
>
> 其中，×1 为注册审批部门所在地的简称，境内第三类医疗器械、进口第二类、第三类医疗器械为"国"字；境内第二类医疗器械为注册审批部门所在地省、自治区、直辖市简称；
>
> ×2 为注册形式（准、进、许），"准"字适用于境内医疗器械；"进"字适用于境外医疗器械；"许"字适用于香港、澳门、台湾地区的医疗器械；
>
> ××××3 为首次注册年份；
>
> ×4 为产品管理类别；
>
> ××5 为产品分类编码；
>
> ××××6 为注册流水号。
>
> 第一类医疗器械备案凭证编号的编排方式为：
>
> ×1 械备 ××××2××××3 号
>
> 其中，×1 为备案部门所在地的简称，进口第一类医疗器械为"国"字；境内第一类医疗器械为备案部门所在地省、自治区、直辖市简称加所在地设区的市级行政区域的简称（无相应设区的市级行政区域时，仅为省、自治区、直辖市简称）；
>
> ××××2 为备案年份；
>
> ××××3 为备案流水号。

## 活动3　医疗器械生产管理

### 一、医疗器械生产企业应当具备的条件

从事医疗器械生产活动，应当具备下列条件：

① 有与生产的医疗器械相适应的生产场地、环境条件、生产设备以及专业技术人员。
② 有对生产的医疗器械进行质量检验的机构或者专职检验人员以及检验设备。
③ 有保证医疗器械质量的管理制度。
④ 有与生产的医疗器械相适应的售后服务能力。
⑤ 产品研制、生产工艺文件规定的要求。

### 二、开办医疗器械生产企业的审批程序

从事第一类医疗器械生产的，由生产企业向所在地设区的市级人民政府药品监督管理部门备案并提交其证明资料。

从事第二类、第三类医疗器械生产的，生产企业应当向所在地省、自治区、直辖市人民政府药品监督管理部门申请生产许可并提交其证明资料以及所生产医疗器械的注册证。

受理生产许可申请的药品监督管理部门应当自受理之日起 30 个工作日内对申请资料进

行审核，按照国务院药品监督管理部门制定的医疗器械生产质量管理规范的要求进行核查。对符合规定条件的，准予许可并发给医疗器械生产许可证；对不符合规定条件的，不予许可并书面说明理由。

医疗器械生产许可证有效期为5年。有效期届满需要延续的，依照有关行政许可的法律规定办理延续手续。

> **资料卡**
>
> **《医疗器械生产许可证》格式与生产备案凭证格式**
>
> 《医疗器械生产许可证》和第一类医疗器械生产备案凭证的格式由国务院药品监督管理部门统一制定。
>
> 《医疗器械生产许可证》由省、自治区、直辖市药品监督管理部门印制。
>
> 《医疗器械生产许可证》编号的编排方式为：×食药监械生产许××××××号。其中：
>
> 第一位×代表许可部门所在地省、自治区、直辖市的简称；
>
> 第二到五位×代表4位数许可年份；
>
> 第六到九位×代表4位数许可流水号。
>
> 第一类医疗器械生产备案凭证备案编号的编排方式为：××食药监械生产备××××××××号。其中：
>
> 第一位×代表备案部门所在地省、自治区、直辖市的简称；
>
> 第二位×代表备案部门所在地设区的市级行政区域的简称；
>
> 第三到六位×代表4位数备案年份；
>
> 第七到十位×代表4位数备案流水号。

生产未取得医疗器械注册证的第二类、第三类医疗器械的，未经许可从事第二类、第三类医疗器械生产活动的，由县级以上人民政府食品药品监督管理部门没收违法所得、违法生产经营的医疗器械和用于违法生产经营的工具、设备、原材料等物品；违法生产经营的医疗器械货值金额不足1万元的，并处5万元以上10万元以下罚款；货值金额1万元以上的，并处货值金额10倍以上20倍以下罚款；情节严重的，5年内不受理相关责任人及企业提出的医疗器械许可申请。

> **案例11-2** 江苏省查处的"6.10"非法制售软性亲水接触镜（美瞳）案
>
> 2014年6月10日，泰州市食品药品监管局与泰州市公安机关密切协作，成功查办一起未取得《医疗器械生产企业许可证》、假冒进口医疗器械注册证生产、经营医疗器械软性亲水接触镜案件。抓捕犯罪嫌疑人9人，捣毁5个生产、加工、经营窝点，现场查扣非法生产的成品软性亲水接触镜近130万瓶，查封洗灌封联动线、轧盖机、灭菌柜、贴签机、机床、烘箱等生产设备25台件，涉案金额高达1.5亿元。（资料来源：国家药品监督管理局网站，2014年7月8日）
>
> 讨论：软性亲水接触镜属于第几类医疗器械？其合法性如何辨别？

### 三、医疗器械说明书和标签内容规定

医疗器械应当有说明书、标签。说明书、标签的内容应当与经注册或者备案的相关内

容一致，并且应当标明下列事项：

① 通用名称、型号、规格。
② 生产企业的名称和住所、生产地址及联系方式。
③ 产品技术要求的编号。
④ 生产日期和使用期限或者失效日期。
⑤ 产品性能、主要结构、适用范围。
⑥ 禁忌证、注意事项以及其他需要警示或者提示的内容。
⑦ 安装和使用说明或者图示。
⑧ 维护和保养方法，特殊储存条件、方法。
⑨ 产品技术要求规定应当标明的其他内容。

第二类、第三类医疗器械还应当标明医疗器械注册证编号和医疗器械注册人的名称、地址及联系方式。由消费者个人自行使用的医疗器械还应当具有安全使用的特别说明。

## 活动4　医疗器械经营管理

### 一、医疗器械经营企业应当具备的条件

从事医疗器械经营活动，应当有与经营规模和经营范围相适应的经营场所和贮存条件，以及与经营的医疗器械相适应的质量管理制度和质量管理机构或者人员。

### 二、开办医疗器械经营企业的审批程序

从事第二类医疗器械经营的，由经营企业向所在地设区的市级人民政府药品监督管理部门备案并提交其证明资料。

从事第三类医疗器械经营的，经营企业应当向所在地设区的市级人民政府药品监督管理部门申请经营许可并提交其证明资料。

受理经营许可申请的药品监督管理部门应当自受理之日起30个工作日内进行审查，必要时组织核查。对符合规定条件的，准予许可并发给医疗器械经营许可证；对不符合规定条件的，不予许可并书面说明理由。

医疗器械经营许可证有效期为5年。有效期届满需要延续的，依照有关行政许可的法律规定办理延续手续。

> **资料卡**
>
> **《医疗器械经营许可证》格式与经营备案凭证格式**
>
> 《医疗器械经营许可证》和医疗器械经营备案凭证的格式由国务院药品监督管理部门统一制定。
>
> 《医疗器械经营许可证》和医疗器械经营备案凭证由设区的市级药品监督管理部门印制。
>
> 《医疗器械经营许可证》编号的编排方式为：××食药监械经营许××××××××号。其中：
>
> 第一位×代表许可部门所在地省、自治区、直辖市的简称；
> 第二位×代表所在地设区的市级行政区域的简称；
> 第三到六位×代表4位数许可年份；

> 第七到十位×代表4位数许可流水号。
> 第二类医疗器械经营备案凭证备案编号的编排方式为：××食药监械经营备××××××××号。其中：
> 第一位×代表备案部门所在地省、自治区、直辖市的简称；
> 第二位×代表所在地设区的市级行政区域的简称；
> 第三到六位×代表4位数备案年份；
> 第七到十位×代表4位数备案流水号。

经营未取得医疗器械注册证的第二类、第三类医疗器械的，未经许可从事第三类医疗器械经营活动的，由县级以上人民政府食品药品监督管理部门没收违法所得、违法生产经营的医疗器械和用于违法生产经营的工具、设备、原材料等物品；违法生产经营的医疗器械货值金额不足1万元的，并处5万元以上10万元以下罚款；货值金额1万元以上的，并处货值金额10倍以上20倍以下罚款；情节严重的，5年内不受理相关责任人及企业提出的医疗器械许可申请。

### 三、医疗器械经营管理规定

医疗器械经营企业应当在医疗器械采购、验收、贮存、销售、运输、售后服务等环节采取有效的质量控制措施，保障经营过程中产品的质量安全。企业应当严格执行医疗器械经营质量管理规范。

从事第二类、第三类医疗器械批发业务和第三类医疗器械零售业务的企业还应当制定购货者资格审核、医疗器械追踪溯源、质量管理制度执行情况考核的规定。

企业应当建立并执行进货查验记录制度。从事第二类、第三类医疗器械批发业务以及第三类医疗器械零售业务的经营企业应当建立销售记录制度。进货查验记录（包括采购记录、验收记录）和销售记录信息应当真实、准确、完整。从事医疗器械批发业务的企业，其购进、贮存、销售等记录应当符合可追溯要求。鼓励企业采用信息化等先进技术手段进行记录。

进货查验记录和销售记录应当保存至医疗器械有效期后2年；无有效期的，不得少于5年。植入类医疗器械进货查验记录和销售记录应当永久保存。鼓励其他医疗器械经营企业建立销售记录制度。

运输、贮存医疗器械，应当符合医疗器械说明书和标签标示的要求；对温度、湿度等环境条件有特殊要求的，应当采取相应措施，保证医疗器械的安全、有效。

医疗器械经营企业不得经营未依法注册、无合格证明文件以及过期、失效、淘汰的医疗器械。

### 四、医疗器械网络销售管理规定

为加强医疗器械网络销售和医疗器械网络交易服务监督管理，保障公众用械安全，2017年12月20日，原国家食品药品监督管理总局公布《医疗器械网络销售监督管理办法》（总局令第38号），自2018年3月1日起施行。

从事医疗器械网络销售的企业，是指通过网络销售医疗器械的医疗器械上市许可持有人（即医疗器械注册人或者备案人）和医疗器械生产经营企业。医疗器械网络交易服务第三方平台提供者，是指在医疗器械网络交易中仅提供网页空间、虚拟交易场所、交易规则、交易撮合、电子订单等交易服务，供交易双方或者多方开展交易活动，不直接参与医疗器械销售的企业。

从事医疗器械网络销售的企业，应当通过自建网站或者医疗器械网络交易服务第三方平台开展医疗器械网络销售活动。通过自建网站开展医疗器械网络销售的企业，应当依法取得《互联网药品信息服务资格证书》，并具备与其规模相适应的办公场所以及数据备份、故障恢复等技术条件。

从事医疗器械网络销售的企业，应当在其主页面显著位置展示其医疗器械生产经营许可证件或者备案凭证，产品页面应当展示该产品的医疗器械注册证或者备案凭证。相关展示信息应当画面清晰，容易辨识。其中，医疗器械生产经营许可证件或者备案凭证、医疗器械注册证或者备案凭证的编号还应当以文本形式展示。相关信息发生变更的，应当及时更新展示内容。

从事医疗器械网络销售的企业在网上发布的医疗器械名称、型号、规格、结构及组成、适用范围、医疗器械注册证编号或者备案凭证编号、注册人或者备案人信息、生产许可证或者备案凭证编号、产品技术要求编号、禁忌证等信息，应当与经注册或者备案的相关内容保持一致。

从事医疗器械网络销售的企业应当记录医疗器械销售信息，记录应当保存至医疗器械有效期后2年；无有效期的，保存时间不得少于5年；植入类医疗器械的销售信息应当永久保存。相关记录应当真实、完整、可追溯。

从事医疗器械网络销售的企业，经营范围不得超出其生产经营许可或者备案的范围。医疗器械批发企业从事医疗器械网络销售，应当销售给具有资质的医疗器械经营企业或者使用单位。医疗器械零售企业从事医疗器械网络销售，应当销售给消费者。销售给消费者个人的医疗器械，应当是可以由消费者个人自行使用的，其说明书应当符合医疗器械说明书和标签管理相关规定，标注安全使用的特别说明。

从事医疗器械网络销售的企业，应当按照医疗器械标签和说明书标明的条件贮存和运输医疗器械。委托其他单位贮存和运输医疗器械的，应当对被委托方贮存和运输医疗器械的质量保障能力进行考核评估，明确贮存和运输过程中的质量安全责任，确保贮存和运输过程中的质量安全。

### 活动5　医疗器械使用管理

医疗器械使用单位，是指使用医疗器械为他人提供医疗等技术服务的机构，包括取得医疗机构执业许可证的医疗机构，取得计划生育技术服务机构执业许可证的计划生育技术服务机构，以及依法不需要取得医疗机构执业许可证的血站、单采血浆站、康复辅助器具适配机构等。

医疗器械使用单位配置大型医用设备，应当符合国务院卫生计生主管部门制定的大型医用设备配置规划，与其功能定位、临床服务需求相适应，具有相应的技术条件、配套设施和具备相应资质、能力的专业技术人员，并经省级以上人民政府卫生计生主管部门批准，取得大型医用设备配置许可证。

医疗器械使用单位购进医疗器械，应当查验供货者的资质和医疗器械的合格证明文件，建立进货查验记录制度。

医疗器械使用单位应当有与在用医疗器械品种、数量相适应的贮存场所和条件。医疗器械使用单位应当加强对工作人员的技术培训，按照产品说明书、技术操作规范等要求使用医疗器械。

医疗器械使用单位对重复使用的医疗器械，应当按照国务院卫生计生主管部门制定的消毒和管理的规定进行处理。一次性使用的医疗器械不得重复使用，对使用过的应当按照国家有关规定销毁并记录。对需要定期检查、检验、校准、保养、维护的医疗器械，应当按照产品说明书的要求进行检查、检验、校准、保养、维护并予以记录，及时进行分析、评估，确保医疗器械处于良好状态，保障使用质量；对使用期限长的大型医疗器械，应当逐台建立使用档案，记录其使用、维护、转让、实际使用时间等事项。记录保存期限不得少于医疗器械规定使用期限终止后5年。

医疗器械使用单位应当妥善保存购入第三类医疗器械的原始资料，并确保信息具有可追溯性。使用大型医疗器械以及植入和介入类医疗器械的，应当将医疗器械的名称、关键性技术参数等信息以及与使用质量安全密切相关的必要信息记载到病历等相关记录中。

发现使用的医疗器械存在安全隐患的，医疗器械使用单位应当立即停止使用，并通知生产企业或者其他负责产品质量的机构进行检修；经检修仍不能达到使用安全标准的医疗器械，不得继续使用。

医疗器械经使用单位不得使用未依法注册、无合格证明文件以及过期、失效、淘汰的医疗器械。医疗器械使用单位之间转让在用医疗器械，转让方应当确保所转让的医疗器械安全、有效，不得转让过期、失效、淘汰以及检验不合格的医疗器械。

### 活动6　医疗器械广告管理

2019年12月27日，国家市场监督管理总局发布《药品、医疗器械、保健食品、特殊医学用途配方食品广告审查管理暂行办法》（总局令第21号），于2020年3月1日起施行。

医疗器械广告的内容应当以药品监督管理部门批准的注册证书或者备案凭证、注册或者备案的产品说明书内容为准。医疗器械广告涉及医疗器械名称、适用范围、作用机理或者结构及组成等内容的，不得超出注册证书或者备案凭证、注册或者备案的产品说明书范围。

推荐给个人自用的医疗器械的广告，应当显著标明"请仔细阅读产品说明书或者在医务人员的指导下购买和使用"。医疗器械产品注册证书中有禁忌内容、注意事项的，广告应当显著标明"禁忌内容或者注意事项详见说明书"。

#### 案例11-3　违法医疗器械广告案

扬州市广陵区市场监督管理局查处某医疗器械经营部发布违法医疗器械广告案。当事人在其经营场所门口的落地展板上宣传"明泰治疗、免费体验，适用范围：胃病、关节炎、颈椎病等21项，激光洗血疗法，电针灸疗法，中医与科技相结合，绿色治疗无副作用"的内容。（资料来源：国家市场监督管理总局网站，2020年3月21日）

讨论：该案例中不符合法规规定的内容有哪些？

## 任务二　保健食品管理

### 任务目标

**知识目标**

1. 掌握保健食品的界定。
2. 了解保健食品注册与备案管理。
3. 掌握保健食品的生产经营管理。

**能力目标**
1. 能说出保健食品和药品、食品的区别。
2. 会识别合法注册或者备案的保健食品。
3. 能正确宣传保健食品的功效。

## 活动1　保健食品的界定

保健食品是指声称具有特定保健功能或者以补充维生素、矿物质为目的的食品。即适宜于特定人群食用，具有调节机体功能，不以治疗疾病为目的，并且对人体不产生任何急性、亚急性或者慢性危害的食品。

保健食品声称保健功能，应当具有科学依据，富含活性成分，在规定的用量下对特定人群使用无毒副作用，不得对人体产生危害。保健食品既可以是普通食品的形态，也可以是片剂、胶囊剂等剂型。

## 活动2　保健食品注册与备案管理

2016年2月4日，《保健食品注册与备案管理办法》经国家食品药品监督管理总局局务会议审议通过，自2016年7月1日起施行。新修订的管理办法依据新食品安全法，对保健食品实行注册与备案相结合的分类管理制度。

保健食品注册，是指药品监督管理部门根据注册申请人申请，依照法定程序、条件和要求，对申请注册的保健食品的安全性、保健功能和质量可控性等相关申请材料进行系统评价和审评，并决定是否准予其注册的审批过程。

保健食品备案，是指保健食品生产企业依照法定程序、条件和要求，将表明产品安全性、保健功能和质量可控性的材料提交药品监督管理部门进行存档、公开、备查的过程。

生产和进口下列产品应当申请保健食品注册：使用保健食品原料目录以外原料的保健食品；首次进口的保健食品（属于补充维生素、矿物质等营养物质的保健食品除外）。

保健食品注册证书有效期为5年。国产保健食品注册号格式为：国食健注G+4位年代号+4位顺序号；进口保健食品注册号格式为：国食健注J+4位年代号+4位顺序号。

生产和进口下列保健食品应当依法备案：使用的原料已经列入保健食品原料目录的保健食品；首次进口的属于补充维生素、矿物质等营养物质的保健食品。

对备案的保健食品，药品监督管理部门应当按照相关要求的格式制作备案凭证，并将备案信息表中登记的信息在其网站上公布。国产保健食品备案号格式为：食健备G+4位年代号+2位省级行政区域代码+6位顺序编号；进口保健食品备案号格式为：食健备J+4位年代号+00+6位顺序编号。

## 活动3　保健食品的生产经营管理

2019年12月1日起施行的《中华人民共和国食品安全法实施条例》（国务院令第721号）规定保健食品、特殊医学用途配方食品、婴幼儿配方食品等特殊食品不属于地方特色食品，不得对其制定食品安全地方标准。

保健食品原料目录和允许保健食品声称的保健功能目录，由国务院食品安全监督管理部门会同国务院卫生主管部门、国家中医药管理部门制定、调整并公布。列入保健食品原料目录的原料只能用于保健食品生产，不得用于其他食品生产。

保健食品生产工艺有原料提取、纯化等前处理工序的，生产企业应当具备相应的原料前处理能力。

保健食品的标签、说明书主要内容不得涉及疾病预防、治疗功能，内容应当真实，与注册或者备案的内容相一致，载明适宜人群、不适宜人群、功效成分或者标志性成分及其含量等，并声明"本品不能代替药物"。保健食品的功能和成分应当与标签、说明书相一致。

> **资料卡**
>
> **市场监管总局发布《保健食品标注警示用语指南》公告**
>
> 为指导保健食品警示用语标注，市场监管总局组织编制并发布了《保健食品标注警示用语指南》，自2020年1月1日起实施。
>
> 指南中要求标签设置警示用语区及警示用语。警示用语区位于最小销售包装包装物（容器）的主要展示版面，所占面积不应小于其所在面的20%。警示用语区内文字与警示用语区背景有明显色差。警示用语使用黑体字印刷，包括以下内容：保健食品不是药物，不能代替药物治疗疾病。
>
> 指南中还规定了有关生产日期和保质期的要求：保健食品在产品最小销售包装（容器）外明显位置清晰标注生产日期和保质期。如果日期标注采用"见包装物某部位"的形式，应当准确标注所在包装物的具体部位。
>
> ① 日期标注应当与所在位置的背景色形成鲜明对比，易于识别，采用激光蚀刻方式进行标注的除外。日期标注不得另外加贴、补印或者篡改。
>
> ② 多层包装的单件保健食品以与食品直接接触的内包装的完成时间为生产日期。
>
> ③ 当同一预包装内含有多个单件食品时，外包装上标注各单件食品的生产日期和保质期。
>
> ④ 按年、月、日的顺序标注日期。日期中年、月、日可用空格、斜线、连字符、句点等符号分隔，或者不用分隔符。年代号应当使用4位数字标注，月、日应当分别使用2位数字标注。
>
> ⑤ 保质期的标注使用"保质期至××××年××月××日"的方式描述。
>
> 保健食品经营者在经营保健食品的场所、网络平台等显要位置标注"保健食品不是药物，不能代替药物治疗疾病"等消费提示信息，引导消费者理性消费。"指南"发布前后保健食品标签的变化见图11-1（图片来源于国家市场监督管理总局网站）。
>
>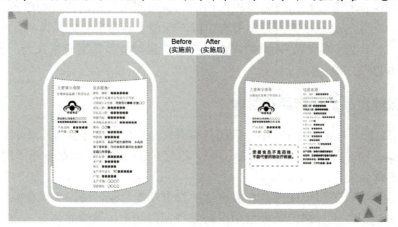
>
> 图11-1 指南发布前后保健食品标签的变化

保健食品广告的内容应当以市场监督管理部门批准的注册证书或者备案凭证、注册或者备案的产品说明书内容为准，不得涉及疾病预防、治疗功能。保健食品广告涉及保健功能、产品功效成分或者标志性成分及含量、适宜人群或者食用量等内容的，不得超出注册证书或者备案凭证、注册或者备案的产品说明书范围。保健食品广告应当显著标明"保健食品不是药物，不能代替药物治疗疾病"，声明本品不能代替药物，并显著标明保健食品标志、适宜人群和不适宜人群。

### 案例11-4　广东通报十大保健食品违法广告案件（节选）

广东省市场监督管理局11月2日公布了十大保健食品违法广告典型案件，涉及灵芝孢子油胶囊、罗汉果甘草清莹茶等相关食品、保健食品。截至9月底，广东共查处食品、保健食品广告案件276宗，罚没金额171.2万元。

"睡前吃2粒，一觉自然醒，服用后的变化看得见"。广东某医药有限公司在苏宁易购设立的大药房旗舰店销售"紫一褪黑素维生素B6胶囊"过程中，在网站发布了上述广告内容。由于内容违反了广告法的相关规定，梅州市市场监督管理局对其作出行政处罚，责令停止发布违法广告，处罚款1.2万元。

东莞市某文化传播工作室在微信公众号发布罗汉果甘草清莹茶的广告，内容包括"每天一杯，烟毒排了，连吸进的雾霾也能拯救一下""20年烟龄的黑肺竟然被洗干净了"等，上述广告内容违反了广告法的相关规定，东莞市场监督管理局凤岗分局对其作出行政处罚，责令其停止发布违法广告，处罚款3.1万元。

化州市某综合商店使用台式电脑连接电视机播放"灵芝孢子油胶囊"广告，广告内容宣称"它灵通神效，治愈万症""100%纯天然孢子油，防癌抗癌，美容美颜"等，上述广告违反了广告法的相关规定，化州市市场监督管理局责令停止发布违法广告，并处罚款6000元。

广东省市场监督管理局有关负责人表示，保健食品行业专项清理整治主要围绕保健食品领域五方面突出问题：一是保健食品标签、说明书虚假宣传疾病预防、治疗功能；二是虚假违法保健食品广告；三是虚假宣传行为；四是违规直销和非法传销；五是非法添加和假冒伪劣。（资料来源：国家市场监督管理总局网站，2019年11月4日）

讨论：如何防范保健食品欺诈和虚假宣传？

## 任务三　特殊医学用途配方食品和婴幼儿配方食品的管理

### 任务目标

**知识目标**
1. 掌握特殊医学用途配方食品的管理规定。
2. 熟悉婴幼儿配方食品的管理规定。

**能力目标**
1. 能说出特殊医学用途配方食品与食品的区别。
2. 能正确介绍特殊医学用途配方食品。

### 活动1　特殊医学用途配方食品的管理

特殊医学用途配方食品，是指为了满足进食受限、消化吸收障碍、代谢紊乱或特定疾病状态人群对营养素或膳食的特殊需要，专门加工配制而成的配方食品，包括适用于1岁以上人群的特殊医学用途配方食品和适用于0月龄至12月龄的特殊医学用途婴儿配方食品。

我国对特殊医学用途配方食品实行严格的注册审批管理。特殊医学用途配方食品应当经国务院药品监督管理部门注册。注册时，应当提交产品配方、生产工艺、标签、说明书以及表明产品安全性、营养充足性和特殊医学用途临床效果的材料。特殊医学用途配方食品注册证书有效期为5年，注册证号的格式为：国食注字TY+4位年号+4位顺序号，其中TY代表特殊医学用途配方食品。

特殊医学用途配方食品广告适用《中华人民共和国广告法》和其他法律、行政法规关于药品广告管理的规定。

### 活动2　婴幼儿配方食品的管理

婴幼儿配方乳粉是以乳类及乳蛋白制品（乳基）和（或）大豆及大豆蛋白制品（豆基）为主要原料，加入适量的维生素、矿物质和（或）其他成分，仅用物理方法生产加工制成的粉状产品。

婴幼儿配方食品生产企业应当实施从原料进厂到成品出厂的全过程质量控制，对出厂的婴幼儿配方食品实施逐批检验，保证食品安全。生产婴幼儿配方食品使用的生鲜乳、辅料等食品原料、食品添加剂等，应当符合法律、行政法规的规定和食品安全国家标准，保证婴幼儿生长发育所需的营养成分。

婴幼儿配方食品生产企业应当将食品原料、食品添加剂、产品配方及标签等事项向省、自治区、直辖市人民政府药品监督管理部门备案。婴幼儿配方乳粉的产品配方应当经国务院药品监督管理部门注册。注册时，应当提交配方研发报告和其他表明配方科学性、安全性的材料。婴幼儿配方乳粉产品配方注册证书有效期为5年，注册证号的格式为：国食注字YP+4位年号+4位顺序号，其中YP代表婴幼儿配方乳粉产品配方。

不得以分装方式生产婴幼儿配方乳粉，同一企业不得用同一配方生产不同品牌的婴幼儿配方乳粉。

#### 案例11-5　严查普通食品冒充特殊医学用途配方食品的违法行为

近日，有媒体报道湖南省郴州市永兴县爱婴坊母婴店将一款固体饮料冒充特医食品销售给牛奶过敏儿童，虚假宣传特殊功能，涉嫌消费欺诈。市场监管总局高度重视，责成湖南省市场监管部门对涉事商家进行彻查，依法从严从重处罚，及时向社会公布调查结果。

固体饮料是普通食品，不是婴幼儿配方乳粉，更不是特殊医学用途配方食品，其蛋白质和营养素含量远低于婴幼儿配方乳粉和特殊医学用途配方食品。

根据食品安全法，婴幼儿配方乳粉、特殊医学用途配方食品属于特殊食品，在我国实行严格注册管理和出厂批批检验，质量安全有保障。消费者选购婴幼儿食品，要注意查看标签标识，选购合适的产品。（资料来源：国家市场监督管理总局网站，2020年5月13日）

**讨论**：如何区分食品和特殊医学用途配方食品？

# 实训11　查询保健食品的合法性

【实训目标】
1. 会区分食品、保健食品和药品。
2. 会查询、辨别保健食品是否合法。
3. 熟悉保健食品标签的内容。

【实训内容】
教师组织学生分小组完成实训活动，每个小组登录特殊食品信息查询平台或者国家市场监督管理总局特殊食品安全监督管理局网站，对被分配的保健食品进行查询，辨别保健食品是否合法，记录查询结果。

查询结果包括查询的产品是否为合法注册或者备案的保健食品，其注册证号或者备案证号、生产企业等信息。

完成任务的小组展示查询结果，交流收获体会。

【考核评价】
小组互评和教师点评相结合。

小组互评：根据查询结果的准确性、完备性和语言表达能力进行评分。

教师点评：教师对各小组完成任务的表现进行评分，指出学生在任务完成过程中出错和容易出错的地方，对存在问题进行分析，总结实训收获。

## 项目检测

**一、最佳选择题（每题的备选项中，只有1个最符合题意）**

1. 关于特殊医学用途配方食品和婴幼儿配方食品管理的说法，正确的是（　　）
   A. 不得以分装方式生产婴幼儿配方乳粉，同一企业不得用同一配方生产不同品牌的婴幼儿配方乳粉
   B. 特殊医学用途配方食品按照药品管理
   C. 婴幼儿配方食品应当实施全过程质量控制，对婴幼儿配方食品实施重点抽验上市销售制度
   D. 与保健食品管理要求不同，特殊医学用途配方食品不得发布广告

2. 关于医疗器械管理要求的说法，错误的是（　　）
   A. 从国外进口血管支架的，由国家药品监督管理部门审查，批准后发给医疗器械注册证
   B. 从国外进口第二类医疗器械，实行注册管理
   C. 体外诊断试剂按照《体外诊断试剂注册管理办法》，办理医疗器械产品备案或者注册
   D. 由消费者个人自行使用的医疗器械，应当标明安全使用方面的特别说明

3. 根据《中华人民共和国食品安全法》，应当报国家相关职能管理部门申请备案，不需要申请注册的事项是（　　）
   A. 特殊医学用途配方食品的上市
   B. 补充维生素、矿物质类保健食品的首次进口
   C. 婴幼儿配方乳粉的产品配方
   D. 使用保健食品原料目录外的原料生产保健食品

4. 根据《保健食品注册与备案管理办法》，国产保健食品注册号格式为（  ）
A. 国食健字 G+4 位年代号 +4 位顺序号
B. 国食健注 G+4 位年代号 +4 位顺序号
C. 国食健字 J+4 位年代号 +4 位顺序号
D. 国食健注 J+4 位年代号 +4 位顺序号

5. 根据《医疗器械监督管理条例》，将医疗器械分为第一类、第二类和第三类的依据是（  ）
A. 风险程度由低到高  B. 有效程度由高到低
C. 有效程度由低到高  D. 风险程度由高到低

二、配伍选择题（题目分为若干组，每组题目对应同一组备选项，备选项可重复选用，也可不选用。每题只有 1 个备选项最符合题意）

[1～3]
A. 国械注许 ××××××××××  B. 国械注备 ××××××××
C. 京械注准 ××××××××××  D. 国械注准 ××××××××××

1. 从证书号格式判断，属于进口第一类医疗器械的是（  ）
2. 从证书号格式判断，属于从香港、澳门、台湾地区进口的第三类医疗器械的是（  ）
3. 从证书号格式判断，属于境内第二类医疗器械的是（  ）

[4～5]
A. 医疗器械  B. 药品  C. 化妆品  D. 保健食品
4. 用于血源筛查的体外诊断试剂的管理类别是（  ）
5. 不以治疗疾病为目的，但具有调节机体功能，用于特定人群食用的是（  ）

三、多项选择题（每题的备选项中，有 2 个或 2 个以上符合题意）

1. 有关医疗器械产品注册与备案管理的说法，正确的是（  ）
A. 港澳台地区医疗器械注册，参照进口医疗器械办理
B. 第二类医疗器械实行注册管理
C. 第一类医疗器械实行注册管理
D. 第三类医疗器械实行注册管理

2. 关于特殊医学用途配方食品和婴幼儿配方食品管理的说法，正确的是（  ）
A. 婴幼儿配方食品的产品配方应向省级药品监督管理部门备案
B. 特殊医学用途配方食品参照药品管理，须经国务院药品监督管理部门注册
C. 特殊医学用途配方食品广告参照药品广告有关管理规定
D. 婴幼儿配方食品生产应实施全过程质量控制，实施逐批检验

3. 关于保健食品的说法，正确的是（  ）
A. 适用于特定人群，具有调节机体功能的作用
B. 声称保健功能的，应当具有科学依据
C. 不得对人体产生急性、亚急性或者慢性危害
D. 可以声称对疾病有一定程度的预防治疗作用

四、填空题
1. 第一类医疗器械实行产品＿＿＿＿＿管理，第二类、第三类医疗器械实行产品＿＿＿＿＿管理。
2. 医疗器械注册证有效期为＿＿＿＿＿＿年。有效期届满需要延续注册的，应当在有效期届

满＿＿＿＿个月前向原注册部门提出延续注册的申请。

3.医疗器械应当有说明书、标签。说明书、标签的内容应当与经＿＿＿＿或者＿＿＿＿的相关内容一致。

4.医疗器械经营企业的进货查验记录和销售记录应当保存至医疗器械有效期后＿＿＿＿年；无有效期的，不得少于＿＿＿＿年。＿＿＿＿类医疗器械进货查验记录和销售记录应当永久保存。

5.保健食品广告应当显著标明"保健食品不是＿＿＿＿，不能代替＿＿＿＿治疗疾病"。

### 五、思考题

1.什么是医疗器械？

2.医疗器械如何分类？

3.生产、经营未取得医疗器械注册证的第二类、第三类医疗器械的，应如何处罚？

4.生产和进口哪些保健食品应当申请注册？

5.什么是特殊医学用途配方食品？

（王　盈）

# 项目十二
# 药学技术人员管理

## 项目说明

本项目共完成三个任务：任务一　了解药学技术人员配备要求；任务二　熟悉药学职称考试；任务三　掌握执业药师的管理，知道报名条件、考试要求、注册管理。

## 任务一　药学技术人员配备

### 任务目标

**知识目标**

1. 熟悉药学技术人员的定义。
2. 了解药学技术人员配备依据。

**能力目标**

知道药品生产企业、经营企业、医疗机构关于药学技术人员配备要求。

### 活动1　药学技术人员的定义

**案例12-1　开办零售药店**

李某取得药学专业大专学历，工作8年后，在工作所在城市开办了一家零售药店。在该药店正式经营后6个月，李某准备申请该药店为医疗保障定点零售药店。

**讨论：** 1. 李某开办的零售药店应配备什么样的专业人员？

2. 申请医疗保障定点零售药店时，药店还应配备什么样的专业人员？

药学技术人员是指取得药学类专业学历，依据法律法规经过国家有关部门考试考核合格，取得专业技术职务资格或执业药师资格，遵循药事法规和职业道德规范，从事与药品研制、生产、经营、使用、检验和管理等有关实践活动的技术人员。药学技术人员包括药师、执业药师、临床药师等。

### 活动2　药学技术人员配备依据

**1.《中华人民共和国药品管理法》规定**

①《中华人民共和国药品管理法》第42条规定，从事药品生产活动，应具备依法经过资格认定的药学技术人员、工程技术人员及相应的技术工人。

②《中华人民共和国药品管理法》第52条规定，从事药品经营活动，应具备依法经过资格认定的药师或者其他药学技术人员。

③《中华人民共和国药品管理法》第58条规定，依法经过资格认定的药师或者其他药学技术人员负责本企业的药品管理、处方审核和调配、合理用药指导等工作。

④《中华人民共和国药品管理法》第69条规定，医疗机构应当配备依法经过资格认定的药师或者其他药学技术人员，负责本单位的药品管理、处方审核和调配、合理用药指导等工作。

**2.《中华人民共和国药品管理法实施条例》规定**

①《中华人民共和国药品管理法实施条例》第 15 条规定，经营处方药、甲类非处方药的药品零售企业，应当配备执业药师或者其他依法经资格认定的药学技术人员。

②《中华人民共和国药品管理法实施条例》第 25 条规定，医疗机构审核和调配处方的药剂人员必须是依法经资格认定的药学技术人员。

**3.《药品生产质量管理规范》规定**

①《药品生产质量管理规范》第 22 条规定，生产管理负责人应当至少具有药学或相关专业本科学历（或中级专业技术职称或执业药师资格），具有至少三年从事药品生产和质量管理的实践经验，其中至少有一年的药品生产管理经验，接受过与所生产产品相关的专业知识培训。

②《药品生产质量管理规范》第 23 条规定，质量管理负责人应当至少具有药学或相关专业本科学历（或中级专业技术职称或执业药师资格），具有至少五年从事药品生产和质量管理的实践经验，其中至少一年的药品质量管理经验，接受过与所生产产品相关的专业知识培训。

③《药品生产质量管理规范》第 25 条规定，质量受权人应当至少具有药学或相关专业本科学历（或中级专业技术职称或执业药师资格），具有至少五年从事药品生产和质量管理的实践经验，从事过药品生产过程控制和质量检验工作。

**4.《药品经营质量管理规范》规定**

（1）《药品经营质量管理规范》中关于药品批发企业配备人员要求

①《药品经营质量管理规范》第 19 条规定，企业负责人应当具有大学专科以上学历或者中级以上专业技术职称，经过基本的药学专业知识培训，熟悉有关药品管理的法律法规及本规范。

②《药品经营质量管理规范》第 20 条规定，企业质量负责人应当具有大学本科以上学历、执业药师资格和 3 年以上药品经营质量管理工作经历，在质量管理工作中具备正确判断和保障实施的能力。

③《药品经营质量管理规范》第 21 条规定，企业质量管理部门负责人应当具有执业药师资格和 3 年以上药品经营质量管理工作经历，能独立解决经营过程中的质量问题。

④《药品经营质量管理规范》第 22 条规定，企业应当配备符合以下资格要求的质量管理、验收及养护等岗位人员：

a. 从事质量管理工作的，应当具有药学中专或者医学、生物、化学等相关专业大学专科以上学历或者具有药学初级以上专业技术职称；

b. 从事验收、养护工作的，应当具有药学或者医学、生物、化学等相关专业中专以上学历或者具有药学初级以上专业技术职称；

c. 从事中药材、中药饮片验收工作的，应当具有中药学专业中专以上学历或者具有中药学中级以上专业技术职称；从事中药材、中药饮片养护工作的，应当具有中药学专业中专以上学历或者具有中药学初级以上专业技术职称；直接收购地产中药材的，验收人员应当具有中药学中级以上专业技术职称。

d. 从事疫苗配送的，还应当配备 2 名以上专业技术人员专门负责疫苗质量管理和验收工作。专业技术人员应当具有预防医学、药学、微生物学或者医学等专业本科以上学历及中级以上专业技术职称，并有 3 年以上从事疫苗管理或者技术工作经历。

⑤《药品经营质量管理规范》第 24 条规定，从事采购工作的人员应当具有药学或者医学、生物、化学等相关专业中专以上学历，从事销售、储存等工作的人员应当具有高中以上文化程度。

（2）《药品经营质量管理规范》中关于药品零售企业配备人员要求

①《药品经营质量管理规范》第 125 条规定，企业法定代表人或者企业负责人应当具备执业药师资格。企业应当按照国家有关规定配备执业药师，负责处方审核，指导合理用药。

②《药品经营质量管理规范》第 126 条规定，质量管理、验收、采购人员应当具有药学或者医学、生物、化学等相关专业学历或者具有药学专业技术职称。从事中药饮片质量管理、验收、采购人员应当具有中药学中专以上学历或者具有中药学专业初级以上专业技术职称。营业员应当具有高中以上文化程度或者符合省级食品药品监督管理部门规定的条件。中药饮片调剂人员应当具有中药学中专以上学历或者具备中药调剂员资格。

**5.《处方管理办法》规定**

①《处方管理办法》第 29 条规定，取得药学专业技术职务任职资格的人员方可从事处方调剂工作。

②《处方管理办法》第 31 条规定，具有药师以上专业技术职务任职资格的人员负责处方审核、评估、核对、发药以及安全用药指导；药士从事处方调配工作。

**6.《医疗机构药事管理规定》规定**

①《医疗机构药事管理规定》第 14 条规定，二级以上医院药学部门负责人应当具有高等学校药学专业或者临床药学专业本科以上学历，及本专业高级技术职务任职资格；除诊所、卫生所、医务室、卫生保健所、卫生站以外的其他医疗机构药学部门负责人应当具有高等学校药学专业专科以上或者中等学校药学专业毕业学历，及药师以上专业技术职务任职资格。

②《医疗机构药事管理规定》第 33 条规定，医疗机构药学专业技术人员不得少于本机构卫生专业技术人员的 8%。建立静脉用药调配中心（室）的，医疗机构应当根据实际需要另行增加药学专业技术人员数量。

③《医疗机构药事管理规定》第 34 条规定，医疗机构应当根据本机构性质、任务、规模配备适当数量临床药师，三级医院临床药师不少于 5 名，二级医院临床药师不少于 3 名。临床药师应当具有高等学校临床药学专业或者药学专业本科毕业以上学历，并应当经过规范化培训。

**7.《医疗机构处方审核规范》规定**

《医疗机构处方审核规范》第 5 条规定，从事处方审核的药学专业技术人员应当满足以下条件：取得药师及以上药学专业技术职务任职资格；具有 3 年及以上门急诊或病区处方调剂工作经验，接受过处方审核相应岗位的专业知识培训并考核合格。

# 任务二　药学职称考试

### 任务目标

**知识目标**

1. 熟悉药师的定义和类别、药学职称取得。
2. 了解药学职称类别。

**能力目标**

1. 知道报考药学职称的要求。
2. 能在网站进行药学职称考试的网上报名。

## 活动1　药师的定义和类别

**1.药师的定义**

从广义上讲，药师是指受过高等药学教育，依法通过有关部门的考核并取得相应的资格，从事药品的研制、生产、经营、使用、检验和管理等有关药学专业技术工作的人员。从狭义上讲，我国药师特指药学专业技术职称评定中的初级职称的药学技术人员。

**2. 药师的类别**

① 根据所学专业可分为：西药师、中药师、临床药师。

② 根据职称可分为：药师、主管药师、副主任药师、主任药师；中药师、主管中药师、副主任中药师、主任中药师。

③ 根据是否依法注册可分为：执业药师、药师。

## 活动2　药学职称类别

**1. 专业技术人员职业资格的建立和目录管理**

国家按照有利于经济发展、社会公认、国际可比、事关公共利益的原则，在涉及国家、人民生命财产安全的专业技术工作领域，实行专业技术人员职业资格制度。经职业资格考试合格的人员，由国家授予相应的职业资格证书。

> **资料卡**
>
> **专业技术人员职业资格**
>
> 专业技术人员职业资格是对从事某一职业所必备的学识、技术和能力的基本要求。职业资格包括从业资格和执业资格。
>
> 从业资格是政府规定专业技术人员从事某种专业技术性工作的学识、技术和能力的起点标准。
>
> 执业资格是政府对某些责任较大，社会通用性强，关系公共利益的专业技术工作实行的准入控制，是专业技术人员依法独立开业或独立从事某种专业技术工作学识、技术和能力的必备标准。

2017年9月12日，经国务院同意，人力资源社会保障部印发《关于公布国家职业资格目录的通知》（人社部发〔2017〕68号），按照规定的条件和程序将职业资格纳入国家职业资格目录，实行清单式管理。职业资格目录分专业技术人员职业资格和技能人员职业资格两大类，每大类又分别设置准入类职业资格和水平评价类职业资格。目录之外一律不得许可和认定职业资格，目录之内除准入类职业资格外一律不得与就业创业挂钩。设置准入类职业资格，其所涉职业（工种）必须关系公共利益或涉及国家安全、公共安全、人身健康、生命财产安全，且必须有法律法规或国务院决定作为依据；设置水平评价类职业资格，其所涉职业（工种）应具有较强的专业性和社会通用性，技术技能要求较高，行业管理和人才队伍建设确实需要。卫生专业技术资格属于水平评价类职业资格。执业药师属于准入类职业资格。

**2. 药学职称类别**

药学人员技术职称属于卫生专业技术职称，药学专业技术资格分为初级资格（药士、药师）、中级资格（主管药师）和高级资格（副主任药师、主任药师）。

## 活动3　药学职称取得

2000年，人事部、卫生部下发《关于加强卫生专业技术职务评聘工作的通知》（人发〔2000〕114号），要求逐步建立政府宏观管理、个人自主申请、社会合理评价、单位自主聘任的管理体制；逐步推行卫生专业技术资格考试制度。卫生系列医、药、护、技各专业的中级、初级专业技术资格逐步实行以考代评和与执业准入制度并轨的考试制度，高级专业技术资格采取考试和评审结合的办法取得。

卫生部相继下发了《关于印发〈临床医学专业技术资格考试暂行规定〉的通知》（卫人发〔2000〕462号）和《关于〈预防医学、全科医学、药学、护理、其他卫生技术等专业技术资格考试暂行规定〉及〈临床医学、预防医学、全科医学、药学、护理、其他卫生专业技术资格考试实施办法〉的通知》（卫人发〔2001〕164号），进一步明确了卫生专业技术资格考试相关报名政策及考试相关规定。

**1. 初级、中级考试管理部门和政策安排**

人社部和卫健委共同负责国家预防医学、全科医学、药学、护理、技术专业技术资格考试的政策制定、组织协调等工作。卫健委、人社部成立"卫生专业技术资格考试专家委员会"和"卫生专业技术资格考试办公室"，办公室设在卫健委人事司，具体考务工作委托卫健委人才交流服务中心实施。各省、自治区、直辖市为考区。省级卫生、人事行政部门按照规定，设立考试管理机构，负责本地区考试考务工作。

根据文件要求，卫生专业技术资格考试实行全国统一组织、统一考试时间、统一考试大纲、统一考试命题、统一合格标准的考试制度，原则上每年进行一次。

通过专业技术资格考试并合格者，由各省、自治区、直辖市人事（职改）部门颁发人事部统一印制，人事部、卫生部用印的专业技术资格证书。该证书在全国范围内有效。通过考试取得专业技术资格，表明其已具备担任卫生系列医、药、护、技相应级别专业技术职务的水平和能力，医院根据工作需要、从获得资格证书的人员中择优聘任。

**2. 初级、中级资格考试报名条件**

参加专业技术资格考试的人员，应遵守中华人民共和国的宪法和法律，具备良好的医德医风和敬业精神。

（1）参加（中）药士资格考试的条件　取得相应专业中专学历，从事本专业工作满1年。
（2）参加（中）药师资格考试的条件
① 取得相应专业中专学历，受聘担任药士职务满5年。
② 取得相应专业大专学历，从事本专业工作满3年。
③ 取得相应专业本科学历或硕士学位，从事本专业工作满1年。
（3）参加主管（中）药师资格考试的条件
① 取得相应专业中专学历，受聘担任药师职务满7年。
② 取得相应专业大专学历，从事药师工作满6年。
③ 取得相应专业本科学历，从事药师工作满4年。
④ 取得相应专业硕士学位，从事药师工作满2年。
⑤ 取得相应专业博士学位。

**资料卡**

**报名条件中学历的要求**

报名条件中有关学历的要求，是指经国家教育、卫生行政主管部门认可的正规全日制院校毕业的学历；有关工作年限的要求，是指取得正规学历前后从事本专业工作时间的总和。工作年限计算的截止日期为考试报名年度当年年底。

(4) 有下列情形之一的,不得申请参加药学专业技术资格考试
① 医疗事故责任者未满 3 年。
② 医疗差错责任者未满 1 年。
③ 受到行政处分者在处分时期内。
④ 伪造学历或考试期间有违纪行为未满 2 年。
⑤ 省级卫生行政部门规定的其他情形。

**3. 初级、中级资格考试考试报名**

(1) 网上预报名　登录中国卫生人才网→注册、登录报名系统→填写报名信息→上传照片→绑定微信→提交信息→打印报名申报表

(2) 现场确认
① 考生须携带报名申报表(单位或人事档案所在地审查盖章)和相关证明材料(包括原件和复印件)进行现场确认。
② 考生须认真核对本人提交的报考信息并在确认单上签字。

(3) 资格审核　考生在网上预报名及现场确认结束后,可登录中国卫生人才网,查询个人资格审核情况。

(4) 缴费。

(5) 网上打印准考证。

**4. 初级、中级资格考试科目和考试周期**

初级、中级资格考试均分 4 个半天进行,考试科目分为"基础知识""相关专业知识""专业知识""专业实践能力"。考试科目成绩实行两年为一个周期的滚动管理办法,在连续两个考试年度内通过同专业 4 个科目的考试,可取得该专业资格证书。

# 任务三　执业药师管理

## 任务目标

**知识目标**
1. 掌握执业药师的概念,执业药师资格考试、注册。
2. 掌握执业药师的职责。
3. 熟悉执业药师业务规范与职业道德准则。

**能力目标**
知道报考执业药师的要求。

## 活动1　执业药师职业资格制度

**案例12-2**　没有执业药师就没有全民用药安全

随着药品分类管理制度的不断推进,以及"大病进医院,小病去药店"的理念逐渐被人们认同,去药店购药正成为人们防病、治病、自我保健的快捷途径。但药品毕竟具有特殊性,"是药三分毒",要确保广大群众用药安全、有效,最大限度地减少不良反应的发生,执业药师不可或缺。正如国家食品药品监督管理局相关负责人指出的:"没有执业药师就没有全民用药安全"。

案例12-2-1 一位女青年服用药店店员推荐的化痔片后,月经阻断,当问及当初向她荐药的店员,该店员张口结舌,无言以对,最后竟然胡乱回答"是女性不宜吧"。殊不知化痔片的主要成分是五倍子、石榴皮、乌梅、诃子等收敛之药,很多店员并不知晓这些药学知识,因此荐错药的事时有发生。

案例12-2-2 公务员张某,因患尿路感染,持处方到药店购买头孢氨苄胶囊,接待她的审方药师是未通过执业药师资格考试的普通药师。患者买完药后,该药师竟然又叮嘱她说,抗生素都反胃,最好饭后服用。岂不知头孢氨苄胶囊饭后服影响吸收,会使治疗效果降低,空腹服用才能达到疗效。

案例12-2-3 退休职工刘某胃胀冷痛,泛吐清水,听朋友说,吃阴虚胃痛颗粒效果不错,便到药店询问店员。也许该店员不知道"阴虚则热,阳虚则寒"的理论,竟"照单卖药",可实际上,该药并不对症。

从上面三个案例不难看出,与执业药师相比,普通药师的药学知识仍然有一定差距;而营业员更是缺乏基本的药学知识,难以正确荐药。因此药店必须配备具有审方和药学服务能力的执业药师,并赋予其相应的权利。(资料来源:中国医药报,赵成林,2006年5月15日)

讨论:执业药师在药店经营中所起的作用是什么?

**1. 我国执业药师的概念**

按照《执业药师职业资格制度规定》,执业药师(Licensed Pharmacist)是指经全国统一考试合格,取得《中华人民共和国执业药师职业资格证书》并经注册,在药品生产、经营、使用和其他需要提供药学服务的单位中执业的药学技术人员。执业药师资格考试属于职业准入性考试,凡经过本考试并成绩合格者,国家发给执业药师职业资格证书,表明其具备执业药师的学识、技术和能力。本资格证书在全国范围内有效。

扫码观看数字资源12-1 执业药师管理。

不同的国家对药师法律规定的不同,形成了不同的执业药师概念,但对药师管理的核心是一样的,即通过考试、取得执照、经过注册。与美、日等国家不同的是,我国的执业药师的规定不仅限于调剂和分发药品,而是普及到药品的生产、经营、使用等关系药品质量的各个领域。

**2. 执业药师职业资格制度的建立与发展**

我国于1994年、1995年分别开始实施执业药师、执业中药师资格制度。执业药师、执业中药师是国内最早建立的职业资格制度之一。1998年,国务院机构改革,明确中药、西药领域的执业药师资格认证、注册和监管工作统一由国家药品监督管理局管理。

1999年4月,人事部与国家药品监督管理局修订印发《执业药师资格制度暂行规定》和《执业药师资格考试实施办法》(人发〔1999〕34号),将执业药师与执业中药师合并统称为执业药师。

国家药监局、人力资源社会保障部于2019年3月5日修订并印发了《执业药师职业资格制度规定》和《执业药师职业资格考试实施办法》(国药监人〔2019〕12号),对执业药师职业资格考试、注册、职责、监督管理等进行新的调整。

在2017年国家首次公布的《国家职业资格目录》中,将执业药师作为准入类职业资格,纳入国家职业资格目录,是针对药学技术人员的唯一准入类国家职业资格。

> **资料卡**
>
> **执业药师配备要求**
>
> **1.GMP 规定**
>
> （1）生产管理负责人应当至少具有药学或相关专业本科学历（或中级专业技术职称或执业药师资格），具有至少三年从事药品生产和质量管理的实践经验，其中至少有一年的药品生产管理经验，接受过与所生产产品相关的专业知识培训。
>
> （2）质量管理负责人应当至少具有药学或相关专业本科学历（或中级专业技术职称或执业药师资格），具有至少五年从事药品生产和质量管理的实践经验，其中至少一年的药品质量管理经验，接受过与所生产产品相关的专业知识培训。
>
> **2.GSP 规定**
>
> 药品批发企业的质量负责人应当具有大学本科以上学历、执业药师资格和3年以上药品经营质量管理工作经历，在质量管理工作中具备正确判断和保障实施的能力。企业质量管理部门负责人应当具有执业药师资格和3年以上药品经营质量管理工作经历，能独立解决经营过程中的质量问题。
>
> 药品零售企业企业负责人是药品质量的主要责任人。企业法定代表人或者企业负责人，应当具备执业药师资格。企业应当按照国家有关规定配备执业药师，负责处方审核，指导合理用药。
>
> 3.2017年2月14日，国务院发布《"十三五"国家药品安全规划》（国发〔2017〕12号），确定执业药师服务水平显著提高的发展目标，要求到2020年，每万人口执业药师数超过4人，所有零售药店主要管理者具备执业药师资格、营业时有执业药师指导合理用药。

**3.执业药师的管理部门**

国家药品监督管理局与人力资源社会保障部共同负责全国执业药师职业资格制度的政策制定，并按照职责分工对该制度的实施进行指导、监督和检查。各省、自治区、直辖市负责药品监督管理的部门和人力资源社会保障行政主管部门，按照职责分工负责本行政区域内执业药师职业资格制度的实施与监督管理。

国家药品监督管理局主要负责组织拟定考试科目和考试大纲、建立试题库、组织命审题工作，提出考试合格标准建议。人力资源社会保障部负责组织审定考试科目、考试大纲，会同国家药品监督管理局对考试工作进行监督、指导并确定合格标准。

## 活动2 执业药师职业资格考试与注册管理

### 一、执业药师职业资格考试

**1.报名条件**

凡中华人民共和国公民和获准在我国境内就业的外籍人员，具备以下条件之一者，均可申请参加执业药师职业资格考试：

① 取得药学类、中药学类专业大专学历，在药学或中药学岗位工作满5年；

② 取得药学类、中药学类专业大学本科学历或学士学位，在药学或中药学岗位工作满3年；

③ 取得药学类、中药学类专业第二学士学位、研究生班毕业或硕士学位，在药学或中药学岗位工作满 1 年；

④ 取得药学类、中药学类专业博士学位；

⑤ 取得药学类、中药学类相关专业相应学历或学位的人员，在药学或中药学岗位工作的年限相应增加 1 年。

凡符合执业药师职业资格考试相应规定的香港、澳门、台湾居民，按照规定的程序和报名条件，可报名参加考试。

**2. 考试科目**

国家执业药师职业资格考试分为药学类和中药学类两类，每一类别都包括四个考试科目。从事药学或中药学专业岗位工作的人员，可根据从事的专业工作情况选择参加药学或中药学专业知识科目的考试。见表 12-1。

表12-1 执业药师职业资格考试科目

| 类别 | 科目一 | 科目二 | 科目三 | 科目四 |
|---|---|---|---|---|
| 药学类 | 药学专业知识（一） | 药学专业知识（二） | 药事管理与法规 | 药学综合知识与技能 |
| 中药学类 | 中药学专业知识（一） | 中药学专业知识（二） | | 中药学综合知识与技能 |

按照国家有关规定取得药学或医学专业高级职称并在药学岗位工作的，可免试药学专业知识（一）、药学专业知识（二），只参加药事管理与法规、药学综合知识与技能两个科目的考试；取得中药学或中医学专业高级职称并在中药学岗位工作的，可免试中药学专业知识（一）、中药学专业知识（二），只参加药事管理与法规、中药学综合知识与技能两个科目的考试。见表 12-2。

表12-2 执业药师职业资格考试免试条件和考试科目

| 项目 | 药学类 | 中药学类 |
|---|---|---|
| 具备条件 | 取得药学或医学专业高级职称并在药学岗位工作 | 取得中药学或中医学专业高级职称并在中药学岗位工作 |
| 免试科目 | 药学专业知识（一）、药学专业知识（二） | 中药学专业知识（一）、中药学专业知识（二） |
| 考试科目 | 药事管理与法规、药学综合知识与技能 | 药事管理与法规、中药学综合知识与技能 |

**3. 考试周期和成绩管理**

考试成绩管理以四年为一个周期，参加全部科目考试的人员需在连续四年内通过全部科目的考试，才能获得执业药师职业资格。免试部分科目的人员需在连续两个考试年度内通过应试科目。考试成绩全国有效。

## 二、执业药师注册管理

**1. 执业药师注册要求**

（1）注册制度　我国执业药师实行注册制度。取得执业药师职业资格的药学专业技术人员，经执业单位考核同意，通过全国执业药师注册管理信息系统向所在地注册管理机构申请注册。经批准注册者，取得《执业药师注册证》方可从事相应的执业活动。未经注册者，不得以执业药师身份执业。

执业药师应当按照执业类别、执业单位、执业范围进行注册和执业。执业类别为药学类、中药学类、药学与中药学类;执业范围为药品生产、药品经营、药品使用以及其他需要提供药学服务的单位。机关、院校、科研单位、药品检验机构不属于规定的注册执业单位。

执业药师注册有效期为五年。需要延续的,应当在有效期届满三十日前,向所在地注册管理机构提出延续注册申请。

(2)注册条件  申请注册的执业药师,必须具备以下条件:①取得《执业药师职业资格证书》;②遵纪守法,遵守执业药师职业道德,无不良信息记录;③身体健康,能坚持在执业药师岗位工作;④经执业单位考核同意。

有下列情形之一的,不予注册:①不具备完全民事行为能力的;②自刑罚执行完毕之日到申请注册之日不满2年的;③取消执业资格不满2年的;④国家规定不宜从事执业的其他情形(如甲类、乙类传染病传染期、精神病发病期健康情况不适宜或不能胜任的)。

**2.注册程序**

(1)首次注册与延续注册  执业药师首次注册或延续注册,应填写《执业药师首次注册申请表》或《执业药师延续注册申请表》,并按要求准备相关材料,通过全国执业药师注册管理信息系统向所在地注册管理机构申请注册。

执业药师注册有效期为五年。持证者需在有效期满三十日前向所在地注册管理机构提出延续注册申请。超过期限,不办理延续注册手续的人员,其《执业药师注册证》自动失效,并不能再以执业药师身份执业。办理延续注册时,同时变更执业单位的,需提交新执业单位合法开业证明。

(2)变更注册  执业药师变更执业单位、执业范围等应当及时办理变更注册手续。办理变更注册手续,应填写《执业药师变更注册申请表》,并按要求准备相关材料,交执业单位所在地省级药品监督管理部门(变更执业地区的申请材料应交新执业单位所在地省级药品监督管理部门)办理变更注册手续。变更执业范围、执业地区、执业单位,注册有效期不变。

(3)注销注册  执业药师注册后如有下列情况之一的,应予以注销注册:①死亡或被宣告失踪的;②受刑事处罚的;③被吊销《执业药师职业资格证书》的;④受开除行政处分的;⑤因健康或其他原因不能从事执业药师业务的;⑥无正当理由不在岗执业超过半年以上者;⑦注册许可有效期届满未延续的。注销手续由执业药师本人或其所在单位向注册机构申请办理。

### 三、执业药师继续教育

取得《执业药师职业资格证书》的人员,按规定接受继续教育。接受继续教育是执业药师的义务和权利,执业药师必须按规定积极参加继续教育,完善知识结构、增强创新能力、提高专业水平。执业药师的继续教育学分,应由继续教育管理机构及时记入全国执业药师注册管理信息系统。

## 活动3  执业药师业务规范与职业道德准则

**1.执业药师的职责**

① 执业药师应当遵守执业标准和业务规范,以保障和促进公众用药安全有效为基本准则。

② 执业药师必须严格遵守《中华人民共和国药品管理法》及国家有关药品研制、生产、经营、使用的各项法规及政策。执业药师对违反《中华人民共和国药品管理法》及有关法规、规章的行为或决定,有责任提出劝告、制止、拒绝执行,并向当地负责药品监督管理的部门报告。

③ 执业药师在执业范围内负责对药品质量的监督和管理,参与制定和实施药品全面质

量管理制度,参与单位对内部违反规定行为的处理工作。

④ 执业药师负责处方的审核及调配,提供用药咨询与信息,指导合理用药,开展治疗药物监测及药品疗效评价等临床药学工作。

**2. 执业药师业务规范**

国家药品监督管理局执业药师资格认证中心、中国药学会、中国医药物资协会、中国非处方药物协会和中国医药商业协会联合制订了《执业药师业务规范》,自2017年1月1日起施行,适用于直接面向公众提供药学服务的执业药师。

直接面向公众提供药学服务的执业药师的业务活动,包括处方调剂、用药指导、药物治疗管理、药物不良反应监测、健康宣教等。执业药师在执行业务活动中,应当以遵纪守法、爱岗敬业、遵从伦理、服务健康、自觉学习、提升能力为基本要求。执业药师应依法执业,做好药学服务,并佩戴专用徽章以示身份;执业药师应加强自律,树立良好的专业形象,以诚信的职业素养服务公众;执业药师应规划自己的职业发展,树立终身学习的观念,不断完善专业知识和技能,提高执业能力,满足开展用药指导、健康服务等执业工作的需要。

**3. 执业药师职业道德准则**

2006年10月,中国执业药师协会正式发布了《中国执业药师职业道德准则》(于2009年修订)。为便于贯彻实施《中国执业药师职业道德准则》,规范执业药师的执业行为,随后发布了《中国执业药师职业道德准则适用指导》。

(1)救死扶伤,不辱使命  执业药师应当将患者及公众的身体健康和生命安全放在首位,以我们的专业知识、技能和良知,尽心尽职尽责为患者及公众提供药品和药学服务。

(2)尊重患者,平等相待  执业药师应当尊重患者或者消费者的价值观、知情权、自主权、隐私权,对待患者或者消费者应不分年龄、性别、民族、信仰、职业、地位、贫富,一视同仁。

(3)依法执业,质量第一  执业药师应当遵守药品管理法律、法规,恪守职业道德,依法独立执业,确保药品质量和药学服务质量,科学指导用药,保证公众用药安全、有效、经济、适当。

(4)进德修业,珍视声誉  执业药师应当不断学习新知识、新技术,加强道德修养,提高专业水平和执业能力;知荣明耻,正直清廉,自觉抵制不道德行为和违法行为,努力维护职业声誉。

(5)尊重同仁,密切协作  执业药师应当与同仁和医护人员相互理解,相互信任,以诚相待,密切配合,建立和谐的工作关系,共同为药学事业的发展和人类的健康奉献力量。

# 实训12  执业药师网上报名和注册模拟

【实训目标】

1. 学会在网站报名参加执业药师资格考试。
2. 知道执业药师报名条件、考试科目与考试周期。
3. 知道执业药师注册的条件、流程,如何参加执业药师继续教育。

【实训内容】

教师组织学生分小组完成实训活动。登录中国人事考试网,点击网上报名,打开"全国专业技术人员资格考试报名服务平台",点击注册。注册成功后重新登录,会显示当前开通的考试。在执业药师网上报名开始的情况下，查看报名流程，按照考生注册、上传照片、填报信息、报名确认、资格审核、网上缴费的要求完成执业药师报名。

登陆国家药品监督局执业药师注册平台，点击网上申报，选择注册省份（执业单位所在的省份），选择"网上全程办理"或"网上申报，窗口受理"，进入注册申报系统登录页面，进行执业药师注册申报的相关操作。

【考核评价】
教师对各小组完成任务的表现进行评分，对存在问题进行分析，总结实训收获。

## 项目检测

**一、最佳选择题（每题的备选项中，只有1个最符合题意）**

1. 执业药师注册有效期及期满前再次注册的时限分别为（    ）
A. 2年，3个月　　　B. 3年，3个月　　　C. 3年，6个月　　　D. 5年，3个月

2. 执业药师继续教育实行（    ）
A. 备案制度　　　B. 考试制度　　　C. 核准制度　　　D. 学分制度

3. 执业药师欲变更执业地区，应当（    ）
A. 重新申请执业药师资格考试　　　B. 办理变更注册手续
C. 办理注销注册手续　　　D. 办理再注册手续

4. 下列内容不属于执业药师职责范畴的是（    ）
A. 指导公众合理使用处方药　　　B. 指导公众合理使用非处方药
C. 执行药品不良反应报告制度　　　D. 为无处方患者提供用药处方

5. 关于执业药师注册条件和要求的说法错误的是（    ）
A. 取得执业药师职业资格证书并经注册方能执业
B. 首次注册应在取得职业资格证书后5年内申请注册
C. 遵纪守法，无不良信息记录
D. 身体健康，能坚持在执业药师岗位工作，并经执业单位考核同意

6. 执业药师在个人价值观与社会个别不良风气发生冲突时，要自觉抵制不道德行为，并提供专业服务。其在执业药师职业道德中体现为（    ）
A. 诚信服务、一视同仁　　　B. 尊重患者、平等相待
C. 进德修业、珍视声誉　　　D. 在岗执业、标识明确

**二、配伍选择题（题目分为若干组，每组题目对应同一组备选项，备选项可重复选用，也可不选用。每题只有1个备选项最符合题意）**

[1～2]
A. 法定代表人或企业负责人　　　B. 质量管理人员
C. 企业质量管理部门负责人　　　D. 企业质量负责人

1. 在药品批发企业中，人员资质要求为"应当具有大学本科学历、执业药师资格和3年以上药品经营质量管理工作经验"的是（    ）
2. 在药品零售企业中，人员资质要求为"应当具有执业药师资格"的是（    ）

[3～5]
A. 具有大学本科以上学历、执业药师资格和3年以上药品经营质量管理工作经历
B. 具有预防医学、药学、微生物学或者医学等专业大学本科以上学历

C. 具有药学或者医学、生物、化学相关专业中专学历以上

D. 具有药学中专或者医药、生物、化学等相关专业大学专科以上学历

根据《药品经营质量管理规范》，在药品批发企业中

3. 质量管理工作人员应当具备的最低学历或者资质要求是（　　）

4. 验收、养护工作人员应当具备的最低学历或者资质要求是（　　）

5. 采购工作人员应当具备的最低学历或者资质要求是（　　）

### 三、多项选择题（每题的备选项中，有2个或2个以上符合题意）

1. 不得申请参加药学专业技术资格考试的情形有（　　）

A. 医疗事故责任者未满3年　　　　　B. 医疗差错责任者未满1年

C. 受到行政处分者在处分时期内　　　D. 伪造学历或考试期间有违纪行为未满2年

2. 关于执业药师，下列叙述正确的有（　　）

A. 《执业药师职业资格证书》在全国范围内有效

B. 执业药师变更执业地区应办理变更注册手续

C. 执业药师受取消执业资格处罚的，由所在单位向注册机构办理注销注册手续

D. 机关、院校、科研单位、药品检验机构不属于规定的注册执业单位

3. 执业药师注册必须具备的条件包括（　　）

A. 取得《执业药师职业资格证书》

B. 遵纪守法，遵守药师职业道德

C. 身体健康，能坚持在执业药师岗位上工作

D. 经所在单位考核同意

4. 关于执业药师注册许可的说法，正确的有（　　）

A. 执业药师注册允许跨地域多点执业

B. 《执业药师注册证》有效期为3年

C. 执业药师注册后，执业时应悬挂《执业药师注册证》明示

D. 执业药师申请再次注册，必按规定完成继续教育

（韩宝来）

# 项目检测参考答案

**项目一**

一、最佳选择题 1.A 2.D 3.A 4.A

二、配伍选择题 1.D 2.C 3.D 4.A 5.C 6.C 7.A 8.A 9.B 10.B 11.C 12.A

三、多项选择题 1.ABC 2.ABD

**项目二**

一、最佳选择题 1.D 2.A 3.C

二、配伍选择题 1.A 2.C 3.B 4.D 5.D 6.B

三、多项选择题 1.AB 2.ABCD 3.ABCD 4.ABC

**项目三**

一、最佳选择题 1.B 2.C 3.D 4.D 5.D 6.C 7.D 8.D 9.A 10.D 11.A

二、配伍选择题 1.C 2.A 3.B 4.D 5.D 6.A 7.A 8.C 9.C 10.B 11.D

三、多项选择题 1.ABC 2.ABD 3.ABC 4.ABD

**项目四**

一、最佳选择题 1.C 2.B 3.C

二、配伍选择题 1.C 2.D 3.B 4.A 5.B 6.C 7.D 8.A 9.B 10.D 11.C 12.A 13.C 14.A 15.B

三、多项选择题 1.ABCD 2.ACD 3.ACD 4.ABCD 5.ABCD 6.ABC 7.ABCD

**项目五**

一、最佳选择题 1.D 2.C 3.A 4.D

二、配伍选择题 1.A 2.B 3.C

三、多项选择题 1.AC 2.ABCD 3.ABCD 4.BD

**项目六**

一、最佳选择题 1.A 2.A 3.C 4.D 5.B 6.C 7.A 8.D 9.D 10.B 11.B 12.C 13.D 14.D 15.C 16.A 17.B 18.C 19.D 20.A

二、配伍选择题 1.D 2.A 3.D 4.C 5.C 6.C 7.A 8.A 9.D 10.C

三、多项选择题 1.ABC 2.ABD 3.ABCD 4.AB 5.BC 6.BC 7.BCD 8.ACD 9.ABC 10.AD

四、填空题

1. 药品批发、药品零售 2. 药品批发企业、药品零售企业 3. 药品经营许可证
4. 5 5. 处方药、甲类非处方药、乙类非处方药 6. 6 7. 法定代表人、主要负责人
8. 进货检查验收 9. 经营性、非经营性 10.《互联网药品信息服务资格证书》

**项目七**

一、最佳选择题 1.C 2.A 3.D 4.B 5.B 6.D 7.B

二、配伍选择题 1.D 2.B 3.B 4.C 5.A 6.D 7.A 8.B

三、C型题 1.D 2.B 3.C

四、多项选择题 1.ACD 2.AD

**项目八**

一、最佳选择题 1.C 2.B 3.A 4.D 5.C 6.C 7.B 8.D 9.B 10.C

二、配伍选择题 1.A 2.C 3.D 4.C 5.A 6.B 7.A

三、多项选择题 1.ABCD 2.ACD

项目九

一、最佳选择题 1.D 2.C 3.A 4.C 5.D 6.C 7.B 8.C 9.A

二、配伍选择题 1.A 2.D 3.D 4.D 5.B 6.C 7.C 8.A 9.B 10.B

三、多项选择题 1.ABD 2.ACD 3.ABCD 4.ACD

项目十

一、最佳选择题 1.D 2.A 3.C 4.B 5.D 6.B 7.C 8.B 9.C 10.C 11.B 12.C 13.A

二、配伍选择题 1.D 2.A 3.B 4.B 5.C 6.C 7.C 8.D 9.C 10.B 11.A 12.C

三、多项选择题 1.ABC 2.ACD 3.AC 4.ABCD 5.AC 6.ABCD

项目十一

一、最佳选择题 1.A 2.C 3.B 4.B 5.A

二、配伍选择题 1.B 2.A 3.C 4.B 5.D

三、多项选择题 1.ABD 2.BCD 3.ABC

四、填空题

1.备案、注册 2.5、6 3.注册、备案 4.2、5、植入 5.药物、药物

项目十二

一、最佳选择题 1.D 2.D 3.B 4.D 5.B 6.C

二、配伍选择题 1.D 2.A 3.D 4.C 5.C

三、多项选择题 1.ABCD 2.ABCD 3.ABCD 4.CD

# 参考文献

[1] 国家药品监督管理局执业药师资格认证中心组织编写. 药事管理与法规. 8版. 北京：中国医药科技出版社，2020.
[2] 国家药监局官方网站https://www.nmpa.gov.cn/
[3] 国家市场监督管理总局官方网站http://www.samr.gov.cn/
[4] 左淑芬. 药事法规与管理. 3版. 北京：化学工业出版社，2014.
[5] 沈力，吴美香. 药事管理与法规. 3版. 北京：中国医药科技出版社，2018.
[6] 田侃. 药事管理与法规. 2版. 上海：上海科学技术出版社，2008.
[7] 武昕. 药事管理与案例. 2版. 北京：中国医药科技出版社，2019.
[8] 杨世民. 药事管理与法规. 2版. 北京：人民卫生出版社，2013.
[9] 马凤余，侯飞燕. 药事管理学. 北京：化学工业出版社，2013.